알기쉬운

조직학

Histology

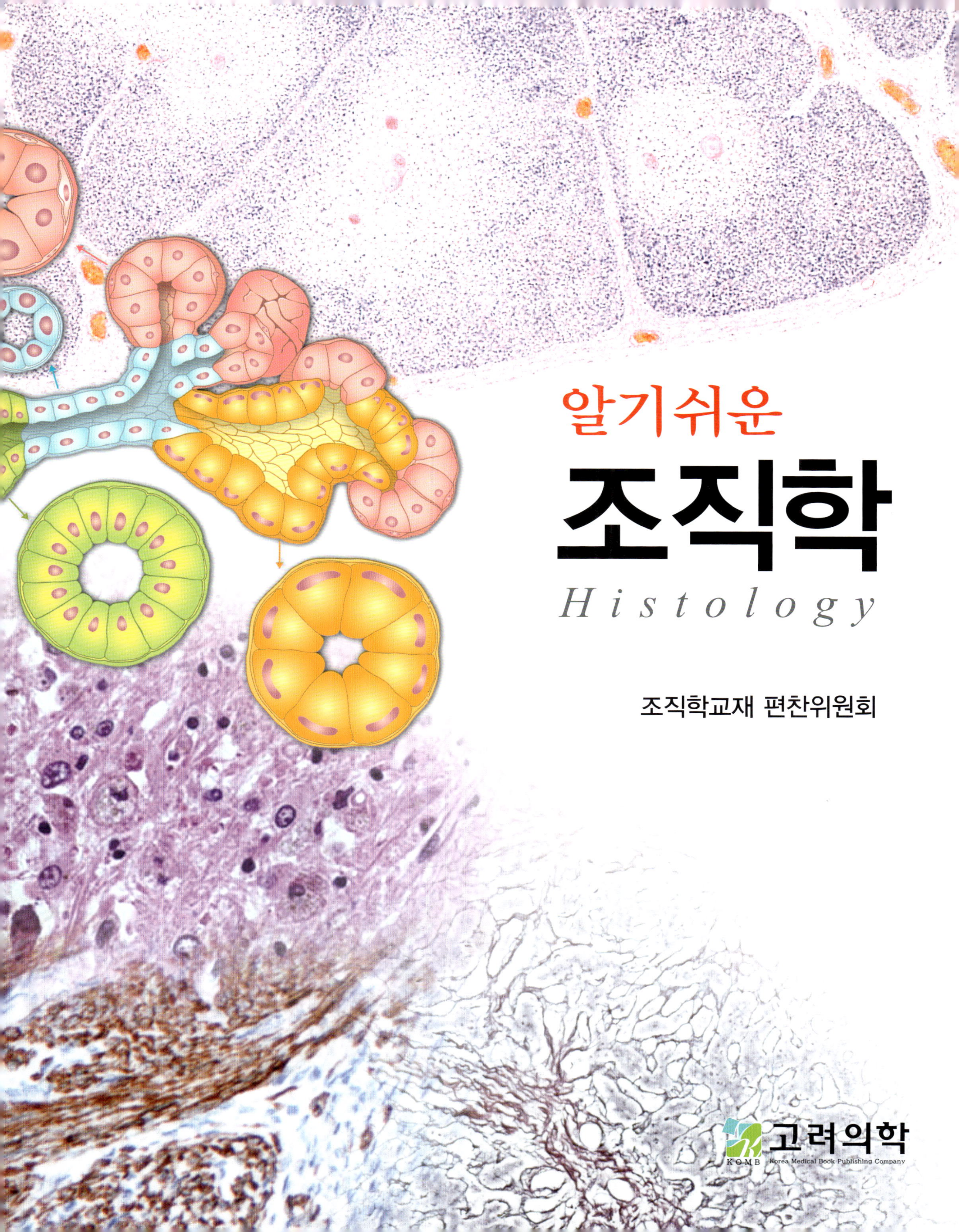

알기쉬운

조직학

Histology

조직학교재 편찬위원회

고려의학
KOMB Korea Medical Book Publishing Company

머리말

조직학이나 육안해부학이라고 하는 과목은, 예나 지금이나 의학생이 처음으로 배우는 과목입니다. 왜냐하면, 조직학이나 육안해부학으로부터 얻을 수 있는 인체구조의 이해가 그 후에 배우는 생리학, 병리학, 생화학, 약리학, 면역학 등의 습득에 필요하기 때문입니다. 조직학을 공부해 표본을 거듭 관찰하면서 여러 가지 조직이나 세포의 이미지를 만들어 내어, 그렇게 이미지화한 구조상에서 생리학 등에서 배우는 생체의 기능이 전개되는 것입니다. 이미지가 실제에 가까워 정확하면 정확할수록 기능에 대한 이해는 깊어질 것입니다.

이 책은 의학 대학에서 조직학실습을 하는 학생을 대상으로 하여, 체계적인 조직학의 지식을 정리한 것이며, 동시에 현미경을 들여다볼 때 곁에 두어 관찰에 도움이 될 수 있도록 의식하여 썼습니다. 이번 개정에 임해서도 이러한 생각에는 변함없이 가능한 한 많은 항목에서 그림이나 모식도를 사용해 해설하려고 노력했습니다.

부디 이 책을 곁에 두고 표본을 거듭 관찰해 주었으면 합니다. 처음에는 똑같아 보이던 표본이, 관찰하면 할수록 그 차이점을 알 수 있게 됩니다. 힘들다고 생각할 수도 있으나, 조직을 이해하는 데는 그게 가장 유효한 것이며 지름길이기도 합니다. 말을 좋아하는 사람이 「저 말은 조금 갸름하다」고 하거나, 고양이를 좋아하는 사람이 「우리 고양이는 얼굴이 동그래서…」라는 등의 말을 하는 것을 들은 적이 있습니다. 보통 사람들은 알지 못하는 차이를, 늘 관찰하다 보면 알 수 있게 되는 것입니다.

학생 여러분은 아무쪼록 가능한 한 많은 표본을 관찰하고 각자의 이미지집을 만들어 내어 다른 기초의학 과목을 이해하는 데 도움이 되기를 바랍니다.

2012년 8월

차 례

차 례

차 례

차 례

Chapter 01

조직학적 방법

Histological methods

1-1 광학현미경과 전자현미경으로 관찰 가능한 구조

- 광학현미경으로는 핵과 미토콘드리아 등 일부 세포소기관까지만 관찰 가능하다.
- 그 이하의 미세한 구조는 전자현미경을 사용하여 관찰할 수 있다.

- 두 점을 구별할 수 있는 가장 가까운 두 점 사이의 거리를 분해능(resolving power)이라고 하며, 현미경의 성능을 나타낸다. 가시광선을 이용하는 광학현미경 분해능의 최소값은 약 0.2 μm이다. 이는 세포막 두께(8~10 nm)의 20~25배, 인간 적혈구 직경(약 8 μm)의 1/40에 해당하므로 각각의 세포를 관찰하기에 어렵지 않은 수준이다.
- 일반적인 조직표본에서 관찰할 수 있는 가장 작은 구조는, 유침렌즈(oil immersion lens)를 이용한다고 해도, 골지체나 미토콘드리아 등 일부 세포소기관까지로, 이 경우에도 특수염색이 되어있거나 이 세포소기관이 세포의 일부에 모여 있는 경우에 한정된다. 각 미토콘드리아의 내부구조, 골지체의 구조나 리보솜, 중심체 등 미세한 세포소기관은 광학현미경으로 관찰할 수 없고 전자현미경을 사용해야만 확인할 수 있다.
- 현재 널리 사용되고 있는 전자현미경은 크게 투과형(trasnsmission)과 주사형(scanning)으로 나눌 수 있다. 투과전자현미경은 초박절편(ultrathin section)을 만들어 관찰하며, 세포 단면의 미세한 구조가 2차원적으로 나타난다. 한편, 주사형 전자현미경은 시료의 표면 구조를 조사하는 방법으로, 조직이나 세포의 표면 구조, 세포내막계나 세포골격의 배열, 세포막 내 단백질의 위치 등을 삼차원적으로 파악할 수 있다.

SI 단위에 사용되는 접두사(1000분의 1씩 작아진다.)

10^{-3}	m	밀리(mili)
10^{-6}	m	마이크로(micro)
10^{-9}	m	나노(nano)
10^{-12}	m	피코(pico)
10^{-15}	m	펨토(femto)

1-2 조직표본 제작 방법

- 조직을 고정한 후, 포매, 박절(薄切), 염색의 순서로 제작한다.
- 신선한 조직을 단시간 내에 고정하는 것이 중요하다.

- 조직을 현미경으로 관찰하기 위해서는 일반적으로 다음과 같은 순서에 따라 표본을 제작해야 한다. 광학현미경으로 관찰하기 위해서는 빛이 통과할 수 있을 정도의 얇은 표본을 제작해야 한다.

① 조직 트리밍(삭정 trimming)

관찰하려는 부위를 중심에 놓고 조직을 적당한 크기로 잘라낸다. 가능한 한 신선한 조직을 단시간 내에 처리한 후 다음 과정인 고정 단계로 들어가는 것이 중요하다.

② 고정(fixation)

조직은 가능한 한 생체에 가깝게, 사후 변화를 최소화한 상태로 관찰해야 한다. 조직을 생체와 같은 상태로 유지하고, 이후 형태가 변하는 것을 방지하기 위해 고정을 한다. 고정에 사용되는 시약은 알데히드나 중금속 등이며, 이러한 처리 과정을 통해 조직이나 세포의 형태가 유지되고, 효소에 의한 자가 분해가 방지되며, 이와 동시에 조직 전체에 적당한 강도를 줄 수 있다. → 1-3

③ 포매(embedding)

현미경으로 관찰 가능할 정도로 얇은 절편을 쉽게 제작하기 위해서는 조직을 적당한 포매제로 처리해야 하며, 포매제로는 주로 파라핀(paraffin)을 사용한다. 파라핀은 소수성이기 때문에 포매 전에 조직 중의 수분을 제거해 주어야 한다. 수세 과정을 통해 조직을 물로 씻어 고정액을 제거한 후, 단계적으로 농도 차이가 있는 알코올로 수분을 제거하고, 그 후 자일렌 또는 톨루엔 등으로 완전히 탈수시킨다. 마지막으로 열을 가해 용해시킨 파라핀 용액에 넣어 조직 안으로 파라핀을 침투시킨 후, 실온에서 식혀 굳힌다. 광학현미경용으로 셀로이딘(celloidine)이 포매제로 사용되기도 한다. 전자현미경용으로는 일반적으로 에폭시계 수지(epoxy resin)를 포매제로 사용한다.

④ 박절(sectioning)

포매시킨 조직을 포매제와 함께 마이크로톰을 사용하여 얇게 자르는 과정을 박절이라고 한다. 관찰 목적에 따라 다르기는 하지만, 절편의 두께는 일반적으로 2~20 μm이다. 전자현미경용 초박절편은 울트라마이크로톰(ultramicrotome)을 사용하여, 유리 또는 다이아몬드 칼날로 두께 50~100 nm의 절편을 만들 수 있다.

⑤ 염색(staining)

생체의 세포는 망막 색소상피 등 일부 예외적인 경우를 제외하고는 보통 색을 띠지 않는다. 따라서 관찰하기 전에 조직을 염색하여 쉽게 관찰할 수 있도록 해주어야 한다. 관찰하려는 표본을 적절한 시약을 사용하여 염색하는 것이 중요하다. → 1-4

1-3 고정액의 종류와 조성

사후 변성에 의한 조직 구조의 변화를 방지하기 위해 고정을 한다.

- 고정을 목적으로 사용되는 시약을 고정제(fixative)라고 하며, 크게 다음의 네 종류로 나눌 수 있다. 이들은 모두 단백질 변성제이다.

  ① 산(아세트산, 피크린산 등)

② 알데히드(포름알데히드, 글루타르알데히드)

③ 중금속(수은, 오스뮴, 크롬 등)

④ 유기용매(알코올, 아세톤, 클로로포름 등)

• 실제 실험에서는 이런 고정제를 단독으로 또는 여러 종류를 혼합하여 고정액을 만든다. 다음 표에서는 널리 사용되고 있는 고정액의 조성을 표로 정리하였다.

광학현미경용 고정액		전자현미경용 고정액	
① 10% 포르말린(formalin)		① 글루타르알데히드(glutaraldehyde) 용액	
포르말린(36% 포름알데히드수용액)	1 ml	2~5% 글루타르알데히드	1 ml
증류수	9 ml	0.2M 인산염(phosphate)	
		완충액(buffer) pH 7.2	1 ml
② 부앙(Bouin) 용액			
포화 피크린산(picric acid)	15 ml	② 파라포름알데히드(paraformaldehyde) 용액	
포르말린	5 ml	8% 파라포름알데히드 수용액	1 ml
아세트산	1 ml	0.2M 인산염(phosphate)	
		완충액(buffer) pH 7.2	1 ml
③ 젱커(Zenker) 용액			
중크롬산칼륨	2.5 g	③ 오스뮴 용액	
염화제2수은(승홍)	5.0 g	2% 사산화오스뮴(osmium tetroxide)	1 ml
증류수	100 ml	0.2M 인산염 완충액 pH 7.2	1 ml

1-4 염색 방법의 종류와 목적

- 조직절편은 일반적으로 무색이므로, 관찰하려는 구조에 맞게 염색해야 한다.
- H-E 염색에서 핵은 보라색으로, 세포질은 핑크색으로 염색된다.

• 세포나 조직의 전체 구조를 파악하기 위해, 어떤 조직에도 유용하게 사용되는 기본적인 염색 방법에는 다음 두 가지를 들 수 있다.

① 헤마톡실린 · 에오신염색(H-E staining)

핵은 헤마톡실린(hematoxylin)의 산화물인 헤마틴(hematein)에 의해 보라색으로 염색되고, 양성 전하가 강한 세포질은 에오신에 의해 붉게 염색된다. 세포질에 양성 전하가 많은 세포는 에오신에 강한 양성을 나타내어 산호성(호산성 acidophilic) 세포라 불리며, 세포질 중의 양성 전하가 적어 에오신보다는 오히려 헤마톡실린에 약하게 염색되는 경우에는 염기호성(호염기성 basophilic) 세포라고 한다. 세포 밖에 존재하는 콜라겐(교원, 아교 collagen) 섬유는 에오신에 약한 양성을 나타내지만, 아래에 설명하는 아잔염색을 하면 훨씬 뚜렷하게 관찰할 수 있다.

② 아잔염색(azan staining)

염색의 주염료는 아조카민(azocarmine, 빨강), 아닐린 블루(aniline blue, 파랑), 오렌지 G(orange G, 노랑)의 세 가지 염료이다. 결합조직 중의 콜라겐섬유는 아닐린 블루에 의해 파랗게, 핵은 빨갛게 염색된다. 세포질은 일반적으로 옅은 붉은색으로 염색되지만, 분비과립 등 세포 안의 요소가 염기호성인 경우에는 파랑, 산호성인 경우에는 붉은 색조가 증가한다.

- 아래 방법은 조직의 특정한 구조 또는 물질을 확인하기 위한 염색 방법이다.

③ 환원은염색방법(reduced silver method)

은-암모니아의 화합물이 다양한 조직에 친화성을 나타내는 성질을 이용하여, 환원된 은입자가 침착된 구조를 관찰하는 방법이다. 콜라겐[교원, 아교]섬유(collagen fiber), 세망섬유(reticular fiber), 신경축삭(axon), 신경아교세포(glial cell) 등의 관찰에 적합하다.

④ 김사염색(Giemsa staining)

혈액 도말표본의 기본적인 염색법이다.

⑤ PAS 반응

과요드산-쉬프반응(Periodic acid-Schiff reaction)을 이용한 염색 방법. 당과 인접한 수산기를 과요드산으로 산화해 얻은 알데히드기에 쉬프시약(Schiff reagent)을 작용시켜 적색 색소를 생성시킨다. 간의 글리코겐 등, 다당류의 확인에 이용된다.

⑥ 포일겐 반응(Feulgen reaction)

PAS 반응과 동일하게 핵산의 산화로 생성된 알데히드기와 쉬프시약의 반응. DNA의 염색 방법으로 이용된다.

⑦ 수단Ⅲ염색(Sudan Ⅲ staining)

지방방울(lipid droplet)이 노란색에서 적색으로 염색된다.

1-5 조직화학적 염색법

효소조직화학은 효소 활성이 일어나는 부위를, 면역조직화학은 단백질이나 당사슬 등 항원 분자가 존재하는 부위를, 인시투하이브리드형성(in situ hybridization)은 특정 mRNA가 존재하는 부위를 확인하는 방법이다.

① 효소조직화학(enzyme histochemistry)

- 조직을 고정액으로 고정하고 절편을 만든 후에도 조직 중에 포함되어 있는 효소의 대부분은 그 활성 및 기질에 대한 특이성을 유지하고 있다. 이러한 효소 활성을 이용, 색소를 생성하여 해당 효소가 존재하는 위치를 밝힐 수 있다.

② 면역조직화학(immunohistochemistry)

- 조직 중에 존재하는 특정 물질, 예를 들어 결합조직 중의 콜라겐이나 내분비세포가 만드는 호르몬 등에 대한 항체를 제작하여, 이를 절편 상에 존재하는 해당 물질(항원)에 항원항체반응을 이용해 결합시킨다. 이후의 처리로 항체가 가시화되면, 조직 또는 세포 안의 항원이 위치하는 부위를 식별할 수 있다.
- 항체에 효소를 미리 표지해서 효소조직화학적으로 항원이 존재하는 부위를 확인하는 방법을 효소항체법이라고 하고, 형광색소를 표지물질로 사용하는 방법을 형광항체법이라고 한다. 면역조직화학이란 이런 방법들의 총칭이다. 펩티드, 아미노산 유도체, 당, 지질 등, 다양한 항원에 대한 항체를 만들 수 있기 때문에 생체 안의 물질 대부분을 특이적으로 염색 가능하다.

③ 인시투 하이브리드형성(*in situ* hybridization)

- 조직절편에는 면역조직화학적 염색의 표적이 되는 항원뿐만이 아니라 DNA나 RNA도 보존되어 있다. 하나의 세포에서는 수천 종류의 mRNA가 발현한다고 생각되는데, 그중 한 종류의 mRNA를 특이적으로 가시화할 수 있는 방법이 인시투 하이브리드형성이다.
- 이 방법은 mRNA의 염기가 상보적 배열을 갖는 DNA 또는 RNA의 염기와, 높은 특이성과 친화성을 나타내는 성질을 이용한 방법으로, 어느 정도 발현량이 되는 경우라면 임의의 mRNA를 광학현미경으로 검출할 수 있다. 일반적으로는 특정 mRNA에 대한 상보적 DNA(cDNA) 또는 RNA(cRNA)를 만들어 이를 35S, 33P, 3H 등의 동위원소 또는 합텐 분자로 표지하고, 조직 중의 mRNA와 "하이브리드(hybrid)"를 형성시킨 후, 표지물질을 자기방사법(autoradiography) 또는 면역조직화학적으로 검출하는 방법이다.
- 면역조직화학은 단백질 등의 항원이 존재하는 부위를 나타내는 방법이고(이 경우, 그 분자가 그 세포에서 합성된 것인지, 세포 밖으로부터 수용된 것인지는 식별할 수 없다), 인시투 하브리드형성은 해당 단백질이 합성되는 부위를 나타내는 방법이다.

인시투(in situ): '본래의 장소'를 의미하는 라틴어, 영어로는 '인사이투'라고 발음된다. 생체 안에서 그 세포가 본래 존재하는 장소를 의미한다.

Chapter 02

총론

Introduction

2-1 세포, 조직, 기관, 기관계란?

- 세포는 생체를 구성하는 기본 단위이다.
- 세포의 크기, 형태, 기능은 조직에 따라 크게 다르다.

- 세포(cell)는 세포막(cell membrane)에 의해 세포 밖과 구별되고, 단독으로 단백질을 합성해 생명을 유지하며 독자적인 기능을 할 수 있으며, 세포 자신을 복제하는 능력을 가지고 있다. 이러한 점에서 세포는 생체를 구성하는 최소 단위라고 생각할 수 있다.
- 세포는 대부분 발생학적으로 동일한 구조에서 기원된 세포의 집단으로 존재하며, 이를 조직(tissue)이라고 한다. 조직에는 결합조직, 상피조직. 근조직 등이 있다. 조직은 같은 기능을 가진 세포의 집단이라고도 할 수 있다.
- 기관(organ)이란 여러 종류의 조직으로 구성되는 구조로, 독자적인 형태와 기능을 나타낸다. 간, 위, 심장, 신장 등의 구조가 기관에 해당한다. 기능적으로 연관된 여러 기관들이 모여 기관계(organ system)를 구성한다. 개체는 분화, 발달한 여러 기관계로 구성되어 있다. 기관계에는 신경계, 감각기계, 소화계, 호흡계, 순환계, 내분비계, 비뇨생식계, 골격계, 근육계, 면역계 등이 있다.
- 조직학(histology)은 원래 조직이 주 연구대상인 해부학의 한 분야이지만, 기관과 조직, 세포, 세포내구조까지 연구대상으로 포함된다.

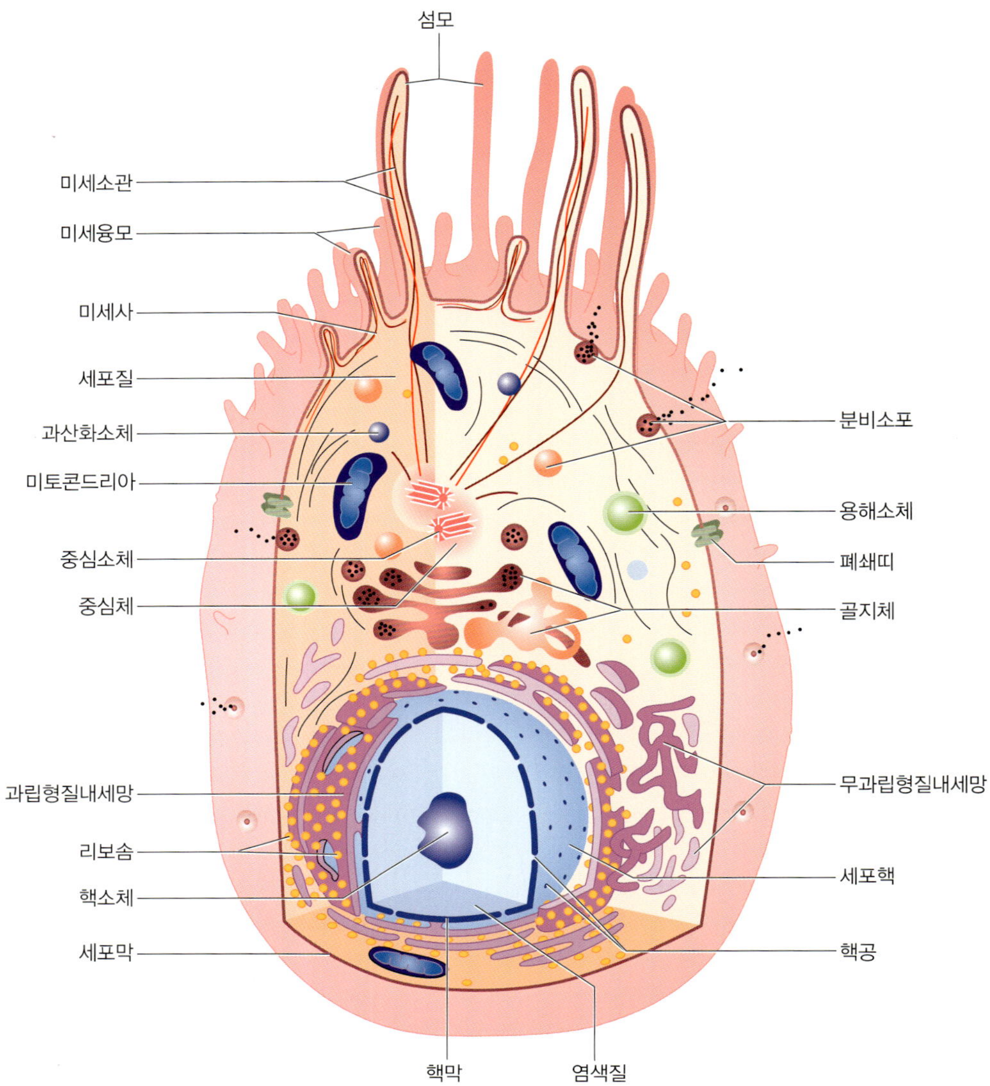

그림 2-1. 세포의 기본구조

2-2 세포의 기본구조 - (1) 세포막(Cell Membrane)

- 세포의 구성요소에는 세포막, 세포질, 핵, 세포소기관이 있다.
- 세포막은 지질이중층으로 이루어져 있다.
- 막단백질이 세포 기능의 발현에 중요한 기능을 한다.

- 생체를 구성하는 최소 기본단위가 세포이다. 세포는 종류에 따라 크기나 형태가 다양하지만 세포의 구성 자체에는 모든 세포에서 공통되는 일정한 특징이 있다. 즉, 극소수의 예외를 제외한 모든 세포는 핵과 세포소기관을 포함한 세포질로 이루어져 있으며, 세포막에 의해 다른 공간과 구분된다.
- 하지만 각 세포소기관의 형태나 양, 세포내포함물(intracellular inclusion body, 세포가 스스로 생산해 저장하고 있거나 외부로부터 유입된 물질)의 존재 등은 세포의 종류에 따라 큰 차이가 있다. 이는 세포가 각각의 기능을 발휘하기 위해 발생과정 중에 고도로 분화되어 · 특수화된 결과이다.
- 세포막(cell membrane)의 기본구조는 두 층의 인지질이다. 인지질은 하나의 친수기와 두개의 소수성 탄화수소사슬로 이루어져 있다. 세포막에서 인지질의 소수성 사슬은 서로 마주하고 있으며, 친수기는 바깥쪽에 배열되어 있다. 이 두 층의

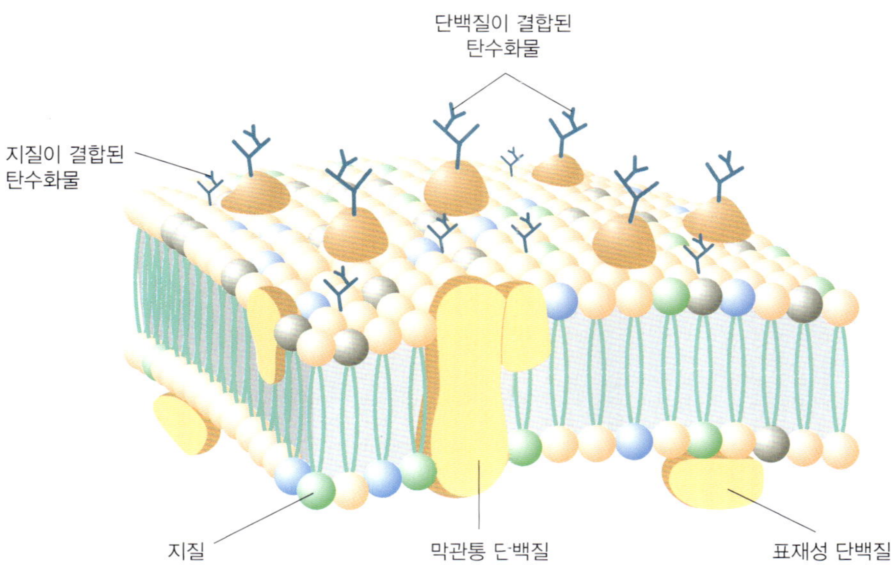

그림 2-2.

지질 중에 단백질이 존재한다. 단백질은 인지질 내에 고정되어 있지 않고 유동할 수 있으므로, 이러한 세포막의 구조를 유동 모자이크 모델(fluid mosaic model)이라고 한다. 세포막뿐만이 아니라 모든 세포소기관을 둘러싸는 막은 기본적으로 이와 같은 구조이다.

- 막에 포함되는 단백질에는, 막 안쪽으로 매몰되어 일부만이 세포 밖(또는 안)으로 노출되어 있는 경우와 막을 관통하는 경우가 있다. 막단백질 분자에서 지질이 중층에 매몰되어 있는 영역은 소수성 아미노산이 풍부하고, 반대로 막 안팎의 친수성분 쪽으로 돌출되어 있는 부분의 표면에는 친수성 아미노산이 많다. 막단백질에는 물질수송을 담당하는 단백질, 채널(통로)을 구성하는 단백질, 호르몬이나 전달물질의 수용체, 세포끼리의 인식이나 접촉에 관여하는 단백질 등이 있으며, 세포가 정상적으로 기능을 발현하기 위해 중요한 물질이다.
- 광학현미경으로는 세포막의 구조를 확인할 수 없지만 전자현미경으로 관찰하면 세포막은 두께 8~10 nm의 이중선으로 관찰되며, 이는 막을 구성하는 인지질의 친수성 잔기에 오스뮴(osmium)이 결합되기 때문이라고 생각된다.

2-3 세포의 기본구조 - (2) 핵(Nucleus)

- 핵막에는 핵공(nuclear pore)이 있어, 세포질과 통해 있다.
- 핵공을 통해 핵과 세포질은 여러 물질을 서로 교환한다.
- 염색체는 DNA와 핵단백질이 응집되어 형성된다.

- 핵(nucleus)은 적혈구나 혈소판 등 특수한 예를 제외한 모든 세포에 존재한다. 핵은 이중의 막으로 이루어진 핵막(nuclear envelope)에 의해 세포질과 구별된다. 핵막에는 핵공(nuclear pore)이라는 직경 약 50 nm의 미세한 구멍이 많이 있으며, 이를 통해 핵질과 세포질은 서로 교통하게 된다. 이중막인 핵막 중 외막은 그대로 과립형질내세망(과립형질내세망, rER)의 막으로 이행된다. 즉, 핵막과 형질내세망은 연속된 구조이다. → 2-4
- 핵공을 경유하는 물질수송은 양방향성이다. 핵 안에서 합성된 mRNA, tRNA, 리보

솜 단위구조 등은 핵공을 지나 세포질로 들어가며, 세포질에서 합성된 효소, 전사 조절인자 등은 핵공을 지나 핵질로 들어간다. 핵 안으로 수송되는 단백질은 그 분자의 어딘가에 4~8개의 아미노산으로 이루어진 핵이행시그널이 있다.

- 핵 안에 존재하는 유전자, 즉 DNA는 핵 특유의 단백질인 히스톤(histone)과 결합된 상태로 존재한다. 폭이 약 2 nm인 DNA 이중나선이 히스톤과 함께 형성하는 복합체의 최소 단위를 뉴클레오솜(nucleosome)이라고 하며, 뉴클레오솜의 사슬 구조는 고차 구조인 용수철 모양의 솔레노이드(solenoid)를 구성하게 된다. 이러한 DNA와 히스톤의 복합체를 염색체(chromosome)라고 하며, 하나의 염색체에는 하나의 긴 DNA 사슬이 들어 있다.
- 인간의 염색체는 46개이다. 그중 44개는 상염색체(autosome)로, 같은 염색체(상동염색체)가 두 개씩 존재한다. 나머지의 두 개는 성염색체(sex chromosome)로, 여성은 XX, 남성은 XY로 조합되어 있다. 염색체는 세포분열의 중기와 후기에 가장 짙게 농축되어 막대형의 뚜렷한 형태로 나타난다. 분열간기에는 가는 섬유형의 구조가 되어 핵질 내에 퍼져 있으며, 이를 염색질(chromatin)이라고 한다.

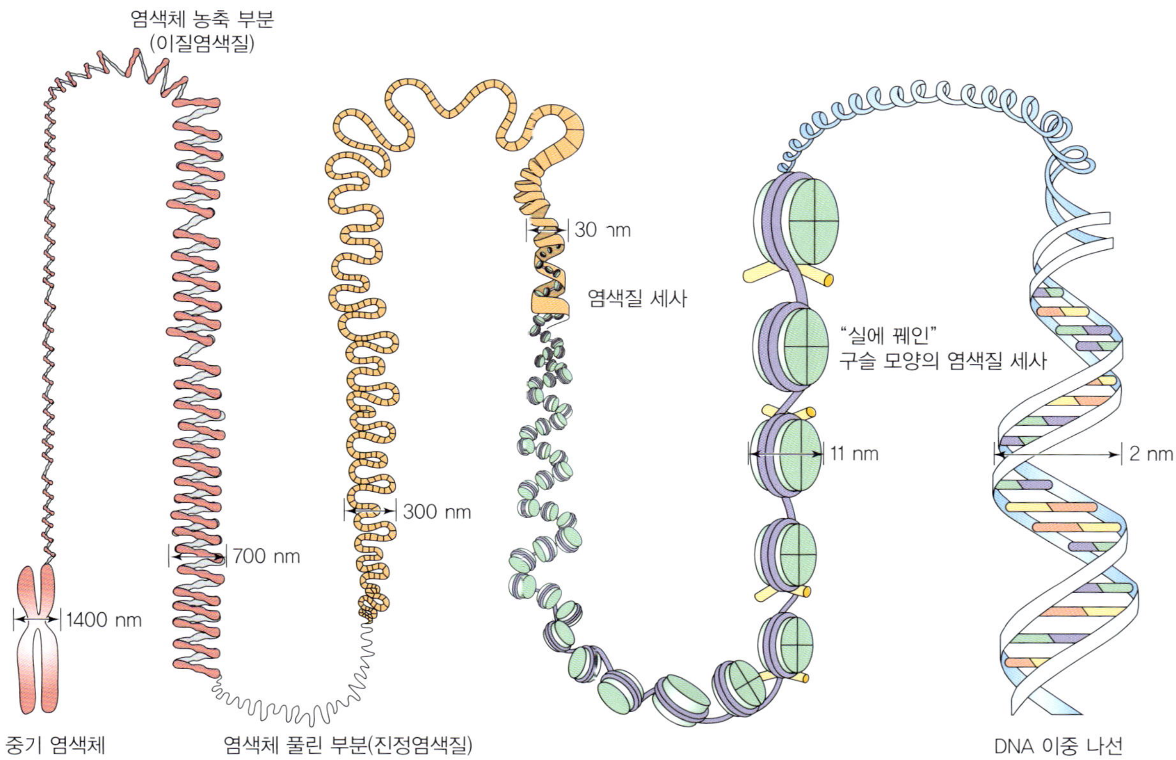

그림 2–3.

- 광학현미경으로 핵을 관찰해 보면 염기성 염료(basic dye)에 짙게 염색되는 이질염색질(이염색질 heterochromatin)과 옅게 염색되는 진정염색질(euchromatin)을 구별할 수 있다.
- 이질염색질은 염색질이 진하게 농축되어 있는 곳으로 주로 핵막을 따라 위치하며, 진정염색질은 염색질이 핵 내에 확산되어 있는 상태로 DNA 전사(transcription)가 이루어지고 있는 부위이다.
- 핵소체(nucleolus)는 핵 안에 하나에서부터 여러 개가 존재하는 소기관으로, 주로 단백질과 RNA로 이루어져 있으며, 리보솜 RNA를 전사하는 역할을 한다. 염기성 염료에 잘 염색되기 때문에 광학현미경으로도 확인할 수 있다. 전자현미경으로 관찰해 보면 핵소체사(nucleolonema)라고 하는 폭 60~80 nm의 가는 섬유로 이루어져 있는 것을 알 수 있다.

게놈(유전체 genome). 어느 생물의 염색체 1벌(인간의 경우 23개)에 담겨 있는 모든 유전정보. 인간의 경우 약 30억 개의 염기쌍으로 이루어져 있으며, 그 모든 염기 배열이 결정되어 있다.

성염색질(sex chromatin, 바소체 Barr body). 여성의 두 X 염색체 중 어느 한쪽은 분열간기에도 항상 농축되어 전사 활성이 없다. 이 염색체는 여성의 조직표본에서 세포의 핵막 주위에서 짙게 염색되는 농축된 염색질로 흔히 관찰된다.

2-4 세포소기관 - (1) 형질내세망(형질내세망 endoplasmic reticulum, ER)

- 형질내세망은 핵막과 연속된다.
- 과립형질내세망에서는 분비단백질(호르몬, 효소 등)이나 막단백질이 합성된다.

- 형질내세망(endoplasmic reticulum)이란 세포 안에 존재하는 폐쇄된 관, 또는 주머니 모양의 막 구조이다. 형질내세망 막에 리보솜이 부착되어 있으면 과립형질내세망(rER), 부착되어 있지 않으면 무과립형질내세망(sER)이라고 한다. 전자현미경을 사용해야만 확인할 수 있는 구조이며, 발달된 과립형질내세망이 밀집되어

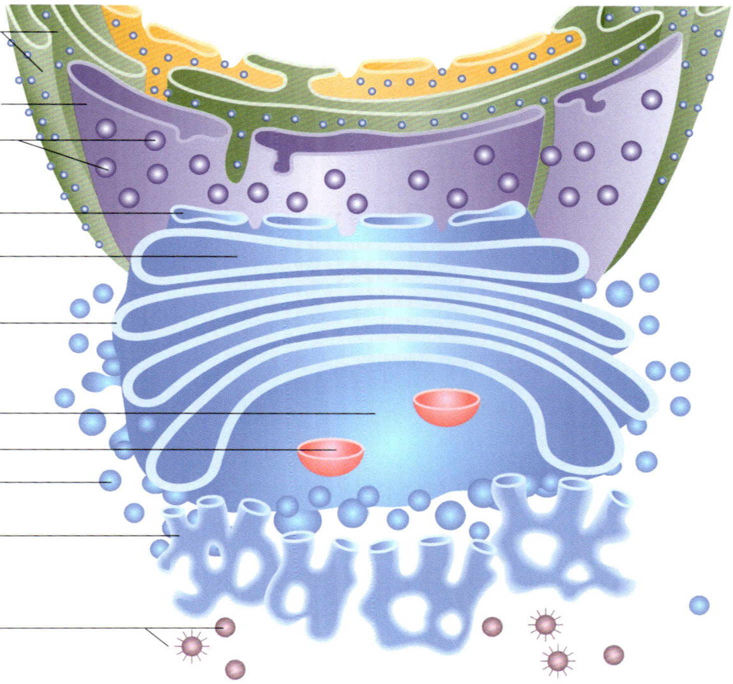

그림 2-4.

있을 경우(예를 들어, 신경세포의 니슬소체 Nissl substance)에는 광학현미경에서도 세포질 내의 염기호성 구조로 관찰되기도 한다.

- 과립형질내세망(rER)은 단백질이 합성되는 곳으로, 펩티드호르몬이나 효소 등을 분비하는 선[샘]세포에 잘 발달되어 있다. 형질내세망 막에 부착된 리보솜(ribosome)에서 합성된 단백질은 형질내세망 막를 통과해 형질내세망 내로 들어가 골지체로 수송된다. 일반적으로 형질내세망에서 골지체와 인접한 부위에는 리보솜이 적으며, 이 부위에서 단백질은 형질내세망 막에서 돌출되어 형성된 수송소포(transport vesicle)로 들어가고, 이 수송소포가 골지체와 융합되어 골지체로 운반되게 된다. → 2-6
- 과립형질내세망에서는 분비단백질(secretory protein)과 용해소체(리소좀 lysosome) 내의 효소단백질, 막단백질 등이 합성된다. 이들은 대부분 당단백질(glycoprotein)로, 합성 직후에 과립형질내세망 안에서 올리고당(oligosaccharide)이 부가되게 된다.
- 무과립형질내세망(sER)은 당 · 지질 대사, 해독(detoxification), 스테로이드호르몬

합성 등의 다양한 화학반응에 관여한다. 부신피질이나 고환의 스테로이드호르몬 분비세포, 간세포(hepatocyte), 고유위샘(fundic gland)의 벽세포(parietal cell)에 잘 발달되어 있다. 또한, 무과립형질내세망에서는 인지질(phospholipid)을 비롯한 막지질을 합성한다. 이 결과, 형질내세망 막이 증가되어 그 일부가 수송소포 형태로 골지체나 세포막에 공급되게 된다. 수송소포는 미토콘드리아나 과산화소체로 가지는 않는다. 막지질은 세포질 내에 존재하는 특별한 효소에 의해 수송된다. 또한, 일부 형질내세망은 칼슘(Ca)의 저장소로도 기능하며, 이는 골격근세포에 가장 잘 발달되어 있다.

분비단백질은 어떻게 형질내세망 안으로 들어갈까? 분비단백질의 전구체에는 신호펩티드(signal peptide)가 있다. 리보솜에서 RNA의 번역(translation)이 시작될 때, 우선 이 신호펩티드 부분이 번역되어 이 부위에 결합하는 특수한 세포질 입자의 작용을 통해 리보솜이 형질내세망 막에 고정되게 된다. 번역이 진행되면서 합성된 펩티드사슬은 형질내세망 막에 있는 단백질 수송체에 의해 형질내세망 내강 쪽으로 들어가 점차 길어지며, 결국에는 합성된 완전한 펩티드 전체가 형질내세망 안쪽으로 들어가게 된다.

2-5 세포소기관 - (2) 미토콘드리아(사립체 mitochondria)

- ATP를 생성하여 세포에 에너지를 공급한다.
- DNA · RNA를 갖고 있어, 자기복제능력이 있다.

- 미토콘드리아(mitochondria)는 그리스어로 실을 뜻하는 'mitos'와 작은 과립을 뜻하는 'chondros'에서 유래한 명칭으로 사립체라고도 한다. 그 이름처럼 타원형의 섬유형 또는 소과립형으로 관찰된다. 일반적으로 산호성을 띠며, 에오신(eosin)이나 아이언 헤마톡실린(iron hematoxylin)으로 염색하면 신장의 근위요세관 상피 등 미토콘드리아가 매우 많이 밀집된 세포에서는 광학현미경으로도 미토콘드리아의 집단을 관찰할 수 있다. 이외에도 고정하지 않은 세포를 야누스그린 B(Janus green B)로 초생체염색하면 광학현미경으로 관찰할 수 있다.
- 미토콘드리아는 ① 매끄러운 외막과, ② 복잡한 주름 형태의 내막으로 구성되는 이중막 계통으로 이루어져 있다. 내막의 주름을 능선(crista)이라고 하며, 내막의 면적을 증가시킨다. 내막으로 둘러싸인 공간 내에는 기질(matrix)이 있다. 또한, 내막과 외막 사이의 공간을 막간공간(외기질 intermembrane space)이라고 한다.
- 외막에는 포린(porin)이라는 막수송체가 많이 존재하며, 분자량 5000 이하의 작은 분자는 자유롭게 투과할 수 있다. 따라서 막간공간의 조성은 작은 분자인 경우에는 세포질과 같다. 반면, 내막은 비투과성으로, 기질에서의 효소반응에 필요

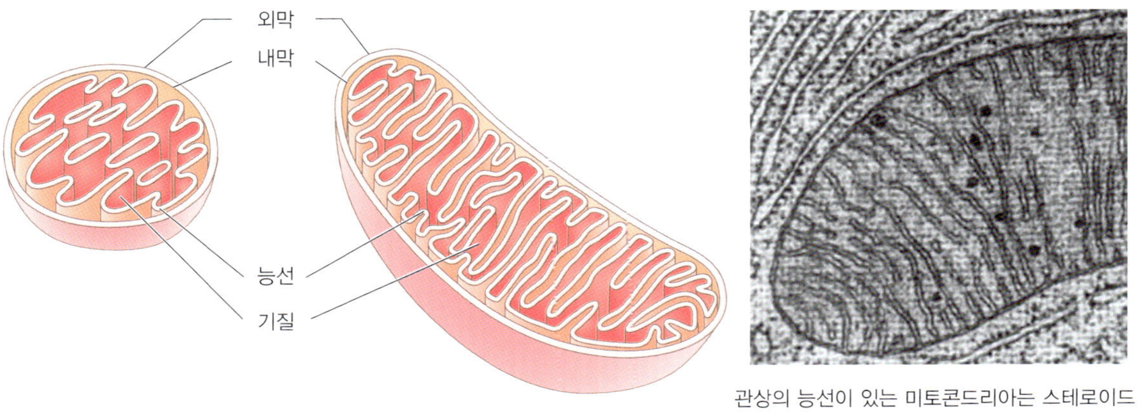

관상의 능선이 있는 미토콘드리아는 스테로이드 호르몬 생산 세포에 있다.

그림 2-5.

한 물질이나 이온이 선택적으로 수송된다.

미토콘드리아의 기원. 미토콘드리아는 기질 내에 작은 고리 모양의 DNA와 번역에 필요한 RNA가 있다. 이 세포소기관은 세균의 무사분열과 유사한 양식으로 분열하여 증식한다. 이러한 특징 때문에 미토콘드리아는 지구상에 생명이 탄생된 후 커다란 혐기성세균 내부로 들어가 공생하고 있는 호기성세균에서 기원된 세포소기관이라고 생각되고 있다. 미토콘드리아 안의 DNA는 미토콘드리아를 구성하는 성분의 극히 일부만을 생성하며, 대부분의 구성단백질을 생성하는 유전정보는 핵의 DNA에 존재한다.

- 미토콘드리아의 주기능은 크렙스회로(Krebs cycle)를 통한 ATP의 합성이며, 이에 관여하는 효소군은 내막과 기질에 위치해 있다. ATP 합성효소는 능선의 기질 쪽에 부착되어 있는 기본입자(elementary particle)라는 입자형 구조에 있다. 이 입자는 광학현미경으로는 관찰할 수 없지만, 전자현미경으로는 텅스텐인산(phosphotungstic acid)으로 음성 염색하여 관찰할 수 있다.
- 포도당은 세포질에서 무산소성 분해(해당작용 glycolysis)에 의해 피루빈산(pyruvic acid)으로 전환되며, 이 과정에서 포도당 1분자 당 ATP 2분자가 합성된다. 반면, 미토콘드리아 내의 크렙스회로에서 피루빈산은 산소 존재하에 CO_2와 H_2O로 분해되며, 이 과정에서 포도당 1분자 당 36분자의 ATP가 합성된다.

2-6 세포소기관 - (3) 골지체(Golgi apparatus), 용해소체(lysosome) 등

- 골지체는 분비단백질의 농축, 당사슬의 부가, 분비과립 형성 등의 기능을 한다.
- 용해소체는 골지체에 의해 형성되어 이물질을 분해한다.

① 골지체(Golgi apparatus)

- 골지체는 19 세기말 이탈리아의 조직학자 카밀로 골지(Camillo Golgi)가 발견한 구조로, 많게는 5~8층으로 겹쳐진 층판(lamella)과 주변의 소포(vesicle)

로 이루어진다. 골지체는 극성이 뚜렷한 구조이다. 형질내세망에 인접한 시스면(cis face)은 형성면(forming face)이라고도 하며, 형질내세망에서 기원된 수송소포가 융합되는 부위, 즉, 분비단백질이 골지체로 이동되는 부위(cis Golgi network, CGN)이다. 트랜스면(trans face)은 분비면(secretory face)이라고도 하며, 분비과립이나 용해소체가 형성되는 부위(trans Golgi network; TGN)이다.

- 골지층판(Golgi lamella)은 서로 연결되어 있지 않기 때문에 층판 사이의 물질 수송은 수송소포에 의해 이루어지고 있다고 생각된다. 층판 중 시스면의 일부 층판은 오스뮴에 친화성을 보이므로 오스뮴산으로 고정하여 광학현미경으로 관찰할 수 있다. 반면, 트랜스면에는 산성인산가수분해효소(acid phosphatase)가 많아 이를 이용하여 염색, 관찰할 수 있다.

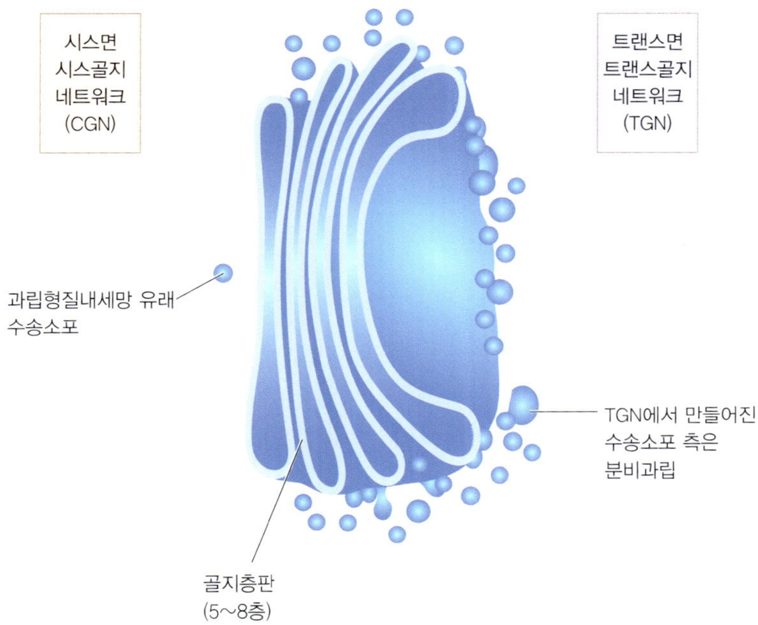

그림 2-6.

- 골지층판 시스면쪽의 일부 층판에는 형질내세망에서 부가된 당(질소결합당화 N-linked glycosilation; 아스파라긴산 잔기에 올리고당 부가)의 변환이 일어난다. 골지체에서 새로운 당은 트랜스면 쪽의 층판에서 부가되며, 이곳에서는 주로 산소결합당화(O-linked glycosilation, 세린 및 트레오닌 잔기에 당 부가)가

이루어진다.

- 후에 용해소체(lysosome)로 들어가는 단백질은 골지층판의 트랜스면 쪽에서 만노스-6-인산(mannose-6-phosphate)이 부가된다. 이는 TGN 막에 있는 수용체에서 인식되어 용해소체로 보내진다. 또한, 단백당(proteoglycan)을 합성하기 위한 황산기의 부가도 트랜스면 쪽에서 일어난다. TGN에서 생산되는 소포에는 적어도 ① 용해소체로 들어가는 소포, ② 막단백질을 세포막으로 수송하기 위한 수송소포, ③ 분비과립(secretory granule)이 있다는 것이 알려져 있다.

② 용해소체(리소좀 lysosome)

- 한 층의 막으로 둘러싸인 소포로, 골지체에서 만들어진 효소가 들어 있다. 산성인산가수분해효소(acid phosphatase)로 효소조직화학 염색을 하면 광학현미경으로도 관찰할 수 있다. 수십 종류의 가수분해 효소를 포함하고 있으며, 세포 내 필요 없는 물질의 분해, 예를 들어 노화된 미토콘드리아 등 세포소기관이나, 세포 밖에서 들어온 미생물 등의 분해에 관여한다.
- 전자현미경을 이용하면 아직 분해가 일어나기 전의 상태인 1차 용해소체와, 이 물질을 분해, 처리 중인 2차 용해소체를 구별할 수 있다. → 2-9

③ 과산화소체(peroxisome, microbody)

- 직경 0.2~0.8 μm의 소포로 대사에 관여하는 다양한 효소가 포함되어 있다. 과산화소체 효소는 과립형질내세망이 아닌 세포질의 자유리보솜(free ribosome)에서 합성된다. 이 일군의 효소에는 번역 후 과산화소체로 수송되기 위한 공통적인 아미노산 서열이 있다.
- 과산화소체의 주요한 기능 중 하나는 지방산의 베타산화(β-oxidation)이다. 지방산의 산화는 대부분 미토콘드리아와 과산화소체에서 이루어진다. 지방산의 산화 과정에서 유해한 과산화물이 생성되면 과산화소체 내에 있는 카탈라아제(catalase)에 의해 처리된다. 이 세포소기관은 과산화효소(peroxidase) 활성을 효소조직화학적으로 검출할 수 있으므로 과산화소체라고 불린다. 모든 세포에 존재하지만 특히 간세포에 많다.

④ 중심체(centrosome)

- 세포내 미세소관(microtubule)이 형성되는 기점에 있으며, 중심소체(centriole)와 그 주위를 둘러싼 기질로 이루어져 있다. 중심소체(centriole)는 3개의 미세소관이 연결된 단위구조 9개가 고리 모양으로 배열되어 형성된 길이 약 0.4 μm의 구조, 두 개가 직각으로 배열되어 있는 소체이다. 기질은 미세한 과립과 섬유형 단백질로 이루어져 있다.
- 중심체는 일반적으로 핵 주위에 위치하고 있으며, 미세소관의 생성 기점 외에도, 세포분열 전에 복제되어 세포분열 시에는 세포의 양쪽 끝으로 이동하여 방추사(spindle fiber)가 형성되는 기점이 된다.

2-7 세포 내의 소포수송(vesicle transport)

- 세포막과 세포 내 막계통(골지체나 형질내세망 등) 사이에서는 소포를 통한 물질수송이 활발하게 이루어진다.
- 물질이 세포 안으로 들어가 세포 내의 구조로 수송되고 저장되며, 막성분의 교환이 일어나기도 한다.

- 소포는 세포에서 고분자 물질(주로 단백질)의 이동, 세포 내 수송, 저장, 막성분 교환 등에서 중요한 역할을 한다. 소포에 의한 물질수송은 보내는 쪽의 막으로부터 물질을 포함한 소포가 생성, 분리되어 세포질 내를 이동한 다음, 받는 쪽의 막에 융합됨으로서 그 내용물을 주고받게 된다. 이 경우, 소포의 경계막이나 수용체 등의 막단백질도 동시에 주고받게 된다.
- 내분비세포나 외분비세포의 분비과립은 분비될 때까지 단백질을 저장하는 소포라고 생각할 수 있다. 상피세포에서의 대표적인 소포수송 경로를 그림에 나타내었다.

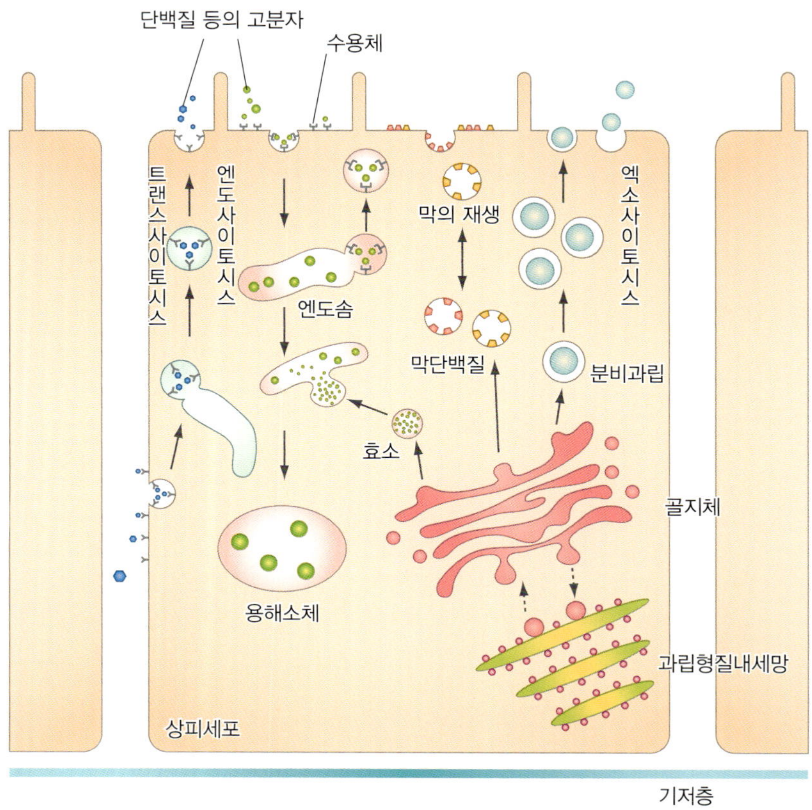

그림 2–7.

① 엔도사이토시스(세포내이입 endocytosis)

세포막에서의 소포형성에 의해 세포 밖의 성분이 막성분과 함께 세포 안쪽으로 이동하는 현상. 포음함입부, 포음소포 또는 포식소포가 형성된다. 엔도사이토시스 시에 형성되는 이런 소포는 세포막 인근의 엔도솜(endosome)과 융합된다. → 2–8

② 엑소사이토시스(세포외유출 exocytosis)

①과는 반대로 소포의 막이 세포막과 융합되어 소포의 내용물이 세포 밖으로 방출되는 현상. 분비 시에 관찰할 수 있다. → 2–19

③ 트랜스사이토시스(transcytosis)

세포의 자유표면 또는 외측표면, 기저표면의 세포막에서 ①의 방식으로 들어온 세포 밖의 물질이 소포에 의해 세포 안쪽으로 수송되고(도중 엔도솜을 거쳐), 다른 쪽의 세포막에서 ②의 방식으로 세포 밖으로 방출된다. 장 상피에서의 물질흡수 등에서 볼 수 있다. → 3-10

④ 형질내세망(ER)과 골지체(Golgi apparatus) 사이

형질내세망에서 합성된 단백질은 소포에 의해 골지체로 수송되어, 변형, 선별, 농축 등이 일어난다. 반대로 골지체에서 형질내세망으로 수송되는 경로도 있으며, 막과 막단백질의 재활용이 이루어진다.

⑤ 골지체와 세포막 사이

- 골지체에서 형성된 소포는 세포 밖에서 특별한 자극을 가하지 않아도 세포막으로 수송되어 분비되는 경우가 있다. 이 과정을 자연적 분비(constitutive secretion)라고 한다. 한편, 분비과립이 세포 안에 축적된 후, 세포 밖으로부터의 자극에 의해 분비되는 경우를 조절성 분비(regulated secretion)라고 한다.
- 전자는 세포막으로 새로운 막과 막단백질 등 구성 성분을 공급하는 경우에 나타나며, 기본적으로 모든 세포에서 일어나는 작용이다. 후자는 내분비세포나 외분비세포가 분비자극에 의해 호르몬이나 효소를 분비하는 경우에 나타난다.
- 반대로 세포막에서 골지체로 향하는 소포수송도 있다. 이 수송경로에 의해 경계막과의 융합에 의해 발생할 수 있는 세포막 표면적의 확대를 방지하고, 막과 막단백질의 재활용이 일어나게 된다.

⑥ 골지체에서 용해소체(lysosome)로

골지체에서 합성된 용해소체 효소(lysosomal enzyme)는 후기 엔도솜으로 수송되어 용해소체가 형성된다. 세포 내의 필요 없는 물질은 엔도솜계를 거쳐 용해소체 안에서 분해된다. → 2-9

2-8 엔도사이토시스(세포내이입 endocytosis)

- 세포막에 소포가 형성되어 세포 밖의 고분자를 막성분과 함께 세포 안으로 수송한다.
- 포음작용(pinocytosis)과 포식작용(phagocytosis)이 있다.

① 포음작용(pinocytosis)

- 세포에 단백질 등의 고분자가 수용되는 부분을 전자현미경으로 관찰해 보면, 먼저 세포막에 포음오목(pinocytotic or endocytotic pit)이라는 미세하게 패인 곳이 나타나는 것을 알 수 있다. 포음오목은 곧 외부와 연결이 끊어져 직경 50nm 정도의 포음소포(pinocytotic or endocytotic vesicle)가 되어 세포 안으로 들어가게 된다.
- 포음작용에는 비특이적으로 모든 물질이 들어오는 경우와, 세포막의 수용체를 통해 특정한 물질만을 수용하는 경우가 있다. 후자의 경우 포음오목이나 포음소포의 막에는 전자밀도가 높은 구조가 있으며, 이를 각각 외투층오목(coated pit), 외투층소포(coated vesicle)라고 한다.
- 이 외투층을 구성하는 분자에 클래트린(c1athrin)이라는 단백질이 있다. 클래트린은 중합되어 트리스켈리온(triskelion)이라는 세 개의 다리가 있는 구조가 되며, 이는 오목이 형성될 때에 함입되는 세포막을 덧대듯이 둘러싸 축구공과 비슷한 바구니 모양의 구조를 형성한다.
- 외투층소포가 되어 세포질 안으로 이동한 후, 클래트린은 소포로부터 유리되어 새로운 소포 형성을 위해 세포막으로 이동, 재활용된다.

② 포식작용(식작용 phagocytosis)

- 세포가 세균 등의 이물질이나 죽은 세포의 조각 등 큰 물질을 수용하는 경우를 말한다. 이런 물질은 세포에서 뻗어 나온 위족(pseudopod)에 의해 둘러싸이거나 세포 안쪽으로 함입되어, 경계막으로 둘러싸인 포식소포(phagocytotic vesicle)를 형성하게 된다.
- 중성호성백혈구(호중구 neutrophil)나 대식세포 등은 활발하게 포식작용을 하기 때문에 포식세포(phagocyte)라고도 불린다. 포식세포의 세포 표면에는 항체의 Fc부분이나 보체에 대한 수용체가 있어, 세균 등 이물질의 표면에 부착

된 항체나 보체를 특이적으로 인식해 포식할 수 있다.

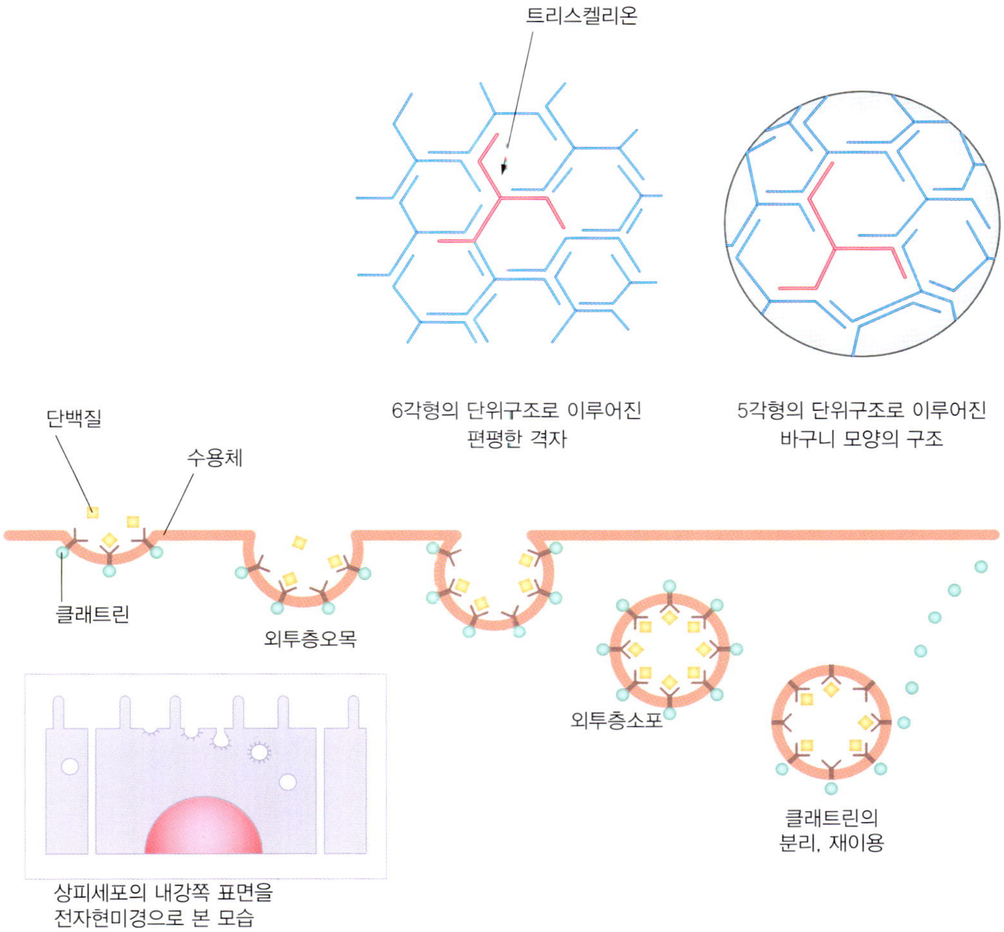

그림 2-8.

2-9 용해소체에 의한 세포내소화 과정

- 엔도사이토시스로 수용된 물질의 세포 내 분해는 용해소체에 의해 이루어진다.
- 필요 없는 세포소기관도 자가포식소포(autophagic vacuole)를 형성한 후, 용해소체에 의해 분해된다.

① 세포 내 분해 과정은 분해될 물질이 포음작용 또는 포식작용에 의해 세포 안으로 들어가는 것으로부터 시작된다.

② 포음소포는 우선 세포막과 가까운 엔도솜과 융합한다. 엔도솜(endosome)이란 불규칙한 형상을 한 관 또는 소포 모양 막구조로, 형질내세망과는 다르다. 표면에서 가까운 세포막 근처에 존재하는 엔도솜과, 좀 더 깊은 곳인 골지체 근처에 존재하는 엔도솜이 있으며, 전자를 특별히 초기 엔도솜(early endosome)이라고 한다.

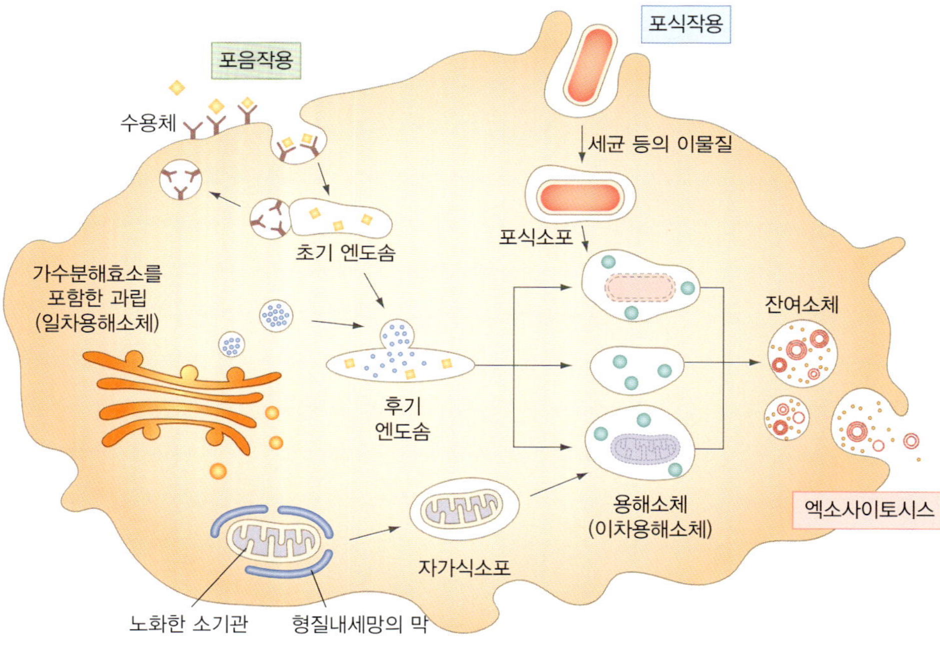

그림 2-9.

③ 분해되는 물질은 바로 초기 엔도솜에서 골지체 부근의 후기 엔도솜(late endosome)으로 이동한다. 이 두 가지 엔도솜은 서로 다른 구조이며 분해되는 물질은 소포에 의해 수송된다는 설과, 초기 엔도솜이 골지체 근방으로 이동해 성숙한 것이 후기 엔도솜이라고 하는 두 가지 학설이 있다.

④ 산성 가수분해효소(hydrolytic enzyme)는 골지체에서 합성되어 막으로 둘러싸인 과립의 형태인 비활성 상태의 용해소체 속에서 세포질을 이동하여 후기 엔도솜과 융합된다.

⑤ 후기 엔도솜의 내부는 막의 H^+-ATPase 기능에 의해 산성으로 유지되기 때문에, 산성가수분해효소가 활성화된다. 이와 같은 과정을 통해 분해 활성이 있는 용해소체가 완성되며, 이 구조가 2차 용해소체이다.

후기 엔도솜이 포식소포(phagocytic vacuole)와 융합해 생성된 용해소체를 특별히 포식용해소체(phagolysosome)이라고 하며, 포식세포에서 많이 관찰된다. 또한, 세포 안의 오래된 미토콘드리아 등 노화된 세포소기관은 형질내세망 막으로 둘러싸여 자가포식소포(autophagosome)를 형성한다. 이 자가포식소포와 후기 엔도솜이 융합되어 만들어지는 용해소체를 자각포식용해소체(autophagolysosome)이라고 한다.

⑥ 분해 후 용해소체의 내용물은 엑소사이토시스에 의해 세포 밖으로 방출되거나 잔여소체(residual body)로서 세포 내에 축적된다. 신경세포나 부신(adrenal gland) 세포 등에서 볼 수 있는 리포푸신(lipofuscin) 과립(세포 안에 축적된 갈색의 큰 과립)은 잔여소체의 일종이다.

2-10 세포골격(Cytoskeleton)

- 섬유 형태의 단백질이 세포의 형태를 유지한다.
- 이들 섬유는 세포의 운동에도 관여한다.

• 뼈가 몸의 형태 유지에 중요하듯이 세포가 각각 독자적인 형태를 유지할 수 있는 것은 세포골격(cytoskeleton)이라는 섬유성 단백질이 세포를 지지해주고 있기 때문이다. 이들 섬유성 단백질에는 액틴세사(actin filament), 중간세사(intermediate filament), 미세소관(microtubule)이 있으며, 각각 독립적으로, 또는 서로 연결되어 세포골격을 형성한다. 세포골격은 끊임없이 형성과 분해를 반복하는 구조로, 항상 고정되어 있지는 않다.

엔도솜(endosome)의 역할 : 상피의 증식을 촉진하는 상피성장인자(epidermal growth factor; EGF)는 세포막에 있는 수용체와 결합한다. 그 후, 소포에 의해 엔도솜으로 이동하며, 증식을 위한 시그널 활성은 오히려 엔도솜으로 이동한 후에 강해진다고 한다. 또한, 엔도솜은 필요 없는 단백질 분자와 수용체의 막단백질을 선별하여, 재활용 가능한 막단백질은 새로운 소포에 둘러싸여 세포막으로 돌려보내 진다. 이처럼 엔도솜은 세포 내 분해 외에도 다양한 기능을 한다.

① 액틴세사(actin filament)

• 구형인 G-액틴이 나선형으로 중합되어 만들어진 지름 7~8 nm의 F-액틴으로 구성되는 섬유성 구조이다. 세포막의 바로 아래에서는 액틴이 서로 얽혀 그물구조를 형성하기 때문에 일반적으로 이 부위에는 세포소기관이 존재하지 않는다.

• 세포가 이물질을 포식하거나, 흡수, 또는 분비 작용을 할 경우, 세포막 바로 아래의 액틴세사가 부분적으로 분해되어 세포막의 형태의 변화를 일으키고 분비과립이 세포막으로 접근할 수 있게 한다. 또한, 미세융모(microvilli)나 부동모(stereocilia)의 내부에도 액틴세사가 있어 그 형태를 유지해준다

② 중간세사(intermediate filament)

- 직경이 액틴과 미세소관의 중간 크기(약 10 nm)인 섬유형 단백질군이다. 여러 종류가 있으며, 조직의 종류에 따라 다른 종류의 중간세사 단백질로 구성되어 있다.
  케라틴(keratin): 상피조직(epithelial tissue)
  바이멘틴(vimentin): 섬유모세포(fibroblast) 등 중간엽(mesenchyme) 기원 세포
  데스민(desmin): 근조직(muscle tissue)
  아교섬유산성단백질(GFAP, glial fibrillary acidic protein) – 별아교세포(astrocyte)
  신경세사(neurofilament): 신경세포(neuron)
  라민(lamin): 핵에 존재하며, 핵막으로의 염색질 부착, 유사분열 시 핵막의 분해와 재구성에 관여.
- 중간세사는 세포 내에 그물 형태로 존재하며 세포질이나 핵질(nucleoplasm)의 양을 조절하는 한편, 세포의 형태를 안정시키는 역할을 한다. 또한, 상피세포에서는 부착반(데스모솜 desmosome)이나 반부착반(헤미데스모솜 hemidesmosome)의 구성 성분으로 상피조직의 형태를 유지하는 역할을 한다.

③ 미세소관(microtubule)

- α 및 β 투불린(tubulin)이라는 두 종류의 구형단백질이 결합해 투불린 단위구조를 형성한다. 미세소관은 이 단위구조가 직선으로 연결되어 형성된 지름 약 25 nm의 섬유성 구조이다. 핵 주위에 있는 중심체에서 형성되어 세포질 주변으로 뻗어 있다.
- 미세소관은 형질내세망나 골지체 등의 세포소기관과 결합해, 이들의 위치를 유지시키고 수송소포, 분비과립, 염색체를 이동시킨다. 또한, 편모(flagella)나 섬모(cilia)의 중심부에 존재하여 이들을 운동하게 해준다. 수송소포나 분비과립의 이동은 과립형질내세망 → 골지체 → 세포막이라는 방향성이 뚜렷하다. 이는 상호 막 내의 인지기구와 미세소관에 의한 유도에 의해 이루어진다.

분자모터(molecular motor). 신소포가 경세포의 긴 축삭을 통해 수송되는 경우 미세소관이 사용된다. 소포는 키네신(kinesin)이나 세포질 다이닌(dynein) 등의 분자에 의해 미세소관과 연결되어 이를 따라 수송된다. 이들 분자는 ATP를 분해해 얻은 에너지를 사용해 소포를 수송하기 때문에 분자모터(molecular motor)라 불린다.

2-11 세포 사이의 부착에 관여하는 구조

- 상피세포는 특수한 구조에 의해 서로 결합된다.
- 세포는 막단백질에 의해 상대를 인식하여 부착한다.

- 같은 종류의 세포는 세포막의 특수한 구조인 세포사이연접(intercellular junction)을 통해 부착된다. 이러한 연접 중, 폐쇄띠(tight junction, zonula occludens)는 세포를 둘러싸는 띠 모양의 구조인데 비해, 부착반(desmosome)이나 교통반(gap junction)은 세포막에 불규칙하게 분산되어 있는 반점형의 구조이다.

1) 종말막대(terminal bar)

- 광학현미경에서 서로 이웃한 상피세포의 외측 경계에 존재하는 어두운 점 모양의 구조로 자유표면 근처에 존재하며, 상피세포를 부착시켜주는 동시에, 물질 이동의 관문이 된다. 이 구조를 전자현미경으로 관찰하면 다음 두 부착구조의 복합체로 나타난다.

① 폐쇄띠(zonula occludens, tight junction)

자유표면의 가장 가까이에 존재하며, 서로 마주 보는 두 세포막이 10~15 nm까지 접근하고 있다. 부착에 관여하는 단백질이 그물형으로 배열되어 있는 것이 특징이지만, 이들 단백질의 종류는 명확하게 밝혀지지 않았다. 폐쇄띠는 상피세포와 분비세포에서 공통적으로 관찰되며, 세포 사이의 틈새를 막는 작용을 한다. 이는 상피에서 체내와 체외의 경계가 되며, 상피세포를 통한 선택적 물질수송을 가능하게 한다. 또한, 소장이나 신장 요세관의 상피세포에서는 자유표면의 세포막과 외측기저부의 세포막에 각각 독특한 막단백질이 분포해 있다. 폐쇄띠는 이들 막단백질의 유동 범위를 한정해 서로 섞이는 것을 막는 울타리와 같은 기능을 한다.

② 부착띠(zonula adherens)

폐쇄띠의 바로 아래 위치하며, 인접한 세포막은 15~20 nm까지 근접해 있다. 이 영역의 세포막은 카데린(cadherin) 분자군에 속하는 막단백질이 포함되어 있으며, 세포막의 내부에는 많은 액틴세사가 부착되어 있다. 광학현미경으로 종말막대가 염색되어 쉽게 관찰할 수 있는 것은 바로 이 구조가 색소와 높은 친화성을 나타내기 때문이라고 생각된다. 종말그물(terminal web, → 2-12)이 부착되는 부위이다.

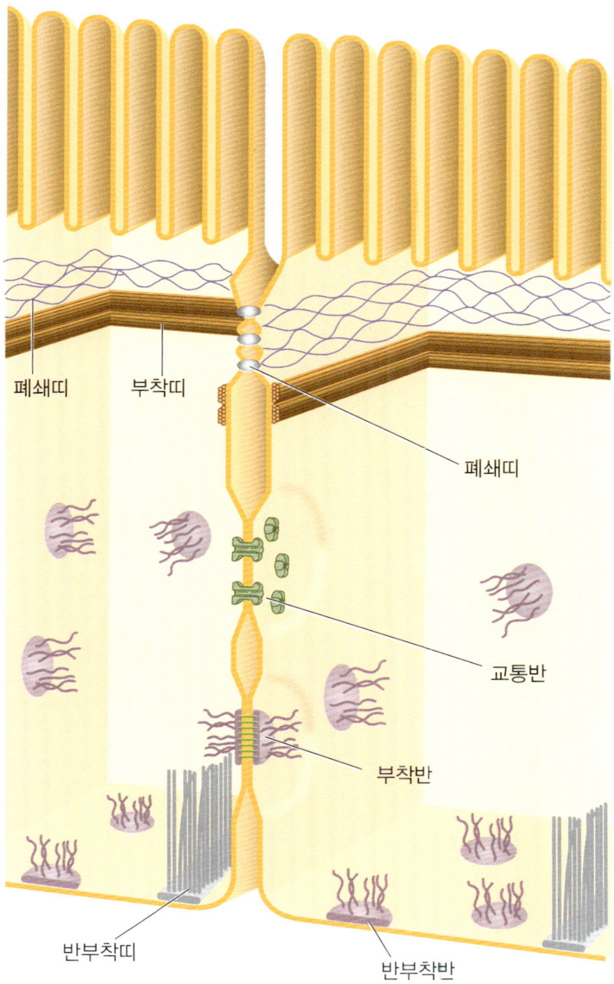

그림 2-10.

2) 부착반(macula adherens, 데스모솜 desmosome)

- 인접한 세포 사이의 거리는 약 30 nm이다. 세포막의 안쪽에는 전자밀도가 높은 반점 모양의 구조가 있다. 이는 주로 데스모플라킨(desmoplakin)이나 플라코글로빈(plakoglobin) 등의 단백질로 이루어진 연결반점(attachment plaque)으로 이곳에는 무수한 케라틴중간세사(keratin intermediate filament, 장원섬유

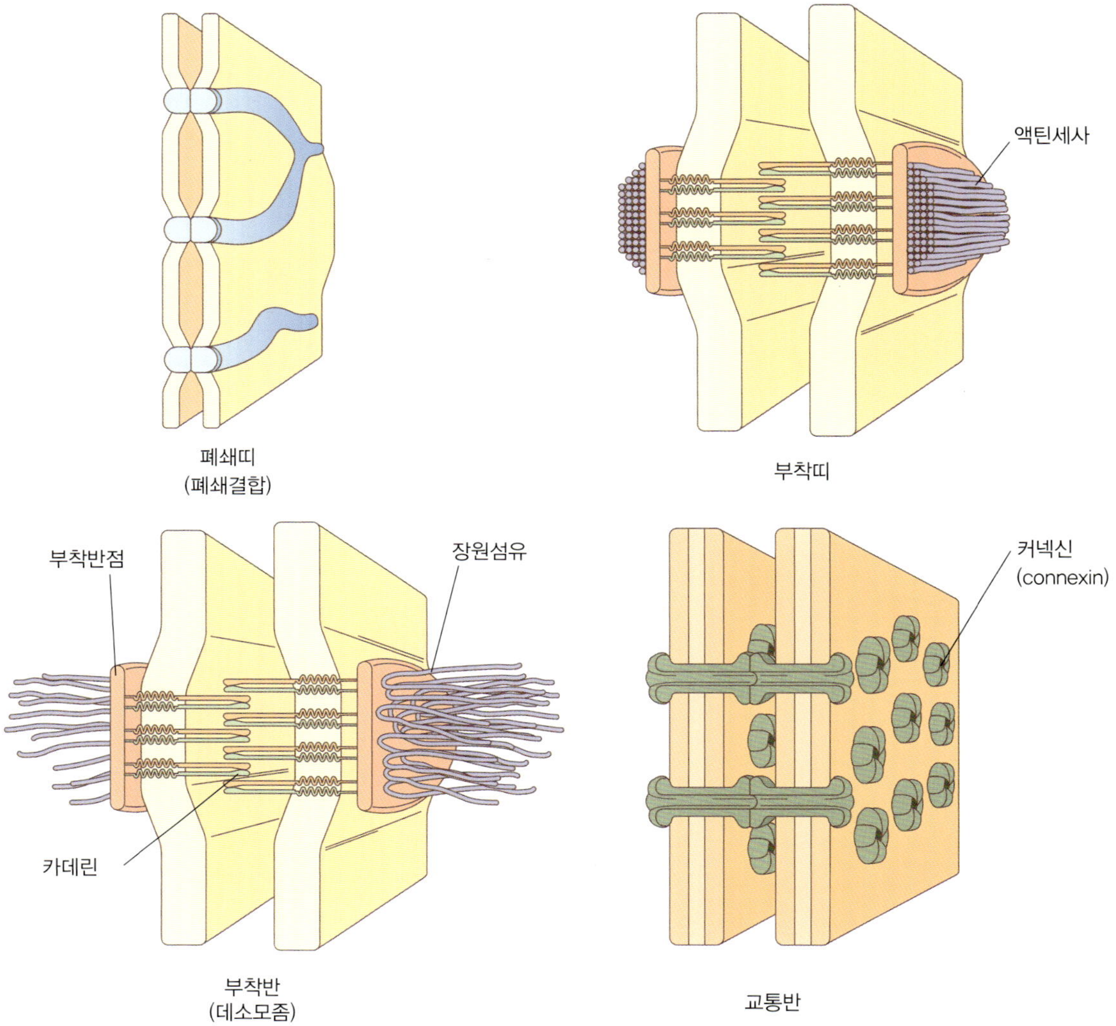

그림 2-11.

tonofibril)가 부착되어 있다. 즉, 부착반은 세포와 세포가 부착되는 장치임과 동시에 세포골격을 고정시키는 장치이기도 하다.

- 세포막에는 카데린 단백질군에 속하는 막관통 단백질이 있어, 그 세포 내 영역은 연결반점에 고정되어 있고, 세포 외 영역은 인접하는 세포의 카데린과 결합한다. 이 때문에 두 세포막의 사이의 좁은 공간에는 전자 밀도가 높은 가는 선이 관찰된다. 카데린끼리 결합하기 위해서는 칼슘 이온이 필요하다. 피부 중층편평상피의 유극층(가시층 stratum spinosum) 세포 사이에서 관찰되는

세포간교(intercellular bridge)는 그 부위에 풍부하게 존재하는 접착반에 해당한다. → 10-12

- 중층편평상피에서 기저판(basal lamina)에 닿아 있는 기저세포(basal cell) 등 세포의 기저부에도 부착반과 같은 구조가 존재한다. 이 구조는 세포와 세포 사이가 아니라 한쪽 세포의 부착반만 있는 형태로 나타나기 때문에 반부착반(헤미데스모솜 hemidesmosome)이라고 한다. 이 구조는 세포 사이의 부착이 아니라, 상피세포를 기저판에 부착시키기 위한 구조이다. 부착반과 마찬가지로 연결반점과 여기에 부착된 중간세사가 있지만 막관통 단백질은 카데린이 아닌 인테그린(integrin)이다. 인테그린의 세포외영역은 기저판의 성분인 라미닌(laminin)과 결합한다.

3) 교통반(gap junction, communicating junction)

- 넥서스(nexus)라고도 하며, 이 부위에서는 두 세포의 세포막이 약 2 nm까지 접근해 있다. 전자현미경으로 관찰할 수 있는 반점형 구조로, 세포막에는 커넥신(conexin)이라는 막관통단백질이 존재한다.
- 커넥신은 6량체이며, 인접하는 세포의 커넥신 6량체와 결합해 직경 약 2 nm의 관상구조를 형성다. 이 통로는 형광 트레이서를 이용한 실험에서 분자량이 1200 이하인 저분자물질을 통과시킨다는 것이 밝혀져 있다. 즉, 무기 이온이나 수용성의 작은 분자 등이 세포 사이를 자유롭게 이동할 수 있으므로, 세포간 정보전달 기구의 하나로 작용할 수 있다.

2-12 세포 표면의 특수구조

세포막 표면의 특수구조는 그 세포의 기능과 관계가 깊다.

① 미세융모(microvilli)

- 세포의 자유표면에 있는 미세한 돌기로, 내부에 액틴세사가 있으며 섬모와 달리 운동성은 없다. 액틴세사는 미세융모의 장축 방향으로 배열되어 있고, 그 세포질쪽 말단은 미세융모 바로 아래에 있는 종말그물(terminal web)과 연결되어 있다. 종말그물도 주로 액틴세사로 구성되어 있으며, 그 말단은 부착띠에 고정된다.
- 소장이나 신장 근위요세관(proximal tubule)의 흡수상피에서는 미세융모가 잘 발달되어, 내강 쪽 자유표면을 빈틈없이 덮고 있다. 흡수상피 세포막의 표면적은 미세융모에 의해 수백 배로 증가해 흡수효율이 높아진다. 미세융모의 세포막에는 이온이나 아미노산, 당 등 능동수송에 관여하는 운반체(carrier)나, 소장에서 최종적인 소화 과정을 담당하는 효소군이 존재한다. 소장상피의 미세융모는 광학현미경으로 보면 세포표면에 존재하는 가는 털 또는 선처럼 보이므로 필모연(brush border) 또는 선조연(striated border)이라고도 한다. → 3-10

② 부동모(stereocilia)

길지만 미세융모와 동일한 구조로, 액틴세사가 빈틈없이 차 있기 때문에 딱딱하고 운동성이 없다. 부고환관(ductus epididymis)의 상피에는 부동모가 발달되어 있고, 그 표면에는 수분수송체(아쿠아포린 aquaporin)가 존재한다. 이 때문에 부고환관의 부동모는 내강에서 물을 흡수하기 위한 구조라고 생각되고 있다. 내이의 코르티기관(Corti's organ)이나 전정기관의 감각모세포(hair cell)에서는 정보변환기로 작용한다.

③ 섬모(cilia)

세포 표면으로 돌출된 털 모양의 돌기. 직경은 약 0.2 μm, 길이 7~10 μm으로 운동성이 있다. 기도의 상피에서는 내강 쪽 세포 표면에 빽빽이 존재한다. 섬모 안에는 투불린과 기타 단백질로 구성된 9쌍의 주변미세소관과 2개의 중심미세소관이 있다(9+2형이라 표현한다). 이들의 세포질측 말단은 섬모 바로 아래의 기저소체(basal body)에 연결되어 있다. 섬모는 대부분의 경우 일정 방향으로 협동 운동하며, 세포외액이 일정한 방향으로 흐르도록 한다.

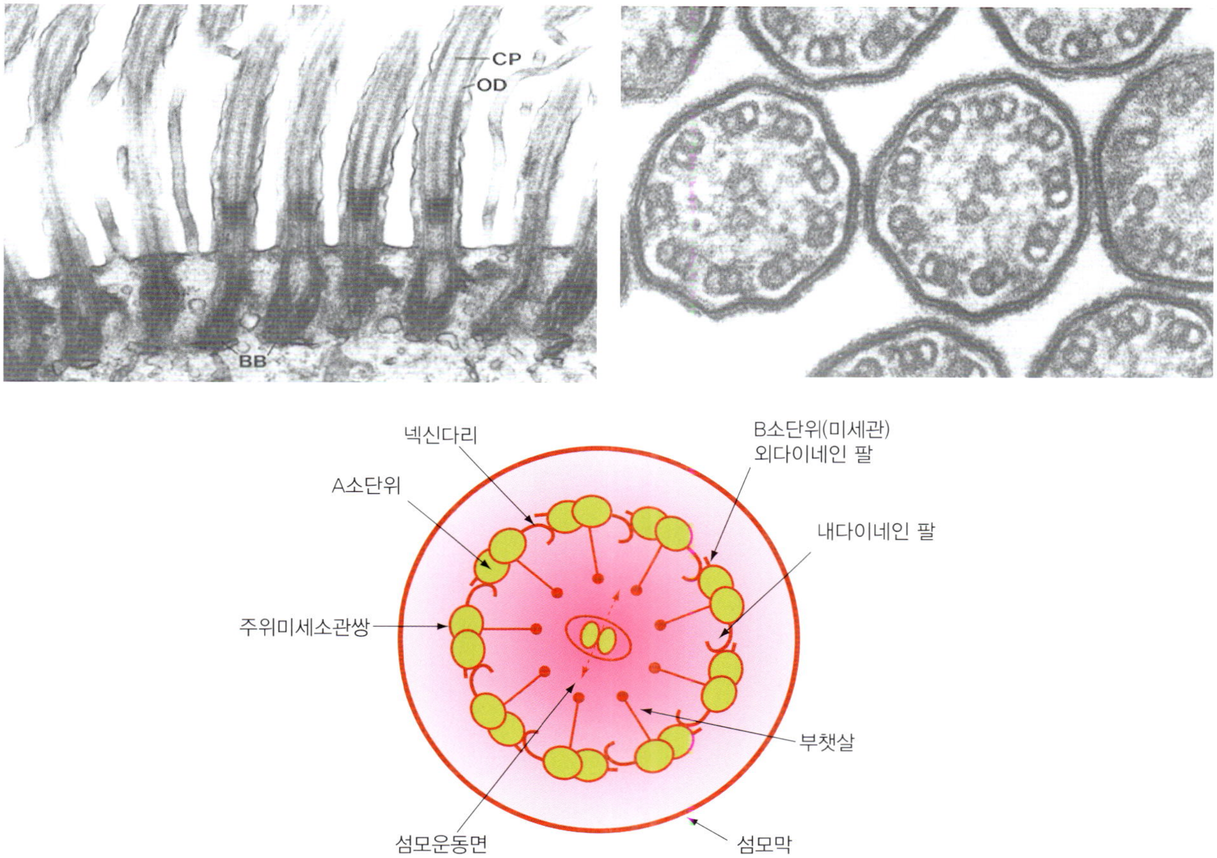

그림 2–12.

④ 편모(flagella)

섬모와 내부구조가 비슷하지만, 일반적으로 하나의 세포에 하나만 존재하며, 길이와 운동 방식도 섬모와는 다르다. 정자에는 하나의 편모가 있으며, 그 길이는 50~60 μm이다. 편모의 운동에 의해 정자는 자궁에서 난관으로 향하게 된다. → 6–3

⑤ 세포막의 깍지낌(interdigitation)

전자현미경으로 관찰하면, 소장이나 신요세관의 상피에서는 서로 이웃하고 있는 2개 세포의 세포막이 복잡하게 얽혀 있는 것을 볼 수 있다. 이를 깍지낌(interdigitation)이라고 하며, 세포 사이의 결합을 강하게 해 주는 구조라고 생각된다. → 3–10

2-13 체세포분열 과정

- 체세포분열(mitosis) 각 분열기의 특징을 이해한다.
- 성체의 조직에서는 세포분열 빈도가 낮기 때문에 관찰하기 어렵다.

• 체세포는 유사분열에 의해 증식한다. 분열하기 전, 세포는 DNA를 복제하게 때문에 DNA의 양이 분열간기의 2배가 된다. 분열은 일반적으로 다음 네 시기로 구분된다.

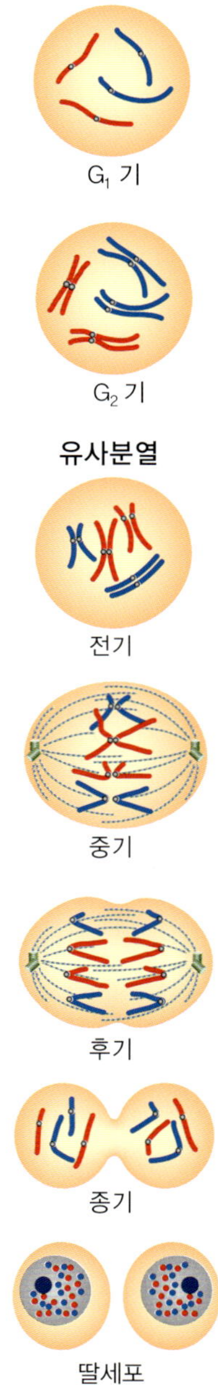

그림 2-13.

① 전기(prophase)

핵막이 소실되기 시작하고, 핵 내의 염색질이 농축되어 염색체를 형성한다. 중심체가 복제 되어 2개의 중심체가 각각 양극으로 이동해 방추사를 형성하기 시작한다. 동시에 세포질 중의 미세소관은 해체되기 때문에 분열 중의 세포는 모두 구형에 가까운 모양이 된다. 복제된 염색체 1조는 중심절(centromere)이라는 특정 DNA 배열에 의해 서로 결합된다. 중심절에는 단백질 복합체가 부착되어 동원체(kinetochore)를 형성한다.

② 중기(metaphase)

핵막이 소실되고 염색체는 세포의 적도판에 배열된다. 방추사(spindle fiber, 미세소관)가 염색체의 동원체에 부착된다.

③ 후기(anaphase)

염색체가 두개로 나뉘고 미세소관이 짧아짐에 따라 양극으로 이동한다. 이 결과, 분리된 염색체 집단이 세포의 양극에 위치하게 된다. 이 과정은 몇 분이면 완료된다.

④ 종기(telophase)

염색체 집단을 둘러싸는 불연속적인 핵막이 형성되고, 동시에 염색체의 농축이 풀리기 시작한다. 세포질이 잘록하게 되어 두 개의 딸세포로 나누어진다.

- 분열로 생성된 딸세포가 다음 분열을 일으킬 때까지의 기간을 세포주기라 하며, G1기, S기, G2기, M기로 구분된다. 분열 바로 후의 G1기는 가장 길어 휴지기라고도 하지만, 실제로는 단백질 합성이 활발한 시기로, 세포의 성장도 이 시기에 일어난다. S기에는 DNA가 복제되고, 복제가 완료된 후 짧은 휴지기(G2)를 거쳐 M기(분열기)에 들어가게 된다. 세포가 기능적으로 성숙해 그 이상 분열되지 않는 상태를 GO기라고 한다. 성인의 세포는 대부분 이러한 과정을 반복한다.

세포분열의 결과 발생한 두개의 딸세포는 서로 동일한 경우(대칭분열 symmetrical division)와 각각 다른 경우(비대칭분열 asymmetrical division)가 있다. 예를 들어 신경세포가 생성되는 신경상피세포층에서 분열에 의해 생성된 한쪽 세포는 신경세포로 분화하고, 다른 쪽은 다시 분열하여 새로운 세포를 생성하는 줄기세포(stem cell)가 된다. 이러한 비대칭 분열은 세포 다양성의 원인이 된다는 점에서 매우 중요하다.

2-14 감수분열(meiosis) 과정

- 생식세포(germ cell)에서만 관찰되는 분열양식이다.
- 감수분열에 의해 발생한 생식세포의 염색체 수는 체세포의 반이다.

- 감수분열(meiosis)은 난자나 정자의 형성과정에서 볼 수 있는 특수한 분열방식으로, 연속해 일어나는 두 번의 분열로 이루어진다. 감수분열 시 DNA의 복제는 한 번만 일어나기 때문에 정자 또는 난자는 최종적으로 1배체가 된다. 이들은 수정에 의해 2배체가 된다.
- 1차 감수분열을 시작하기 전, 체세포분열에서와 같이 DNA가 복제되기 때문에 분열이 시작되는 단계의 DNA는 2배가 된다. 1차 감수분열의 전기는 다음 4 단계로 구분된다.

  ① **세사기(leptotene)**: 염색질은 가느다란 섬유처럼 보이는 염색체가 된다.

  ② **접합기(zygotene)**: 상동염색체(각각 2개의 염색분체로 이루어진다)가 접근해

가까워지기 때문에 염색체 수가 반이 된 것처럼 보인다. 이 상태의 염색체를 이가염색체(네 개의 염색분체)라고 한다.

③ 비사기(pachytene): 이가염색체는 단축되어 굵어진다.

④ 배사기(diplotene): 쌍을 이루는 염색체가 다시 분리된다. 이때, 두 염색체는 염색분체의 한 부위에서 연결되며 이를 교차(chiasmata)라고 한다.

- 1차 감수분열의 중기(metaphase)가 되면 상동염색체는 서로 마주 보며 적도판에 배열된다. 핵막은 이 시기에 소실된다. 체세포분열의 경우와는 다르게 이 시점에서 염색체는 두 개로 나누어지지 않는다. 후기(anaphase)에 두 개의 염색분체는 분리되지 않고 상동염색체 중 하나는 한쪽 극 다른 하나는 반대쪽 극으로 이동한다. 종기(telophase)에는 세포질이 두 개로 나뉘어 두 개의 딸세포(daughter cell)가 된다. 딸세포는 바로 2차 감수분열을 시작한다. 2차 감수분열에서는 염색체가 분리되어 최종적으로 1배체 딸세포가 네 개 생성된다.
- 체세포분열의 경우, 상동염색체 1조(한쪽은 부친으로부터, 다른 한쪽은 모친으로부터 계승된 것)는 각각 복제되어 두 딸세포에 하나씩 분배된다. 따라서 분열 전후 세포의 유전정보에는 변화가 없다.
- 그렇지만 감수분열의 경우에는 복제된 상동염색체 1조가 서로 접합되어 2가염색체를 형성한다. 그 후 하나의 딸세포에는 각각 복제된 상동염색체의 한쪽 쌍이 분배된다. 이는 부친 또는 모친에서 유래된 염색체 중 어느 한쪽이 복제된 것이다. 각각의 염색체에 부친에서 기원된 염색체가 들어올지 모친 기원의 염색체가 들어올지는 무작위적으로 결정된다고 생각된다. 때문에 1차 감수분열로 생성된 두 딸세포는 각각 다른 유전정보를 갖는다. 또한 감수분열 과정에서 염색체의 교차는 부친 쪽의 유전정보와 모친 쪽의 유전정보를 혼합하므로 유전적 다양성의 원인이 된다.

난조세포(oogonia)의 분열양식. 개체 발생 초기 난조세포는 체세포분열과 같은 방식으로 분열증식하지만 일정 수만큼 증식하면 그 이상 분열하지 않는다. 출생 전에 난조세포는 난모세포(oocyte)로 분화되어 1차 감수분열 전기에 들어가게 된다. 그러나 이 1차 감수분열이 완료되는 시기는 생후 사춘기 이후이다. 반면, 정조세포(spermatogonia)는 태어난 후에도 존재하며 사춘기 이후에 분열증식된다. 몇 번 분열한 후에는 정모세포가 되어 감수분열을 시작하게 된다.

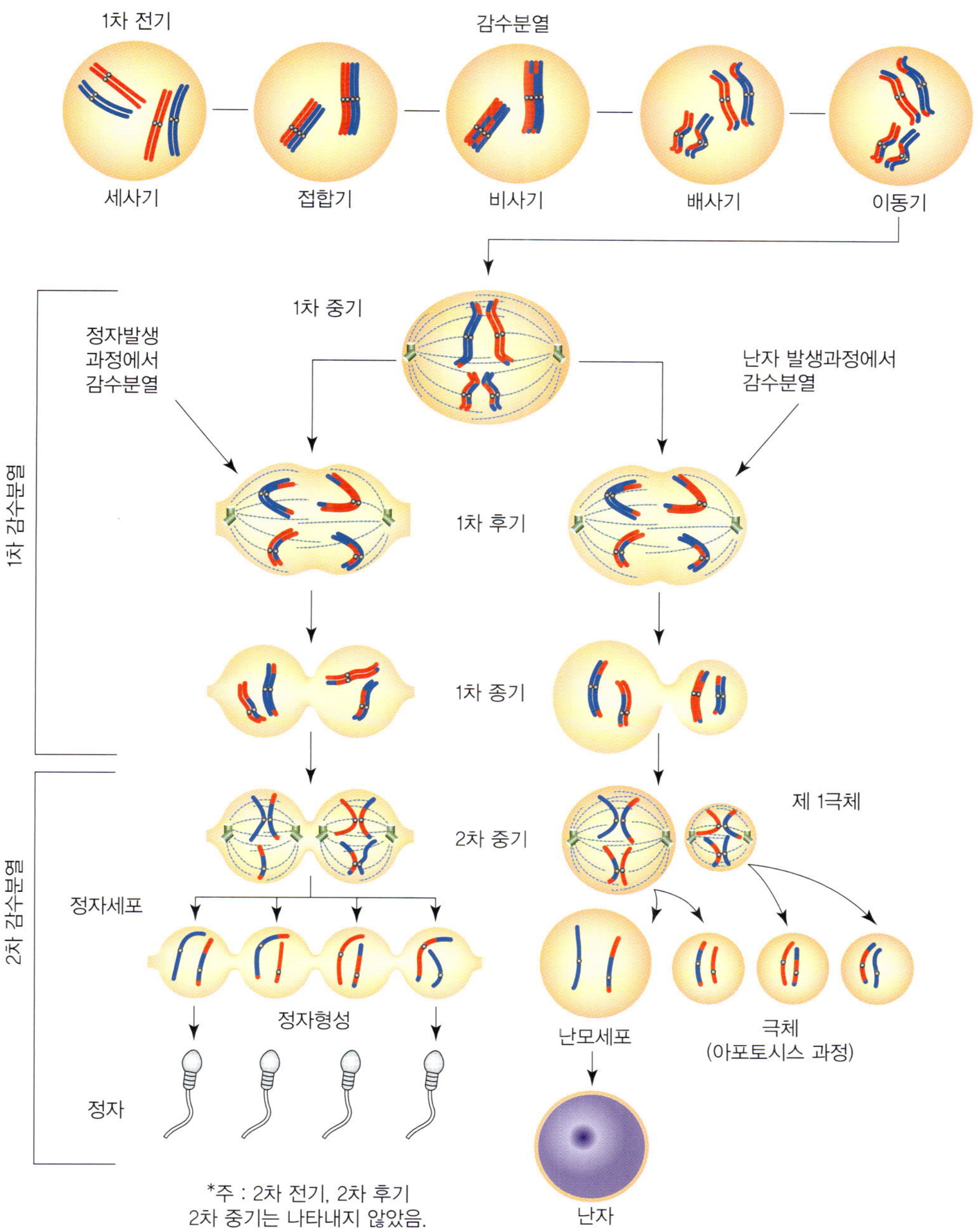
1차 전기
감수분열
세사기
접합기
비사기
배사기
이동기
1차 중기
정자발생 과정에서 감수분열
난자 발생과정에서 감수분열
1차 감수분열
1차 후기
1차 종기
2차 감수분열
2차 중기
제 1극체
정자세포
정자형성
난모세포
극체 (아포토시스 과정)
정자
난자
*주 : 2차 전기, 2차 후기 2차 중기는 나타내지 않았음.

그림 2–14.

2-15 상피조직의 분류

➲ 각 상피조직의 특징과 분포하는 부위를 알아야 한다.

- 상피(epithelium)란 신체의 표면, 내강이나 체강의 벽을 덮는 조직을 말한다. 배자 발생 초기에 생성되는 외배엽(ectoderm)과 내배엽(endoderm)은 상피성으로, 대부분의 상피조직(epithelial tissue)는 이들 배엽에서 기원된다.
- 상피조직은 기저판(basal lamina) 위에 위치한다. 세포는 뚜렷한 극성(polarity)을 띠고, 세포사이물질(intercellular substance)이 거의 없다는 특징이 있으며, 또한 조직 내에 혈관이 분포하지 않는다. 형태학적으로는 단층상피와 중층상피로 분류된다.

1) 단층상피(simple epithelium)

기저판 위에 한 층의 세포로 이루어진 상피이다. 상피세포의 형태에 따라 아래 ①~⑤로 분류할 수 있다.

① 단층편평상피(simple squamous epithelium)

불규칙한 윤곽의 편평한 세포로 이루어져 있다. 혈관의 내피, 흉막이나 복막, 보우만주머니(Bowman's capsule)의 벽측 상피, 헨레고리의 가는 부분 등에 존재한다.

② 단층입방상피(simple cuboidal epithelium)

수직단면에서 거의 정사각형으로 보이는 세포로 구성된 상피이다. 갑상샘의 소포상피, 맥락얼기, 신장의 집합세관 등에 존재한다.

③ 단층원주상피(simple columnar epithelium)

상피세포는 길고, 수직단면은 직사각형으로 나타난다. 세포 전체의 형태는 원주 또는 다각기둥이다. 위에서 직장까지의 소화관상피, 난관, 자궁내막의 상피 등이 이에 해당한다.

④ 위중층상피(pseudostratified epithelium)

모든 상피세포가 기저판에 닿아 있으므로, 위중층상피는 단층상피의 일종이지만, 광학현미경으로 관찰해 보면 상피세포의 핵이 여러 층으로 배열되어 중층상피처럼 보인다. 이는 상피세포의 높이가 각각 다르기 때문이다. 일반적으로 상피의 바깥쪽에서는 핵이 관찰되지 않는다. 위중층상피는 분비샘의 분비관이나 남성생식관의 일부에 존재한다. 또한, 기도상피의 대부분을 구성하는 위중층상피에는 섬모가 있어 위중층섬모상피라고 한다.

⑤ 이행상피(transitional epithelium)

④에서 설명한 바와 같이 광학현미경으로는 중층상피처럼 보이지만, 전자현미경으로 관찰해 보면 모든 상피세포의 돌기가 기저판과 접하고 있는 것을 확인할 수 있다. 가장 바깥층을 덮은 세포는 크기가 큰 다핵 세포이다(표층세포 또는 우산세포라고 한다). 요관 및 방광의 상피가 이에 해당한다.

내피(endothelium)와 중피(mesothelium). 혈관이나 림프관의 벽을 구성하는 상피를 특별히 내피라고 하고, 체강의 벽을 덮는 상피를 중피라고 한다. 이 둘은 모두 중배엽에서 기원된 조직으로, 형태학적으로는 단층편평상피이다.

2) 중층상피(stratified epithelium)

여러 층의 상피세포로 이루어져 있으며, 이 중 가장 아래층만이 기저판에 접하고 있다.

① 중층편평상피(stratified squamous epithelium)

기저부의 세포는 다각형 또는 원주형이지만, 표면에 가까워지면 점점 편평해 진다. 체표면을 덮는 상피는 중층편평상피로, 가장 바깥층은 각질화(keratinization)되어 있다. 그렇지만 구강이나 식도, 각막 등에서는 각질화가 일어나지 않는다.

② 중층원주상피(stratified columnar epithelium)

기저부의 세포는 다각형이며, 표층의 세포는 세로로 길게 배열되어 있다. 인체에서는 요도의 해면체부, 항문 점막의 일부 등에서만 관찰된다.

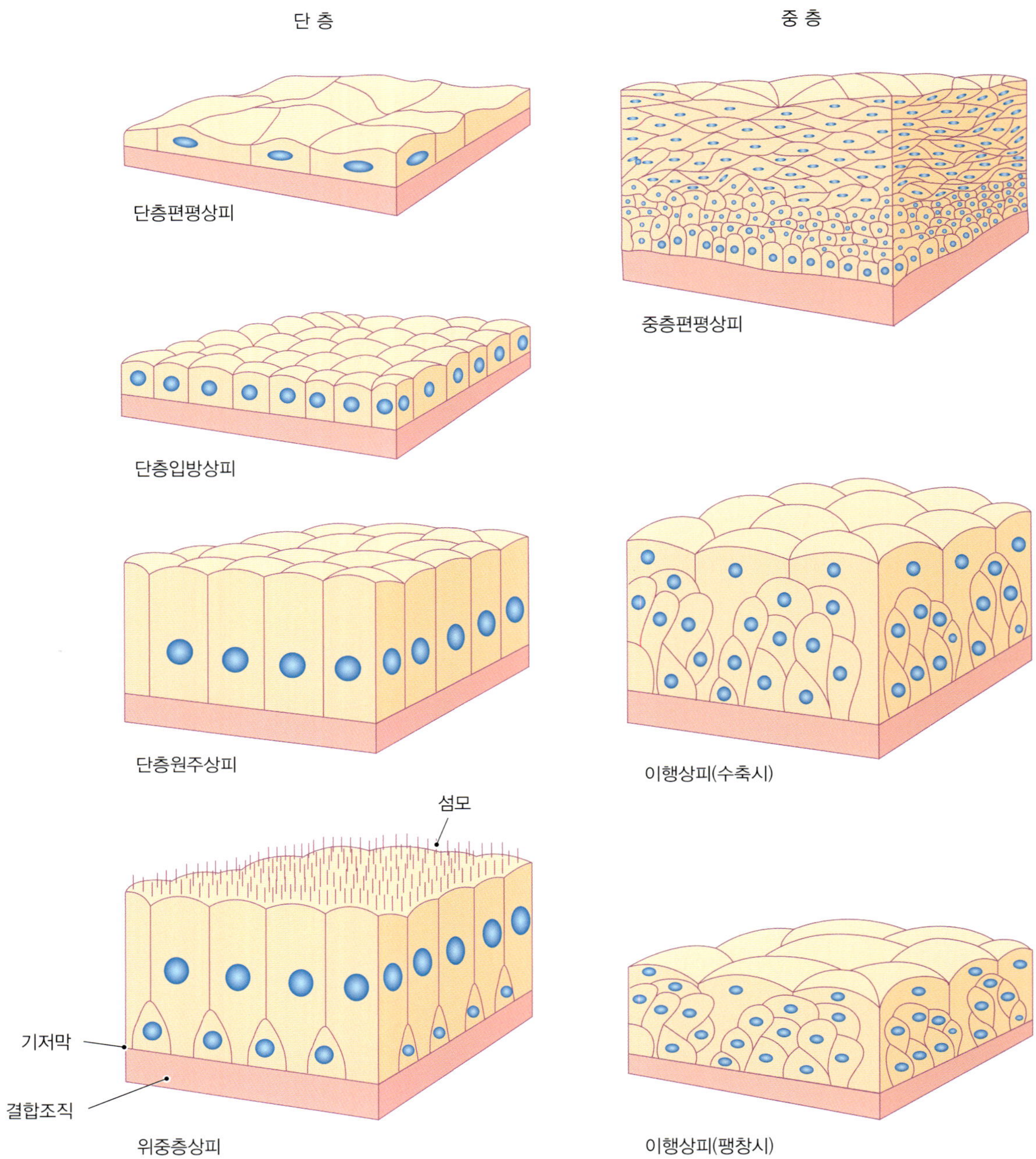
단 층
중 층
단층편평상피
중층편평상피
단층입방상피
단층원주상피
이행상피(수축시)
섬모
기저막
결합조직
위중층상피
이행상피(팽창시)

그림 2–15.

2-16 상피의 기능

- 분비 기능이 있는 내분비샘이나 외분비샘은 상피의 함입되어 형성된 부분으로, 상피조직으로 분류된다.

- 기능에 따라 상피는 다음과 같이 분류할 수 있다.
  ① **덮개상피(covering epithelium)**: 체표면이나 체강의 벽, 내장의 표면 또는 안쪽에 내강이 있는 기관의 내면을 덮는 상피. 체표면의 중층편평상피처럼 외부자극(기계적 자극, 열, 자외선 등)으로부터 몸을 보호하는 상피는 특별히 보호상피라고도 한다. 일부 덮개상피는 물질의 흡수 또는 자극을 받아들이며, 이를 흡수상피와 감각상피라고 한다.
  ② **흡수상피(absorptive epithelium)**: 체외로부터 물질을 흡수하는 상피. 장 상피나 신장의 요세관상피가 이에 해당한다. 일반적으로 상피세포는 서로 강하게 부착되어 신체 내외의 물질 수송에서 장벽으로 작용한다. 세포막에는 표면적을 증가시키는 미세융모가 있어 물질 수송에 유리하고, 또한 선택적인 물질 수송이 가능한 여러 종류의 운반체를 갖추고 있다.
  ③ **분비상피(secretory epithelium)**: 상피세포가 혈관계로부터 원료 물질을 흡수한 다음, 특정 물질을 합성, 방출하는 분비기능을 하는 상피로 샘상피(샘상피 glandular epithelium)라고도 한다. 덮개상피의 일부가 중간엽 쪽으로 합입되어 형성된 조직으로, 타액샘(침샘), 췌장, 땀샘(한선), 젖샘(유선) 등 외분비샘이나, 뇌하수체 전엽, 갑상샘등의 내분비샘이 이에 해당된다.
  ④ **감각상피(sensory epithelium)**: 체외로부터의 물리적 및 화학적 자극을 수용하여 신경정보로 변환하는 기능을 하는 상피. 망막(retina), 내이의 평형반(macula), 팽대능선(crista ampullaris), 코르티기관(Corti's organ) 등이 이에 해당된다. 망막은 발생 과정에서 간뇌(diencephalon), 즉 신경외배엽(neuroectoderm)에서 기원되었다. 내이의 평형반 등은 모두 능뇌(rhombencephalon) 영역의 표층외배엽에서 기원된다.
  ⑤ **호흡상피(respiratory epithelium)**: 폐포의 상피는 매우 얇아 모세혈관과 폐포사이의 가스 교환이 일어날 수 있게 해준다. 폐는 배자의 장관(gut)에서 분지되어 형성되기 때문에 폐포상피는 내배엽성이다.

2-17 기저판(basal lamina)이란

- 상피조직은 기저판 위에 놓여 있다.
- 기저판의 주성분은 콜라겐(collagen)으로, 세포성분은 없다.

- 기저판(basal lamina)이란 상피조직의 기저부나 근조직, 혈관, 말초신경의 주위에 존재하는 얇은 판상의 구조이다. 기저판은 세포 또는 조직을 주위의 결합조직으로부터 분리하는 역할을 하지만, 일부 결합조직세포, 예를 들어 림프구(lymphocyte)나 대식세포(macrophage)는 정상 상태인 경우에도 기저판을 통과하는 경우가 있다.
- 기저판은 세포 쪽의 전자밀도가 약간 낮은 투명층(lamina lucida)과, 결합조직 쪽의 전자밀도가 높은 치밀층(lamina densa)으로 이루어진다. 두께는 2층을 합해 100 nm 정도지만, 부위에 따라 차이가 있어, 각막내피(데스메막 Descemet's membrane)나 신장 사구체에서는 두꺼워 진다.
- 기저판의 주성분은 IV형 콜라겐으로, 그밖에 라미닌(laminin), 엔탁틴(entactin), 단백당(proteoglycan) 등으로 구성된다. 라미닌은 상피세포의 부착에 관여한다. 이들 기저판의 구성 성분은 상피세포나 기저판으로 둘러싸인 근세포에 의해 합성된다.
- 기저판은 결합조직과의 격리 기능 이외에도 부위에 따라 다양한 기능을 한다. 상피조직에서는 세포의 부착, 극성 유지, 분화 및 발달에 없어서는 안 되는 구조이며, 말초신경이나 근조직 손상 후의 조직 재생, 축삭의 성장에도 관여한다. 신장 사구체에서는 혈장의 선택적 여과에 관여하며, 이에는 기저판 구성단백질에 있는 당사슬의 극성이 중요한 역할을 한다.
- 대부분의 경우 기저판과 주위의 결합조직 사이에는 섬유성 VII형 콜라겐을 많이 포함하는 그물판(망상판 reticular lamina)이 있다. 이 그물판과 기저판을 합쳐 기저막(basement membrane)이라고도 한다. 기저막이나 기저판은 H-E염색으로는 확인할 수 없지만, 기저막에는 당단백질이 많이 포함되어 있으므로 PAS 염색 등으로 확인할 수 있고, 기저판에는 VI형 콜라겐이나 라미닌 등이 있으므로 이들 기저판에 특이적인 단백질을 면역조직화학적 방법으로 염색하면 뚜렷하게 관찰할 수 있다.

2-18 내분비샘과 외분비샘의 구조상 차이

- 내분비샘에는 혈관이 풍부하며, 분비물을 혈액으로 방출한다.
- 외분비샘의 종말부에는 내강이 있으며, 분비물은 분비관을 통해 체외로 방출된다.

- 세포가 세포 밖으로부터 원료 물질 또는 전구체를 들여와, 세포 안에서 다른 물질로 합성한 후, 이를 다시 세포 밖으로 방출하는 과정을 분비(secretion)라고 한다. 분비 기능을 하는 세포의 집단을 분비샘이라고 하며, 분비물을 혈관으로 방출하는 경우를 내분비(endocrine), 체외로 방출하는 경우를 외분비(exocrine)라고 한다.
- 외분비샘과 내분비샘은 모두 상피가 함입되어 발생하며, 외분비샘은 형태의 형성이 완료된 후에도 분비관을 통해 외부와 통해 있지만, 내분비샘은 상피와 연결되지 않는다. 이 두 분비샘의 구조적 차이는 다음과 같다.
  ① **분비관계(duct system)**: 외분비샘에는 분비관이 있지만, 내분비샘에는 분비관이 없다.
  ② **분비샘의 종말부**: 외분비샘의 종말부는 단층상피로 나타나며 내강이 관찰된다. 내분비샘에서는 분비세포가 서로 밀집되어 있으며, 내강을 형성하지 않는다.
  ③ **혈관계**: 일반적으로 샘조직은 혈관이 풍부하며, 특히 내분비샘에 잘 발달되어 있다. 외분비샘에서는 모세혈관이 분비샘의 종말부를 둘러싸듯이 배열되어 있지만, 내분비샘에서는 샘세포 집단 내에 모세혈관이 많이 관찰된다. 내분비샘의 모세혈관은 내피에 구멍이 뚫린 유창모세혈관(fenestrated capillary)으로, 이는 샘세포에 원료를 공급하고 분비물이 혈관으로 쉽게 이동하도록 해준다. → 8-3

소화관의 상피세포 중에는 특별히 내분비기능을 하는 세포가 있다(예를 들어, 고유위샘의 가스트린세포 등). 이러한 세포는 보통 산재성으로 존재하며, 다른 내분비 기관처럼 뚜렷하게 밀집된 조직을 이루지 않는다.

2-19 분비샘의 분비물 방출 방법에 따른 분류

- 효소, 호르몬 등 단백질의 분비는 대부분 엑소사이토시스(세포외유출 exocytosis)를 통한 샘분비(merocrine) 방식으로 분비된다.
- 부분분비(apocrine secretion), 전분비(holocrine secretion)는 외분비샘에서 볼 수 있다.

- 지용성 물질인 스테로이드(steroid) 호르몬을 제외한 대부분의 분비물은 세포막을 투과해 세포 밖으로 나가지 못한다. 따라서 분비세포는 다음과 같은 방법으로 분비물을 세포 밖으로 방출하게 된다.

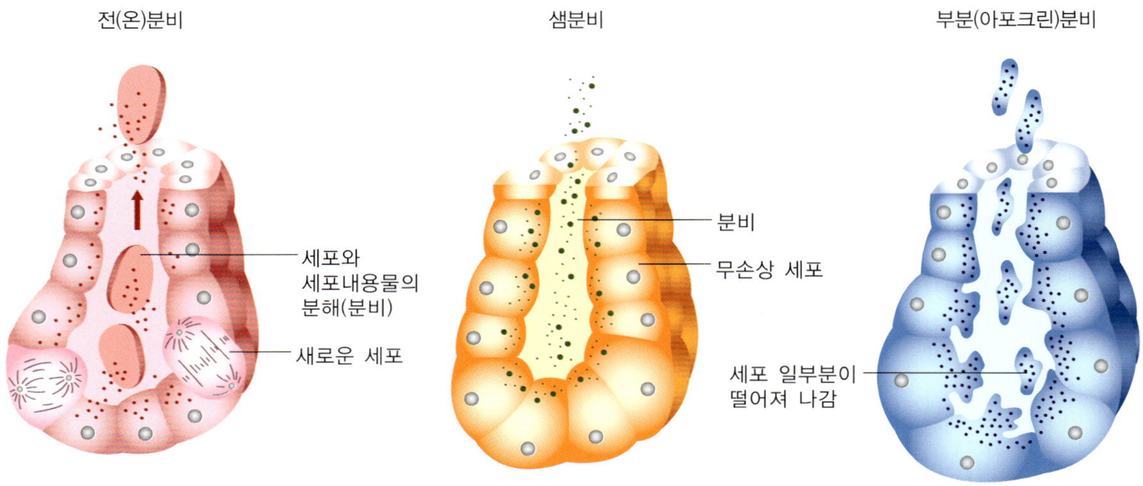

그림 2-16.

① 샘분비(merocrine secretion, exocytosis)

분비과립(또는 소포) 내에 분비물이 축적된 후, 세포 주변부로 이동하여, 세포막과 분비과립의 막이 융합됨으로써 내용물이 세포 밖으로 방출되게 된다. 담체나 채널에서 막투과가 불가능한 분자의 방출 방법으로는 이 방법이 가장 일반적이다. → 2-7

② 부분분비(아포크린분비 apocrine secretion)

분비물을 내강 쪽 세포질에 모은 후, 이 부분의 세포질을 세포로부터 분리시켜 내용물을 방출한다. 때문에 세포는 분비 후 용적이 줄어들지만, 세포막의 연속성은 유지되어 분비물은 다시 축적된다. 아포크린땀샘(apocrine sweat gland), 젖샘(유선 mammary gland) 등에서 볼 수 있다. → 10-5

③ 전분비(온분비 holocrine secretion)

분비물을 저장한 세포 전체가 방출되기 때문에 세포 붕괴가 수반된다. 피부의 피지샘(sebaceous gland), 고환의 정자발생상피(seminiferous epithlium) 등 한정된 부위에서만 관찰된다. → 10-5

술잔[배상]세포(goblet cell)

호흡관이나 소화관의 상피에 존재하는 술잔세포는 단일 세포로 이루어진 외분비샘이라고 생각할 수 있다(단세포샘 unicellular gland). 술잔세포는 당단백질을 합성하여 세포 외 유출을 통해 이를 방출하며, 방출된 당단백질은 점액 상태로 주변 조직의 표면을 덮는다.

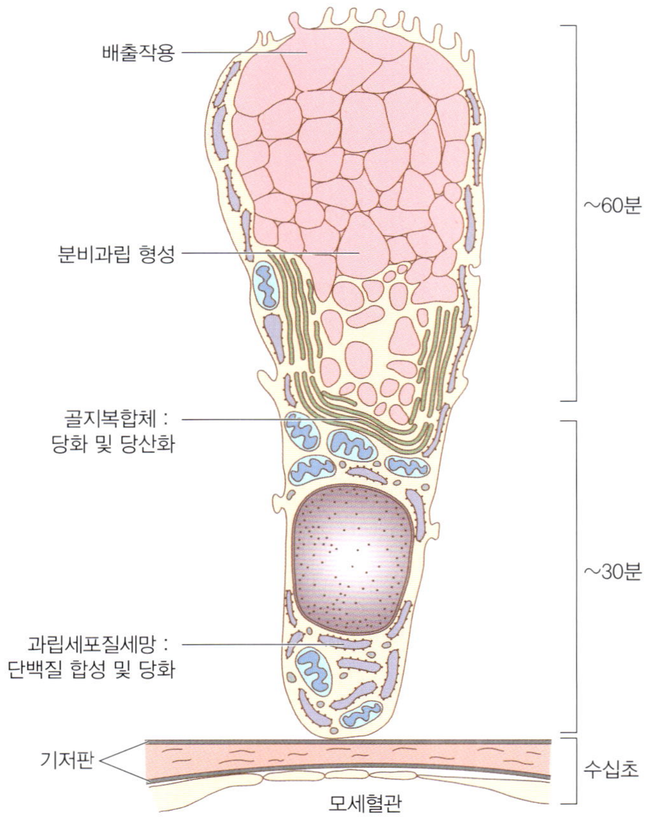

그림 2-17.

2-20 결합조직(connective tissue)의 분류

- 결합조직은 섬유성분과 세포성분으로 이루어져 있다.
- 섬유성분의 함량은 조직의 강도를 결정한다.

- 결합조직(connective tissue)이라는 용어를 넓은 의미로 해석하면, 독립된 조직이나 기관의 사이를 채우는 고유결합조직(connective tissue proper) 외에, 뼈 · 연골 등의 지지조직이나 혈구세포까지 포함된다. 그러나 일반적으로 결합조직은 고유결합조직을 일컫는 용어이므로 이곳에서는 고유결합조직을 결합조직이라 칭하기로 한다.
- 결합조직은 콜라겐[교원, 아교]섬유(collagen fiber)나 기질(ground substance) 등의 비세포성분(→ 2-21)과 섬유모세포(fibroblast)나 혈관 · 림프관으로부터 이동한 세포성분(→ 2-22)으로 이루어져 있다. 결합조직은 뼈, 근육 등 형태가 뚜렷한 조직 사이를 채우고 서로 결합시키며, 또한 이런 조직에 분포하는 혈관이나 신경의 통로가 된다.
- 결합조직은 섬유성분의 구성에 따라 다음과 같이 분류할 수 있다.

① 성긴[소성]결합조직(loose connective tissue)

다양한 세포성분과 비교적 소량의 콜라겐섬유, 탄력섬유(elastic fiber)로 구성되어 있다. 상피, 혈관, 신경조직의 주위, 피하조직, 점막고유판 등에 광범위하게 분포한다.

② 치밀결합조직(dense connective tissue)

콜라겐섬유의 양이 많고 세포성분이 적다. 힘줄처럼 섬유가 일정한 방향으로 배열된 조직과 진피(dermis)에서처럼 여러 방향으로 배열된 경우로 나눌 수 있다.

③ 탄력결합조직(elastic connective tissue)

콜라겐섬유와 함께 많은 탄력섬유를 포함하고 있다. 인체의 경우에는 그다지 발달되어 있지 않아 척주의 황색인대(ligamentum flavum)나 동맥의 탄력판(elastic lamella) 등 일부 조직에서만 관찰된다.

④ 세망결합조직(reticular connective tissue)

세망세포(reticular cell)와 세망섬유(reticular fiber)로 구성된다. 면역 · 조혈 장기에 존재한다.

⑤ 점액결합조직(mucous connective tissue)

젤라틴성 조직(gelatinous tissue)이라고도 하며, 태아나 탯줄에서 관찰되는 원시적인 결합조직이다. 성체에서는 치골(pubis)에 유사한 조직이 나타난다.

2-21 결합조직의 기질(ground substance)과 섬유 성분

- 섬유모세포(fibroblast)는 기질과 섬유성분을 분비한다.
- 콜라겐[교원, 아교]섬유(collagen fiber)는 결합조직의 대표적인 섬유이다.

1) 콜라겐[교원, 아교]섬유(collagen fiber)

- 섬유모세포에서 분비된 콜라겐 분자가 세포 밖에서 중합되어 형성된 섬유로, 인장강도가 높아 잘 늘어나지 않으며, 많으면 조직의 경도가 높아진다. 진피나 피하조직 등에서는 콜라겐섬유가 에오신에 약하게 염색되는 물결 모양 구조로 관찰된다.
- 섬유모세포는 3개의 사슬로 이루어진 삼중 나선 구조의 프로콜라겐 분자를 분비한다. 프로콜라겐은 세포 밖에서 프로콜라겐 펩티드분해효소(procollagen peptidase)에 의해 프로펩티드(펩티드 사슬의 양단에 존재하는 나선구조가 아닌 펩티드)가 분리되어 강한 소수성의 트로포콜라겐(tropocollagen) 분자가 된다. 트로포콜라겐 분자는 저절로 중합되어 직경 10~300 nm의 콜라겐원섬유(collagen fibril)가 되고, 다시 원섬유의 중합에 의해 콜라겐섬유가 된다. 이 과정에서 콜라겐분자는 서로 공유결합해서 강도가 매우 높은 섬유가 된다. 섬유형의 트로포콜라겐분자는 조금씩 위치를 달리하며 중합되기 때문에 완성된 콜라겐원섬유에는 폭이 64~68 nm 정도인 특징적인 줄무늬가 생긴다.
- 콜라겐분자는 글리신(glycine)과 프롤린(proline)과 같은 특정 아미노산의 함량이 높으며, 콜라겐에만 특이한 수산화프롤린(hydroxyproline)이나 수산화라이

신(hydroxylysine)이 포함되어 있다. 수산화프롤린과 수산화라이신은 각각 프롤린과 라이신의 수산화에 의해 합성되며, 이 반응에는 조효소로 아스코르빈산(비타민 C)이 반드시 필요하다. 괴혈병(scurvy)과 같이 비타민 C가 부족한 상태에서는 수산화가 진행되지 않아 그 결과 α사슬 사이의 수소 결합이 불가능해져 실질적으로 콜라겐섬유의 합성이 불가능해 진다.

섬유모세포에는 바다의 만처럼 세포막이 오목하게 들어가 있는 부분이 있으며, 이곳에서 프로콜라겐이 분비된다. 이 좁은 공간은 트로포콜라겐의 농도가 높기 때문에 콜라겐원섬유의 중합이 촉진되는 곳이다.

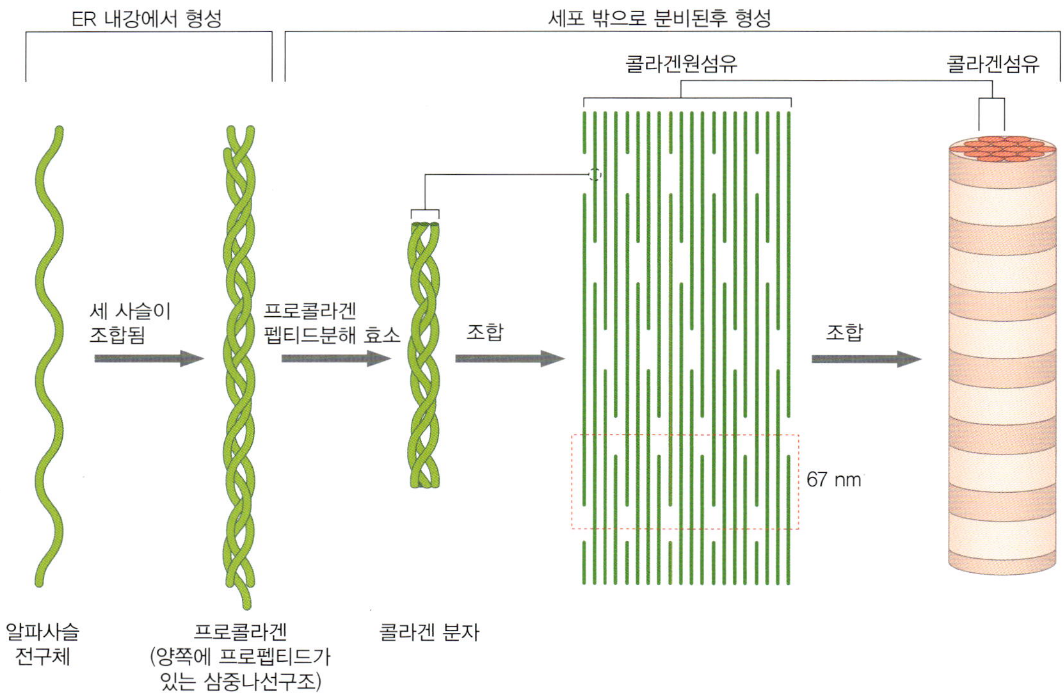

그림 2-18.

- 지금까지 16종류의 콜라겐이 발견되었지만, 중요한 것은 다음의 네 종류이다.
  I형 콜라겐: 피부나 뼈, 힘줄 등에 광범위하게 분포한다.
  II형 콜라겐: 연골(cartilage)에 많다.

III형 콜라겐: 가는 섬유를 구성한다. 세망섬유(reticular fiber)의 주성분.

IV형 콜라겐: 섬유다발을 구성하지 않는다. 기저판(basal lamina)에 많다.

2) 탄력섬유(elastic fiber)

- 폐포나 동맥 벽처럼 항상 수축과 이완을 반복하는 조직에는 탄력섬유가 많아 조직 전체에 용수철 같은 탄성을 부여한다. 그밖에도 탄력섬유는 피부나 탄력연골에 많다. 탄력섬유는 나선형의 짧은 섬유로, 서로 결합되어 그물구조를 형성한다. H-E염색으로는 염색되지 않기 때문에 중소동맥의 탄력판 등에서는 투명한 막으로 관찰된다. 레조르신-푹신(resorcin-fuchsin)으로 염색하면 광학현미경으로도 섬유의 주행을 관찰할 수 있다.
- 탄력섬유는 피브릴린(fibrillin)이라는 당단백질(glycoprotein)의 복합체로 이루어진 미세원섬유(microfibril)와 탄력소(elastin)가 결합되어 이루어진 구조이다. 탄력소는 구형 단백으로, 콜라겐처럼 프롤린과 글리신을 많이 포함한다. 콜라겐에 특징적인 수산화라이신이나 수산화프롤린은 전혀 포함되어 있지 않지만, 대신 데스모신(desmosine)과 아이소데스모신(isodesmosine)이라는 독특한 아미노산이 포함되어 있다. 이들 아미노산은 탄력소 분자 사이에 공유결합을 형성하여 섬유를 강화시킨다. 탄력섬유도 섬유모세포에서 분비된다.

3) 세망섬유(reticular fiber)

- 골수의 조혈조직이나 림프조직에서 그물 구조를 형성하며, 그 외 신경이나 근육, 혈관의 주위 또는 피하조직 등에서 관찰된다. III형 콜라겐에 의해 형성되는 섬유로, 결합조직 섬유 중 가장 직경이 작으며(약 20 nm), 굵은 다발을 형성하지 않는다. H-E염색으로는 관찰할 수 없지만, 당사슬이 풍부하기 때문에 PAS 반응을 이용하면 관찰할 수 있다. 호은성이기 때문에 환원은염색방법으로도 관찰 가능하다.
- 세망섬유 역시 섬유모세포에서 생성된다. 림프절이나 비장, 골수 등에서는 세망세포(reticular cell)이라는 일종의 섬유모세포에서 분비되며, 말초신경에서는 슈반세포가, 동맥이나 소화관에서는 평활근세포가 세망섬유를 분비한다.

4) 결합조직의 기질(ground substance, matrix)

- 결합조직은 세포성분과 섬유성분 외에, 단백질과 점액다당류(mucopolysaccharide)를 포함하는 세포외물질, 즉 기질로 채워져 있다. 점액다당류의 대표적인 성분이 글라이코스아미노글라이칸(glycosaminoglycan, GAG)으로, 이 물질은 수백 개의 당이 결합해 형성된 선형의 구조이다. 수많은 GAG가 하나의 중심 단백질(core protein)에 결합하여 단백당(proteoglycan)을 구성하며, 단백당은 기질 내에 단독으로 존재하거나 하이알루론산(hyaluronic acid)이라는 수천 개의 당으로 이루어진 분자에 결합해 거대분자를 생성한다.

- 기질에 포함되는 당단백질에는 섬유로 중합되지 않고 단독으로 존재하는 콜라겐 분자나 탄력소 분자, 창상 치유 과정에서 중요한 작용을 하는 파이브로넥틴(fibronectin) 등이 있으며, 이들 기질분자는 대부분 섬유모세포에서 분비된다.

2-22 결합조직에서 관찰되는 세포성분

결합조직은 조직을 지지하는 역할뿐만이 아니라 영양 · 대사산물의 운반과 저장, 생체 방어반응 등의 다양한 기능을 가진다.

1) 섬유모세포(fibroblast)

- 섬유세포(fibrocyte)와 동일한 세포이며 섬유를 활발하게 합성하는 단계에서는 섬유모세포, 활발하게 합성하지 않는 단계에서는 섬유세포라고 한다. 세포질이 불규칙한 형태이기 때문에 광학현미경으로는 세포의 형태를 확인하기 어렵다. 일반적으로 타원형의 핵으로 구분할 수 있으며, 전자현미경으로 관찰하면 과립형질내세망과 골지체가 잘 발달되어 있는 것을 알 수 있다.
- 섬유모세포는 트로포콜라겐(tropocollagen), 단백당(proteoglycan), 프로엘라스틴(proelastin), 파이브로넥틴(fibronectin) 등을 합성하여 기질로 방출한다. 태생기의 중간엽세포(mesenchymal cell)에서 기원되며, 성인이 된 후에도 활발하게 분열할 수 있는 능력을 갖고 있다. 성숙한 동물의 정상 조직은 일반적으로 배양조건 하에서 분열, 증식능력이 매우 낮은 데 반해, 섬유모세포는 분열하여 배양접시 위를 얇게 덮는다.

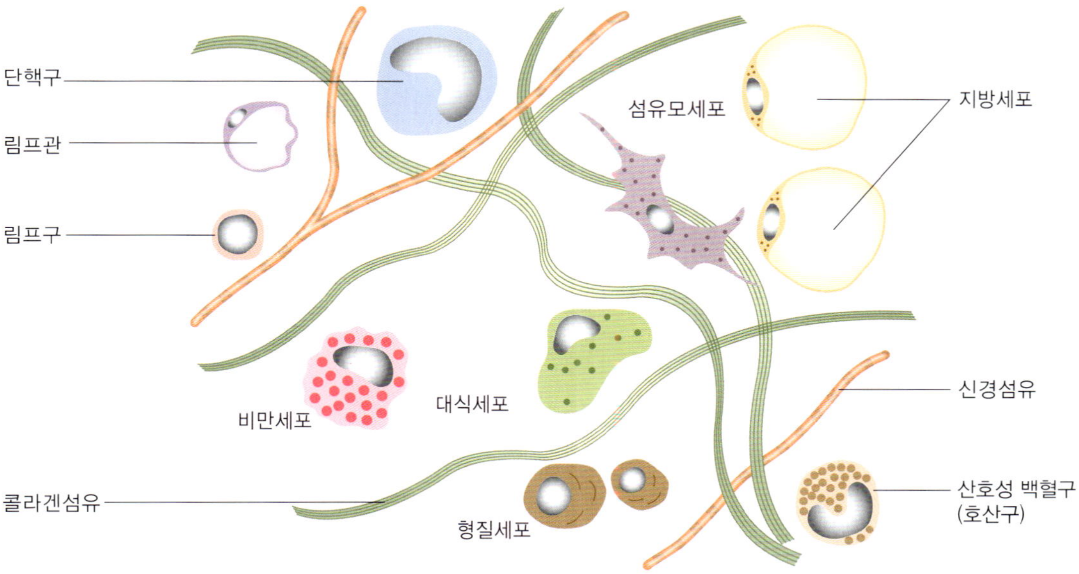

그림 2-19.

2) 대식세포(macrophage)

- 결합조직 중에 존재하며 죽은 세포의 잔해나 이물질을 세포 안으로 끌어들여 분해한다(포식작용 phagocytosis → 2-8). 그 외에도 면역반응의 초기 단계에서 중요한 작용을 한다. 말초혈액 중의 단핵구가 조직으로 들어와 생성된 세포로 생각되며, 일정 기간 조직 내에 있다가 다시 혈액으로 돌아간다. 조직 중의 대식세포를 특별히 조직구(histiocyte)라고 부르기도 한다. 간의 쿠퍼세포(Kupffer cell), 폐의 폐포대식세포(alveolar macrophage), 비장이나 림프조직의 대식세포 등과 기원이 같다고 생각된다.
- H-E염색으로 대식세포를 구별하는 것은 어렵지만, 색소나 탄소 분말을 투여한 실험동물의 조직에서는 이러한 물질을 포식한 세포로 쉽게 구별된다.
- 대식세포의 세포막에는 물결 모양의 불규칙한 요철이 있으며, 위족(pseudopodia)과 같은 구조도 볼 수 있다. 세포막의 바로 아래에서는 액틴섬유다발이 자주 관찰된다. 또한, 골지체는 크고, 과립형질내세망나 미토콘드리아도 존재한다. 이 세포에 특징적인 세포소기관은 용해소체이며, 특히 활성 대식세포에는 수많은 커다란 포식용해소체(phagolysosome, 2차용해소체 secondary lysosome)가 특징적으로 나타난다.

3) 비만세포(mast cell)

- 난원형의 큰 세포로 핵은 중앙에 위치하며 염기호성의 큰 분비과립이 세포질을 가득 채우고 있다. 상피나 호흡관, 소화관 등 체표면과 이어지는 상피 아래의 결합조직에 많이 분포한다.
- 톨루이딘 블루(toluidine blue)로 염색하면 본래 푸른 색소임에도 불구하고 보라색으로 염색되는 이염색성(metachromasia)을 나타낸다. 이는 분비과립 중의 산성 점액다당류(주로 헤파린 heparin)와 색소의 상호작용이 그 원인이다. 헤파린은 결합조직 기질 중의 글라이코사미노글라이칸인 황산헤파란(heparan sulfate)과 유사한 물질로, 수많은 황산기가 있는 다당류이다.
- 비만세포는 대식세포와 같이 조혈계통의 줄기세포에서 기원된다. 세로토닌(serotonin; 혈관 평활근의 수축), 히스타민(histamine; 혈관 투과성의 항진), 헤파린(heparin, 항응고작용) 등의 활성물질을 방출해 염증반응을 일으켜 생체방어작용에 관여한다.
- 세포막에 IgE 수용체가 존재하며, 이 수용체에 IgE 항체 및 특이적 항원이 결합하면 비만세포는 위의 물질들을 포함한 과립 내용물을 짧은 시간 내에 방출해 알러지반응(allergic reaction)을 일으킨다.

4) 형질세포(plasma cell)

- 항체(antibody)를 생산하는 세포이다. 핵이 차축(cart-wheel) 모양이며, 세포질은 염기호성으로 염색된다.

5) 림프구(lymphocyte), 산호성백혈구(호산구 eosinophil) → 2-32

2-23 지방조직

- 인체에서 볼 수 있는 지방조직은 대부분 백색지방조직(white adipose tissue)이다.
- 지방조직은 에너지의 저장고로, 대사가 활발하다.

- 신체의 성긴결합조직에는 대부분 지방세포가 포함되어 있다. 지방세포 집단인 지방조직(adipose tissue)은 결합조직 피막으로 덮여 주위의 조직과 분리되어 있다. 피막은 조직 내로 이어져 소엽(lobule) 사이의 격막(septa)이 된다. 지방조직은 혈관이 풍부한 조직이며, 지방세포에 의해 분비된 세망섬유도 많다. 지방조직은 복부, 흉부, 액와, 둔부 등의 피하에 많으며, 복강에서는 장간막이나 대망(great omentum)에 많다.
- 지방조직은 에너지를 지방이라는 형태로 저장하는 생리적으로 중요한 조직이다. 또한, 안와나 손바닥, 발바닥의 지방조직은 다른 조직으로 형태가 만들어진 빈 공간을 채워 외부의 압력에 대한 쿠션 역할을 한다. 이런 부위의 지방조직은 기아 상태에서도 쉽게 소실되지 않는다.
- 형태적으로 지방조직은 백색지방조직과 갈색지방조직으로 구별된다. 인체의 지방조직은 대부분 백색지방조직으로, 갈색지방조직은 일부 구조에만 국한되어 있다. 일반적인 방법으로 제작된 조직표본은 지방 자체가 없어진 상태이기 때문에 지방이 존재하는 부위는 공포(vacuole)로 나타난다.

① 백색지방조직(white adipose tissue)

- 대형 지방세포의 대부분은 단일한 지방방울(lipid droplet)로 이루어져 있다. 세포질은 광학현미경으로 관찰해 보면 지방방울 주위에 얇은 선 모양으로 나타난다. 핵은 지방방울에 눌려 세포 주변부에서 편평한 형태로 나타난다.
- 지방세포의 기원은 지방조직에 잘 발달되어 있는 혈관의 외막 등에 존재하는 미분화 중간엽세포(undifferentiated mesenchymal cell)라고 생각된다. 이러한 중간엽세포가 세포질 내에 서서히 지방을 축적하고 그 양을 증가시켜 세포질을 메우는 커다란 지방방울(lipid droplet)을 형성한다. 아드레날린이나 글루코코르티코이드 등의 작용으로 지방분해가 진행되면, 지방세포는 중간엽세포 형태로 돌아와 다시 지방축적을 시작한다.

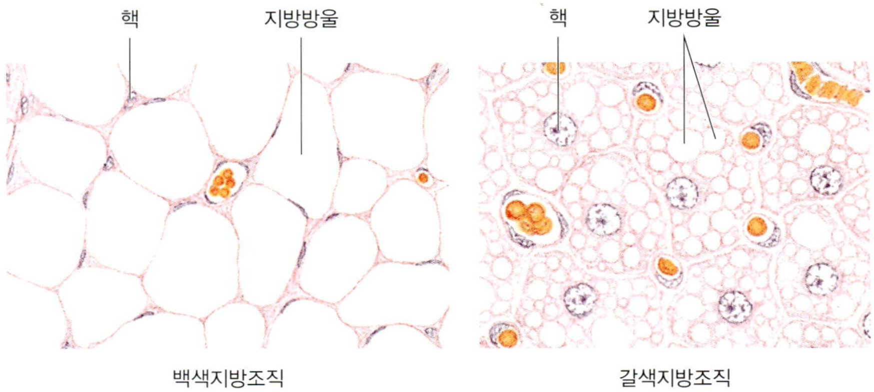

그림 2-20.

육안으로 본 지방조직의 색은 조직에 함유된 지질의 종류에 따라 달라지며, 이는 식이에 의해 좌우된다. 광학현미경으로 지방을 관찰하려면 동결절편을 수단 III(sudan III)로 염색하거나 지방이 잘 고정되는 오스뮴산을 포함한 고정시약을 이용하는 등 특별한 처리를 해야 한다.

② 갈색지방조직(brown adipose tissue)

- 지방세포는 결합조직에 의해 구분되는 뚜렷한 소엽 구조 내에 위치해 있다. 발달 중의 백색지방세포와 비슷하게 지방세포 내에 다양한 크기의 지방방울이 다수 관찰되지만, 백색지방세포처럼 크기가 큰 단일 지방방울이 형성되지 않고 작은 지방방울들이 세포질 전체에 퍼져 있다. 핵은 원형이며, 세포 중앙에 위치한다.
- 사람의 경우, 신생아기에는 비교적 풍부하지만 성인이 되면 크게 감소한다. 동면하는 동물에 특히 잘 발달되어 있으며, 동면 후 체온 상승을 위해 갈색 지방세포에 저장된 지방이 분해된다.

2-24 힘줄(건 tendon)의 구조와 구성성분

힘줄세포(tenocyte)에서 분비된 콜라겐섬유가 일정한 방향으로, 규칙적으로 배열된 다발을 형성한다.

- 힘줄(tendon)은 뼈와 근육을 잇는 결합조직으로 치밀결합조직의 일종이다. 힘줄은 대부분 I형 콜라겐으로 구성된 콜라겐섬유의 다발로 이루어져 있다. 일정한 방향으로 콜라겐섬유가 규칙적으로 배열되어 섬유다발을 만들면 그 주위를 소량의 성긴결합조직이 둘러싸게 되며, 이런 구조가 여러 개 모여 굵은 힘줄을 형성한다.
- 힘줄을 형성하는 세포는 섬유모세포의 일종인 힘줄세포(tenocyte)이며, 콜라겐 섬유다발 사이에 가늘고 긴 핵이 위치해 있다. 세포질은 광학현미경으로는 확인하기 어렵지만 과립형질내세망과 미토콘드리아가 있으며, 섬유세포와 매우 비슷한 구조로 관찰된다.

2-25 활막(synovial membrane)의 구조

활막의 표층은 두 종류의 비상피성 세포로 덮여 있다.

- 사지 장골 사이 가동관절의 관절강(synovial cavity)은 관절피막(synovial capsule)으로 덮여 있다. 관절피막의 외층은 섬유층, 내층은 활막(synovial membrane)으로 구성된다. 활막은 하이알루론산 등 활액 성분을 생산한다.
- 활막의 관절강에 접한 부분은 광학현미경으로는 편평상피 또는 입방상피로 덮여 있는 듯이 보이지만, 전자현미경으로 관찰해 보면 두 종류의 비상피성 활막세포, 즉, ① 섬유모세포형 세포와 ② 대식세포형 세포로 덮여 있다. 이 중 ②에 속하는 활막세포는 활발한 포식작용을 한다. 활막세포 사이에는 상피조직에서 볼 수 있는 연접복합체 등 특수한 연결 구조는 없으며, 기저판도 관찰되지 않는다. 세포층 아래는 성긴결합조직이 있으며, 유창모세혈관이 풍부하다.

2-26 연골조직(cartilage tissue)의 구조와 분류

- 연골세포와 연골기질(cartilage matrix)로 이루어져 있다.
- 연골기질의 조성에 따라 세 종류로 분류된다.

- 연골(cartilage)의 기본구조는 연골세포(chondrocyte)와 연골세포를 둘러싼 연골기질 즉 영역기질(territorial matrix)이며, 이를 총칭하여 연골영역(연골단위 cartilage unit)이라고 한다. 영역기질은 염기호성으로 염색되며, 이염색성(metachromasia)이 뚜렷하다. 연골조직은 연골영역과 그 사이의 영역사이기질(interterritorial matrix)로 구성된다.
- 연골세포는 연골의 표면을 둘러싸는 결합조직성 피막, 즉 연골막(perichondrium)에 존재하는 연골모세포(chondroblast)에서 발생한다. 형성된 지 얼마 안 된 연골영역은 단일 연골세포로 이루어지지만, 연골이 성장함에 따라 심부로 이동하면서 연골세포 스스로 세포분열 하여 복수의 세포군이 된다. 연골은 혈관이 적은 조직이기 때문에 주로 주위 조직으로부터의 확산에 의해 영양을 공급받는다.

① 유리연골(초자연골 hyaline cartilage)

연골기질에 다량의 콜라겐섬유(II형 콜라겐)가 포함되어 있다. 일반적인 염색으로는

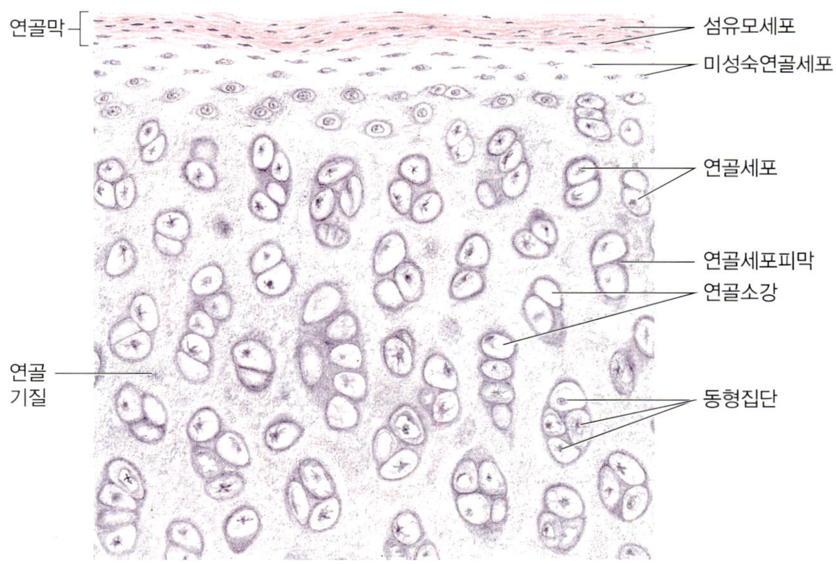

그림 2-21.

연골기질이 균질성의 반투명한 유리질로 보이기 때문에 콜라겐섬유의 주행을 관찰할 수 없다. 인체에서 가장 전형적으로 관찰할 수 있는 연골로, 관절연골, 후두연골, 늑연골, 비연골, 기관연골 등을 구성한다.

② 탄력연골(elastic cartilage)

연골기질에 탄력섬유가 풍부하게 포함되어 있다. 연골단위는 주로 단일 연골세포로 구성된다. 귓바퀴, 외이도, 이관(Eustachian tube), 후두덮개(epiglottis) 등에 존재한다.

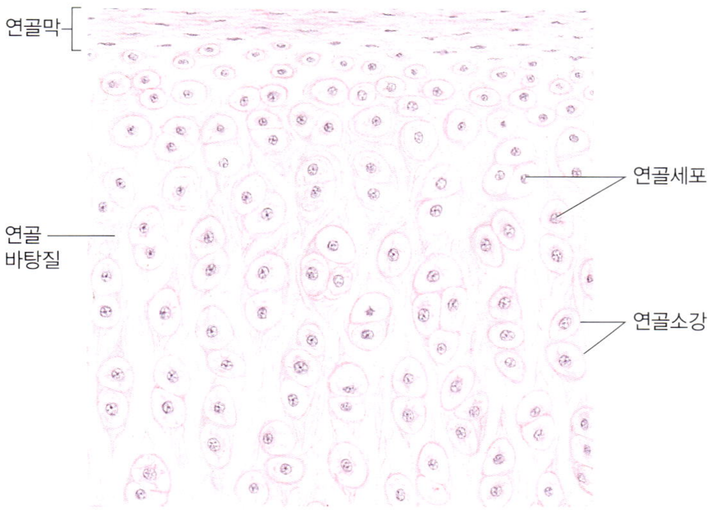

그림 2-22.

③ 섬유연골(fibrocartilage)

연골기질은 콜라겐섬유가 풍부하기 때문에(II형 콜라겐 이외에 I형 콜라겐을 포함

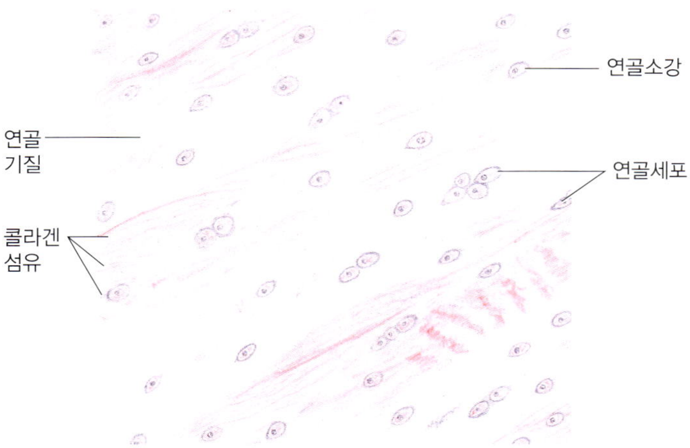

그림 2-23.

하고 있다). 유리연골과는 달리 일반적인 염색표본으로도 섬유의 주행을 관찰할 수 있다. 연골단위의 수는 다른 연골보다 적다. 추간원판(intervertebral disk), 치골결합(symphysis pubis), 관절원판(articular disk) 등에 존재한다.

2-27 골조직의 구조

- 골기질(bone matrix)과 세포성분(골세포, 골모세포, 파골세포)으로 이루어져 있다.
- 뼈의 기본구조는 골층판(bony lamella)이라고 하는 층판구조이다.

- 뼈는 바깥쪽의 딱딱한 치밀골(compact bone)과 안쪽의 지주(trabecula)라고 하는 기둥 모양의 구조가 연결되어 형성된 해면골(cancellous [spongy] bone)로 이루어져 있으며, 지주 사이의 공간에는 골수(bone marrow) 조직이 이를 채우고 있다.

1) 골기질(뼈기질 bone matrix)

- 골기질은 골성조직(osteoid tissue)이라는 유기성분과, 수산화인회석(hydroxyapatite)으로 이루어진 무기성분으로 구성되어 있다. 골성조직은 골모세포에서 생성된 콜라겐섬유(I형 콜라겐)와 글라이코스아미노글라이칸(GAG)으로 구성되며, 이에 석회성분인 수산화인회석의 결정($Ca_{10}[PO_4]_6[OH]_2$)이 침착되어 딱딱한 뼈가 만들어지게 된다. 골성조직의 콜라겐섬유는 평행하게 규칙적으로 배열되어 있기 때문에, 완성된 뼈에서는 골층판이라는 여러 층판으로 이루어진 구조가 관찰된다.
- 장골의 골간에서 관찰되는 치밀골에는 ① 뼈의 영양혈관이나 신경섬유가 통과하는 하버스관(Haversian canal)을 중심으로 이를 동심원형으로 둘러싼 하버스계통(Haversian system, 또는 osteon 골원, 뼈단위), ② 하버스계통 사이의 간질층판(interstitial lamella) ③ 해면골과 골수에 접하는 내주위층판(inner circumferential lamella), ④ 골표면의 결합조직성 피막, 즉, 골막에 접한 외주위층판(outer circumferential lamella)이 있다. 골막 표면 또는 골수표면과 하버스관 사이, 또는 하버스관과 하버스관의 사이에는 혈액이나 신경이 통과하는

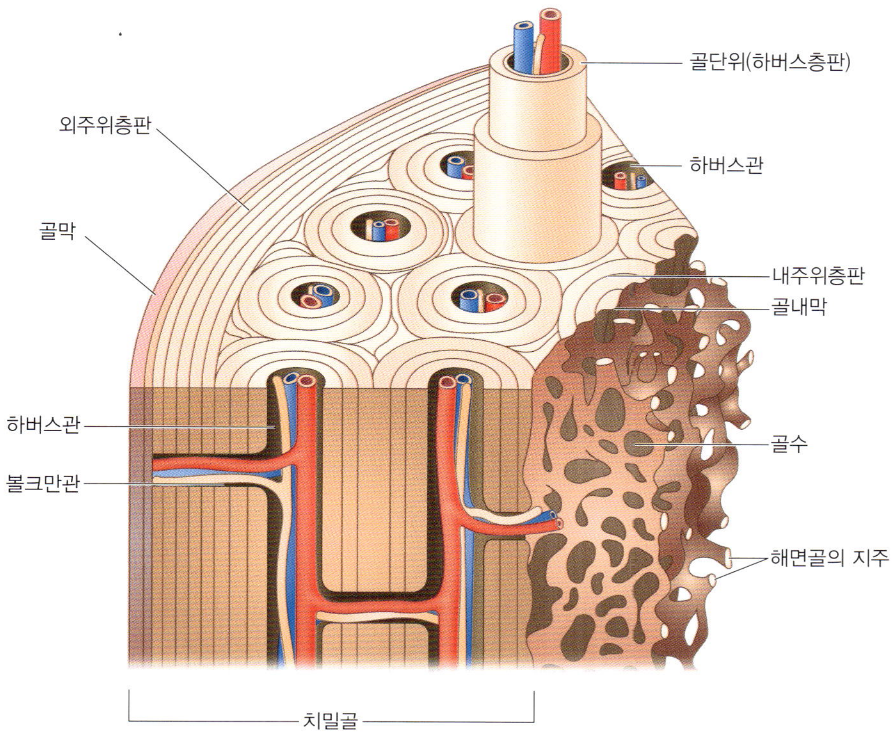

그림 2–24.

볼크만관(Volkmann canal)이 가로 방향으로 연결된다.

2) 뼈의 세포성분

① 골모세포(뼈모세포 osteoblast)

뼈의 가장자리(골막쪽 및 골수쪽)에 일열로 배열되어 있는 난원형 또는 방추형의 세포로핵은 세포질의 한쪽에 위치하며, 세포질은 과립형질내세망(rER)이 발달되어 강한 염기호성을 나타낸다. 골기질의 성분인 콜라겐섬유와 GAG를 생성하며, 골형성에 관여한다.

② 골세포(뼈세포 osteocyte)

골모세포는 자신이 생성한 골기질 내에 매몰되어 골세포가 된다. 골세포는 골층판 사이에 배열된 작은 공간(골소강 lacuna) 안에 존재한다. 이곳에서 골세관(bony canaliculi)을 통해 길고 가는 세포돌기를 뻗어 인접한 골세포의 세포돌기와 교통반(gap junction)에 의해 서로 연결된다. 전체적으로 보면 골세포는 조밀한 그물형의 기능적 합포체를 형성하게 된다. 치밀골에서는 골세관이 골소강에서 하버스관을 향해 방사상으로 뻗어 있으며, 하버스관 내 혈관의 영양분이나 산소를 골소강으로 운반하는 통로 역할을 한다.

③ 파골세포(osteoclast)

뼈의 표면에 존재하는 다핵 거대세포로, 골흡수(bone resorption)에 관여한다. 에오신으로 뚜렷하게 염색되는 세포질에서는 수많은 용해소체(lysosome)와 미토콘드리아가 관찰된다. 골 표면 쪽의 세포표면에는 골흡수에 중요한 작용을 하는 주름모양가장자리(ruffled border)라는 구조가 있다. 주름모양가장자리에서는 산과 단백질 분해효소가 분비되어 골흡수가 이루어지게 된다. 파골세포가 뼈를 흡수하여 형성된 골 표면의 움푹한 부위를 하우쉽소강(침식소강 Howship's lacuna)이라고 한다.

- 뼈에 가해지는 힘의 강도나 방향은 끊임없이 변화하며, 이에 따라 골모세포에서 뼈가 새로 생성되고 파골세포에서 골흡수가 계속 일어나 골기질이 재배열된다. 이를 뼈 재구성(remodeling)이라고 한다.

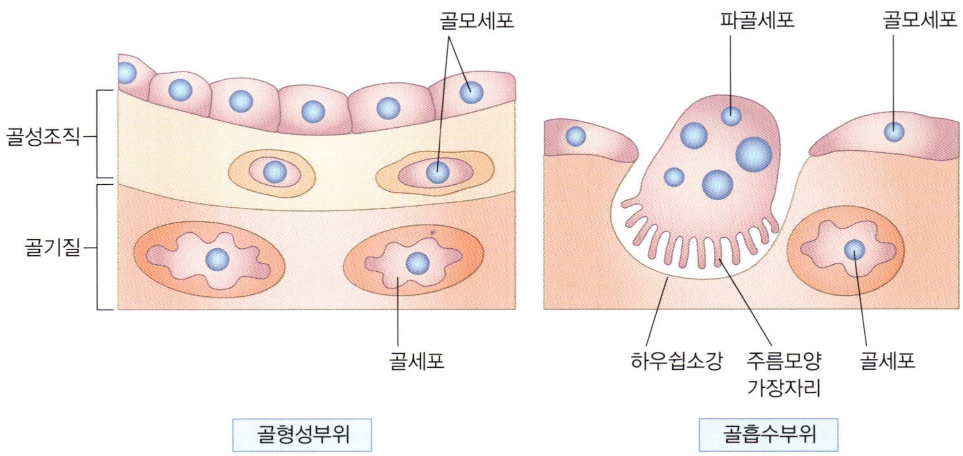

그림 2-25.

부갑상샘호르몬(파라토르몬 parathormone)과 칼시토닌(calcitonin). 파골세포에 의한 골흡수는 부갑상샘(parathyroid gland)에서 분비되는 부갑상샘호르몬에 의해서 활성화되고, 갑상샘(thyroid gland)에서 분비되는 칼시토닌에 의해 억제된다. 부갑상샘호르몬은 또한 신장의 Ca 배설을 억제하고 비타민 D3을 활성화하여 장관의 Ca 흡수를 촉진함으로써 혈액 중 Ca 농도를 상승시킨다.

기질소포(matrix vesicle). 골모세포에서 생성되어 골성조직으로 방출되는 소포로, 칼슘 침착에 필요한 효소군이 포함되어 있다. 신생골에서의 석회침착은 기질소포에서 시작되며, 이후 석회화된 기질소포끼리 융합하여 결정을 이루어 골성조직이 석회화된다.

2-28 뼈발생(bone development) 방식

- 두개골(cranial bone) 중의 편평골(flat bone)은 막내골화(막성뼈발생 intramembranous ossification)에 의해 발생하고, 사지 등의 장골(long bone)은 연골내골화(endochondral or intracartilagenous ossification)에 의해 발생한다.
- 연골내골화에서는 연골조직이 골조직으로 치환된다.

1) 막내골화(막성뼈발생 intramembranous ossification)

① 미분화 중간엽세포(undifferentiated mesenchymal cell)가 모여, 중간엽 내에서 1차 골화중심(primary ossification center)을 형성한다.

② 미분화 중간엽세포가 골모세포(osteoblast)로 분화되어, 유기성분으로 이루어진 골성조직(osteoid tissue)을 분비한다.

③ 골성조직에 칼슘염이 침착되어 섬 모양의 골침(bony spicule)을 형성한다.

④ 골침끼리 융합해 지주(trabecula)가 형성되며 지주가 융합되어 해면골(spongy bone)이 형성된다. 뼈 사이에 남아있는 간질엽 내로 혈관과 조혈세포(hemopoietic cell)가 들어가 골수(bone marrow)가 형성된다.

2) 연골내골화(endochondral or intracartilagenous ossification)

① 뼈가 형성될 부위에 먼저 유리연골 주형(cartilage model)이 형성된다.

② 골간부의 연골막 부위에 막내골화로 골막(periosteum)이 형성된다.

③ 골막이 형성되어 연골로 가는 영양 공급이 부족해져 골막 아래의 연골이 변성된다.

④ 변성된 연골 안으로 골막에서 골모세포, 혈관, 미분화 간엽세포가 들어가게 된다.

⑤ 파골세포나 골모세포가 분화되고, 변성된 연골 표면을 따라 1차 골화중심이 형성되어 골화가 시작된다. 골단연골의 연골세포는 뼈의 장축방향과 평행으로 규칙적으로 배열되어 있으며, 이 세포는 계속 증식하여 새로운 연골세포를 골화중심으로 보낸다. 골화중심과 가까워지면서 연골세포는 비대해지고 변성된다. 이후 파괴된 연골조직 내에 골모세포와 혈관이 들어가 새로운 골화가 시작된다.

이처럼 뼈의 장축방향으로 성장이 진행됨과 동시에 골간부에서는 골막으로부터의 부가 성장이 계속되어, 뼈의 두께성장이 이루어진다. 이때 골수 쪽에서는 파골세포에 의한 골흡수가 일어나기 때문에 치밀골의 두께는 일정하게 유지된다.

⑥ 골단으로 골모세포와 혈관이 들어가 2차 골화중심이 형성된다.

⑦ 골단연골이 소실되고 1차, 2차 골화중심의 골조직이 만나 골단선이 형성되고, 장축방향으로의 성장이 멈추게 된다.

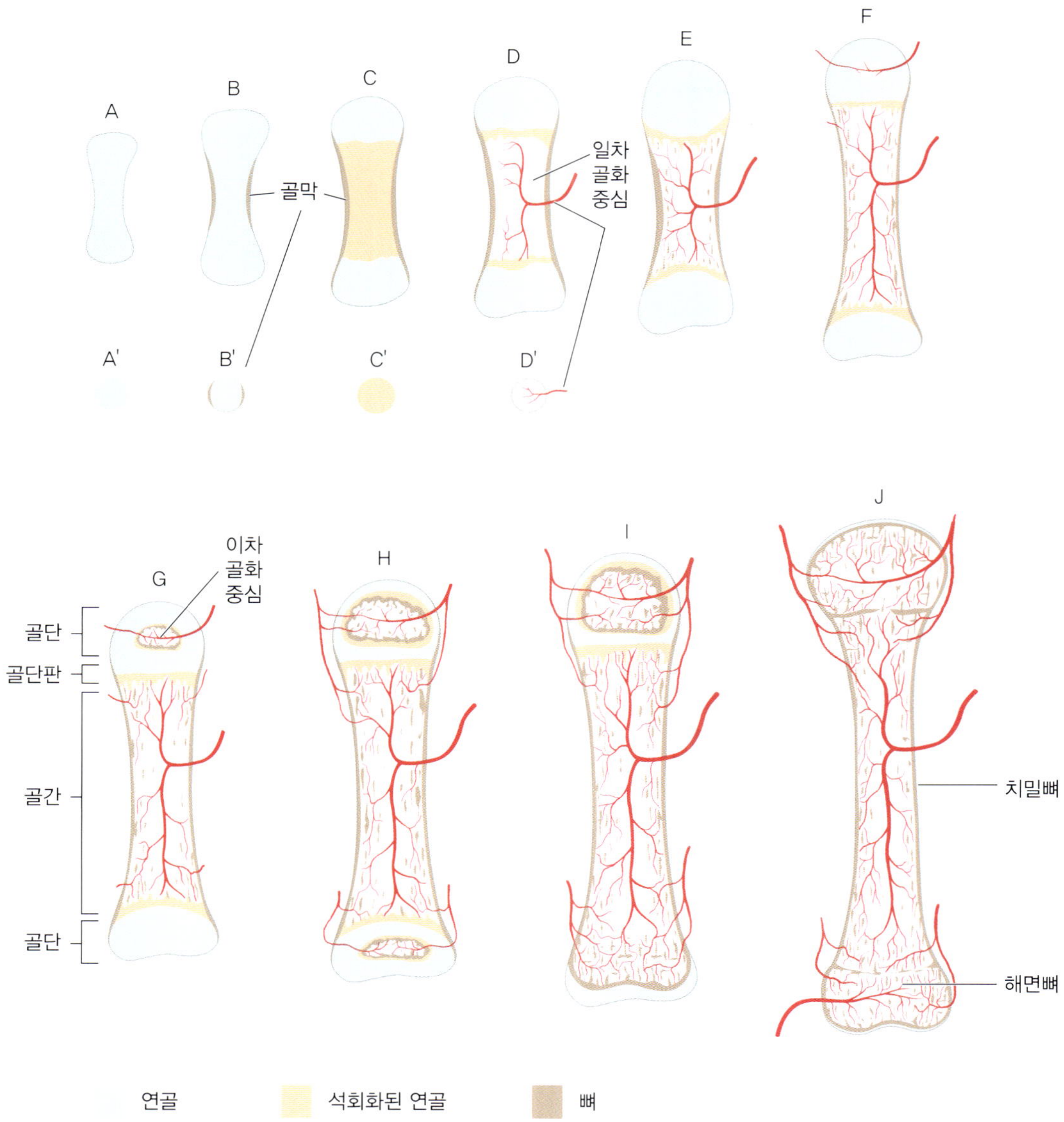
A
B
C
D
E
F
골막
일차
골화
중심
A'
B'
C'
D'
G
H
I
J
이차
골화
중심
골단
골단판
골간
골단
치밀뼈
해면뼈
연골
석회화된 연골
뼈

그림 2-26.

2-29 근육조직(Muscular Tissue)의 종류와 감별점

- 근섬유의 종류는 단면에서 핵의 위치와 수, 횡문(striation)의 유무에 따라 감별된다.
- 골격근(skeletal muscle)과 심장근(cardiac muscle)은 횡문근에 속한다.

- 근조직을 구성하는 근세포는 가늘고 긴 형태이기에 근섬유(muscle fiber)라고도 한다. 근세포는 세포의 장축방향으로 배열된 무수한 근원섬유(myofibril)와 그 사이를 채우는 근형질로 이루어지며, 근원섬유는 근세사(myofilament)에 의해 형성된다. 근원섬유의 종단상에서는 규칙적인 줄무늬(횡문 striation)가 관찰된다.
- 세 종류의 근조직 횡단면과 종단면을 비교해 아래 그림에 나타내었다.
  ① **골격근(skeletal muscle)**: 골격근세포는 다핵세포이며, 세로 방향으로 배열된

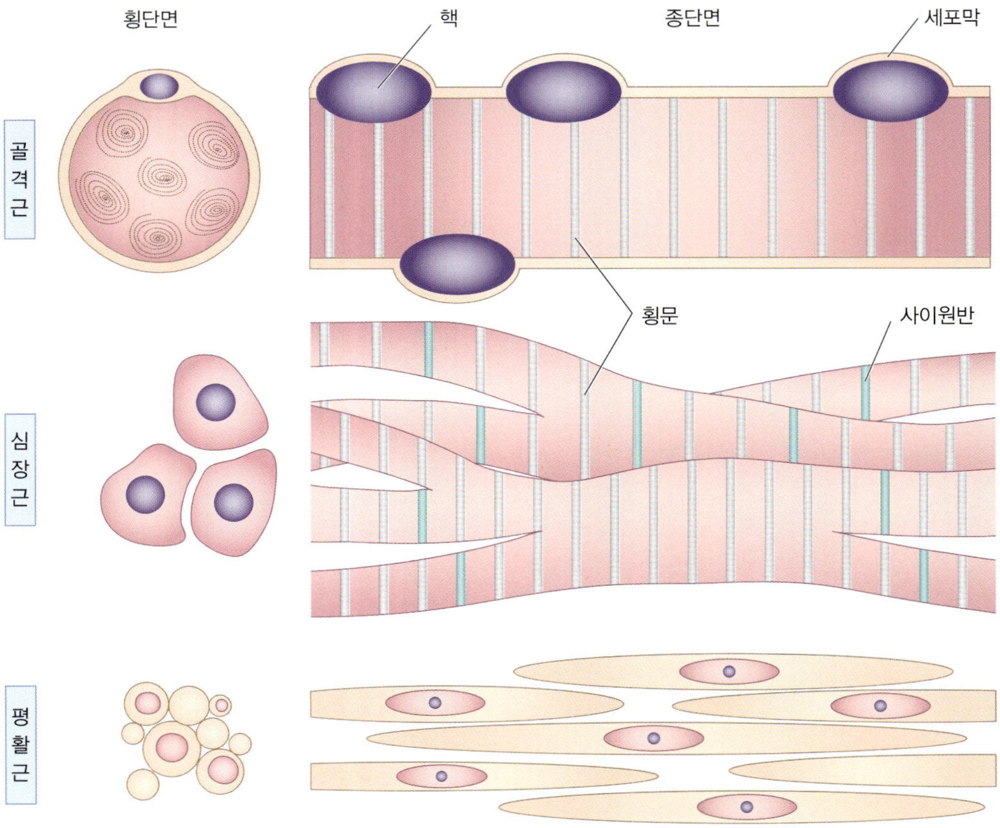

그림 2-27.

핵은 세포막 바로 아래에 위치하고, 횡문이 나타난다. → 2-30

② **심장근**(cardiac muscle): 심장근세포에는 하나의 핵이 세포의 중심에 위치하는 단핵세포이며, 골격근과 같은 횡문이 나타난다. → 2-31

③ **평활근**(smooth muscle): 평활근세포는 세포 중심에 하나의 긴 원주형 핵이 나타나는 가늘고 긴 방추형의 세포이다. 핵 주변에 세포소기관이 모여 있으며 그 외 세포질 부분은 근세사로 채워진다. 근세사는 골격근이나 심장근 같은 뚜렷한 근원섬유를 형성하지 않으며, 횡문이 없다.

2-30 골격근섬유(skeletal muscle fiber)의 특징

- 골격근섬유에는 많은 근원섬유(myofibril)가 가득 차 있으며, 횡문이 나타난다.
- 가로소관(T tubule)은 세포막이 근원섬유 쪽으로 들어가 형성된 작은 관 형태의 구조이다.

- 골격근섬유는 여러 개의 근모세포(myoblast)가 융합되어 형성되는 크고(직경 20~100 μm, 길이 수 cm에서 10 cm) 여러 개의 핵이 있는 합포체 세포(syncytial cell)이다. 핵은 세포막 바로 아래에 위치하며, 세포질은 근원섬유(myofibril)로 가득 차 있다.
- 근원섬유 횡문의 어두운 부분을 A 띠(A band), 밝은 부분을 I 띠(I band)라고 한다. I 띠 중앙에서 관찰되는 가는 선은 Z 선(Z line)으로, Z 선과 인접한 Z 선 사이는 근원섬유마디(근절 sarcomere)라는 근원섬유의 기능적 최소단위를 이룬다.
- 근원섬유는 주로 두 종류의 단백질(액틴과 미오신)로 만들어진 근세사(myofilament)로 이루어지며, 액틴세사(actin filament)가 미오신세사(myosin filament) 사이로 미끄러져 들어가 근의 수축이 일어난다고 생각된다. 액틴세사가 세포막에 부착되는 부분에서는 반부착반(hemidesmosome)과 같은 구조가 나타난다.
- 근원섬유 사이의 근형질(sarcoplasm)에는 미토콘드리아, 글리코겐(glycogen), 근형질내세망(sarcoplasmic reticulum; 무과립형질내세망 sER)이 관찰된다. 근원섬유의 표면 쪽에는 그물 모양의 근형질내세망이 발달되어 있다. 근원섬유의 A 띠와 I 띠의 경계에는 근세포막이 내부로 들어가 형성된 관상의 가로소관이 존재하며,

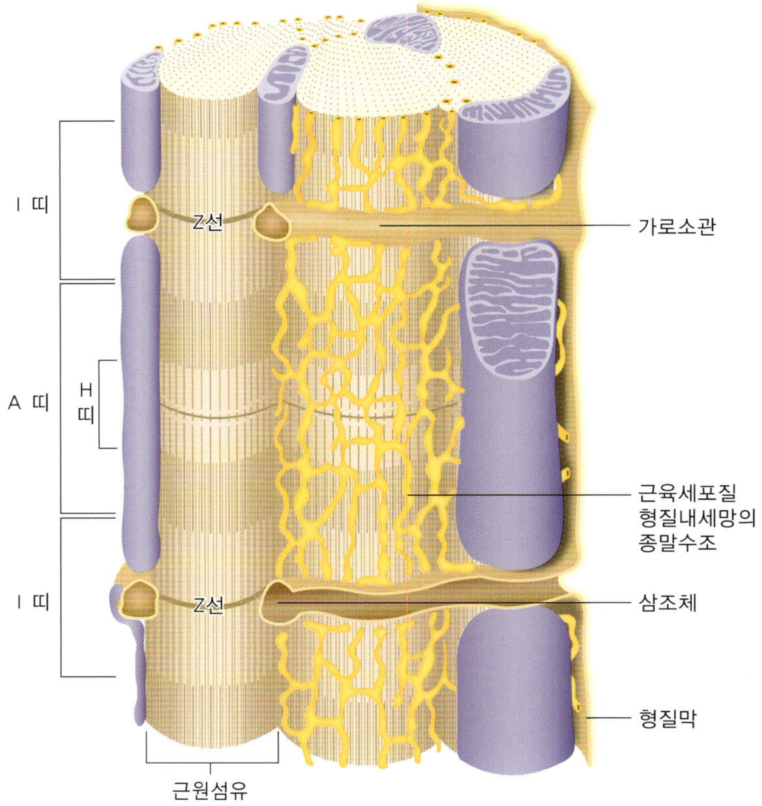

그림 2-28.

가로소관의 양쪽에는 근형질내세망이 넓어져 형성된 종말수조(terminal cisterna)가 존재한다. 가로소관과 양쪽의 종말수조를 삼조체(triad)라고 한다.

- 삼조체는 골격근의 흥분과 수축을 연결하는 중요한 구조이다. 즉, ① 근세포막의 흥분은 가로소관을 통해 근섬유 내부로 전달되고, ② 다시 삼조체를 통해 근형질내세망으로 전달되어 근형질내세망에서 Ca^{2+}가 방출되게 된다. ③ 이 Ca^{2+}가 액틴세사 상의 트로포닌(troponin)과 결합해 트로포닌-트로포미오신 복합체(troponin-tropomyosin complex)의 형태를 변화시킨 결과, 액틴세사가 이동해 근섬유가 수축하게 된다.
- 골격근섬유는 형태적 · 기능적인 차이에 따라 I형, 2a형, 2b형, 2c형으로 분류된다. I형은 적색근섬유(red muscle fiber), 2b형은 백색근섬유(white muscle fiber)라 한다. 백색근섬유는 빠르게 수축하지만 쉽게 피로해지고, 사지의 근육에 많이 존재한다. 적색근섬유는 수축은 늦지만 쉽게 피로해지지 않으며, 자세를 유지

하는 근육에 많이 존재한다. 2a형은 중간섬유라고 하며, 산화와 해당, 양쪽 모두의 에너지 대사가 이루어지므로 빠른 수축과 쉽게 피로해지지 않는 적색근섬유와 백색근섬유의 중간적 특징을 가지는 근섬유이다. 2c형은 아직 미성숙한 단계의 근섬유이다.

표 2-1.

	적색근섬유(1형)	백색근섬유(2b형)
근섬유	가늘다	굵다
근원섬유	가늘다	굵다
미오글로빈	많다	적다
미토콘드리아	많다	적다
에너지대사	산화	해당
글리코겐	적다	많다
ATPase 활성	높다	낮다

- 근섬유의 세포막 바깥에는 위성세포(satellite cell)가 존재한다. 위성세포는 분화되지 않은 예비세포로, 근섬유의 재생에 관여한다. 근섬유와 위성세포는 같은 기저판으로 둘러싸여 있다.
- 각각의 근원섬유는 기저판과 함께, 근육막이라는 소량의 지지조직에 의해 둘러싸여 있다. 근섬유가 밀집되어 형성된 근다발을 둘러싼 막을 근육다발막(근외막 perimysium), 여러 개의 근다발이 모여 형성된 육안해부학적 근육을 둘러싼 막을 근육바깥막(근상막 epimysium)이라고 한다. 이들 결합조직 막은 근육에 분포하는 신경과 혈관이 지나가는 통로로서 중요한 의미가 있다.
- 골격근섬유를 지배하는 운동신경종말이 근육세포와 일종의 시냅스인 연접을 형성하는 부분을 운동종말판(motor end plate; 신경근육연접 neuromusculra junction)이라고 한다.

2-31 심장근섬유(cardiac muscle fiber)의 특징

- 여러 개의 심장근세포가 연접복합체로 연결되어 기능적 합포체를 형성한다.

• 심장근섬유는 세포가 융합되어 형성된 골격근섬유와는 달리 여러 심장근세포가 연결되어 있다. 세포와 세포가 결합하는 부분의 세포막에는 사이원반(intercalated disk)이라는 부착반(desmosome)과 부착막(fascia adherens)으로 구성된 구조가 존재한다. 이곳에 근세사인 액틴세사가 부착된다.

• 심장근세포 사이에는 교통반(gap junction)이 발달되어 있어, 기능적 합포체(functional syncytium)를 형성하고 있다. 심장근섬유는 분지된 그물 형태의 구조로 나타나며, 그 사이를 모세혈관이 풍부한 성긴결합조직이 채우고 있다.

• 근섬유 세포막의 외측에는 기저판(basal lamina)이 존재한다. 심장근세포는 골격근에 비해 근형질(sarcoplasm)이 풍부하고, 근원섬유는 적다. 근원섬유와 세포소기관의 구조는 기본적으로는 골격근과 같지만 가로소관(T tubule)이 Z 선에 위치하며, 근형질내세망이 발달되어 있지 않다. 근형질내세망은 종말수조를 형성하지 않고, 팽대된 종말부는 끝 부분이 막혀 가로소관에 접해 있으며, 이 둘을 이조체(diad)라고 한다.

2-32 혈구세포의 종류와 감별점

- 말초혈구세포에는 적혈구(RBC), 백혈구(WBC), 혈소판(platelet)이 있다.
- 백혈구에는 과립구(granulocyte), 단핵구(monocyte), 림프구(lymphocyte)가 있다.
- 과립구는 특수과립의 염색성에 따라 중성호성백혈구(호중구 neutrophil), 산호성백혈구(호산구 eosinophil), 염기호성백혈구(호염기구 basophil)로 구분된다.

1) 적혈구(erythrocyte, red blood cell)

• 직경 약 7~7.5 μm의 도넛 모양을 한 핵이 없는 세포로 세포질은 헤모글로빈(혈색소 hemoglobin)으로 가득 차 있다. 폐로 들어간 산소는 헤모글로빈과 결

합하여 적혈구를 통해 신체 곳곳으로 운반된다. 산화 헤모글로빈은 선홍색을 띠며, 육안으로 관찰해도 각각의 적혈구는 등황색으로 나타난다.

2) 백혈구(leukocyte, white blood cell)

① 과립구(granulocyte)

- 세포질에 아주르호성과립(azurophil granule, 아주르색소에 의해 보라색으로 염색된다)과 여러 종류의 특수과립을 가지고 있다. 이 과립들은 모두 용해소체의 일종이다. 핵은 여러 개의 엽(lobe)으로 구성되어 있거나 말발굽 모양으로 나타난다.
- 중성호성백혈구(호중구 neutrophilic granulocyte)는 말초혈액의 백혈구 중 가장 많다. 호중구의 특수과립은 잘 염색되지 않는다. 활발한 포식작용을 하며, 염증이 발생한 부위에서 세균 등을 탐식한다.
- 산호성백혈구(호산구 eosinophilic granulocyte)는 말초혈액 백혈구의 2~4%를 차지한다. 세포질은 산호성색소로 염색되는 크고 둥근 특수과립으로 가득 차 있으며, 핵은 2분엽인 경우가 많다. 항원항체 복합체의 포식작용도 하며, 기생충에 대한 방어작용이나, 꽃가루 알러지, 기관지 천식 등 알러지반응에 관여한다고 생각된다.
- 염기호성백혈구(호염기구 basophilic granulocyte)는 말초혈액의 백혈구 중 수가 가장 적어 0~1%만을 차지한다. 세포질에는 크고 뚜렷한 염기호성 특수과립이 다수 존재하기 때문에 핵의 형태를 파악하기 어려운 경우가 많다. 특수과립에는 히스타민이나 헤파린이 포함되어 있으며 형태적으로도 결합조직의 비만세포(mast cell)와 비슷하다. 이 둘은 골수에서 같은 전구세포에 기원을 둔다고 생각되고 있지만, 그 관계에 대해서는 명확하지 않은 부분이 많다.

② 단핵구(monocyte)

- 말초혈액 백혈구의 3~7%를 차지한다. 백혈구 중에서 가장 큰 세포로, 말굽형, 강낭콩 모양, 떡갈나무잎 모양 등 비정형적인 핵이 있으며, 중성호성백혈구와도 비슷하지만 염색질이 더 섬세한 그물 구조인 것이 특징이다. 세포질 내에서는 아주르호성과립이 관찰된다. 결합조직 내 대식세포(macrophage)의 전구세포라고 생각된다.

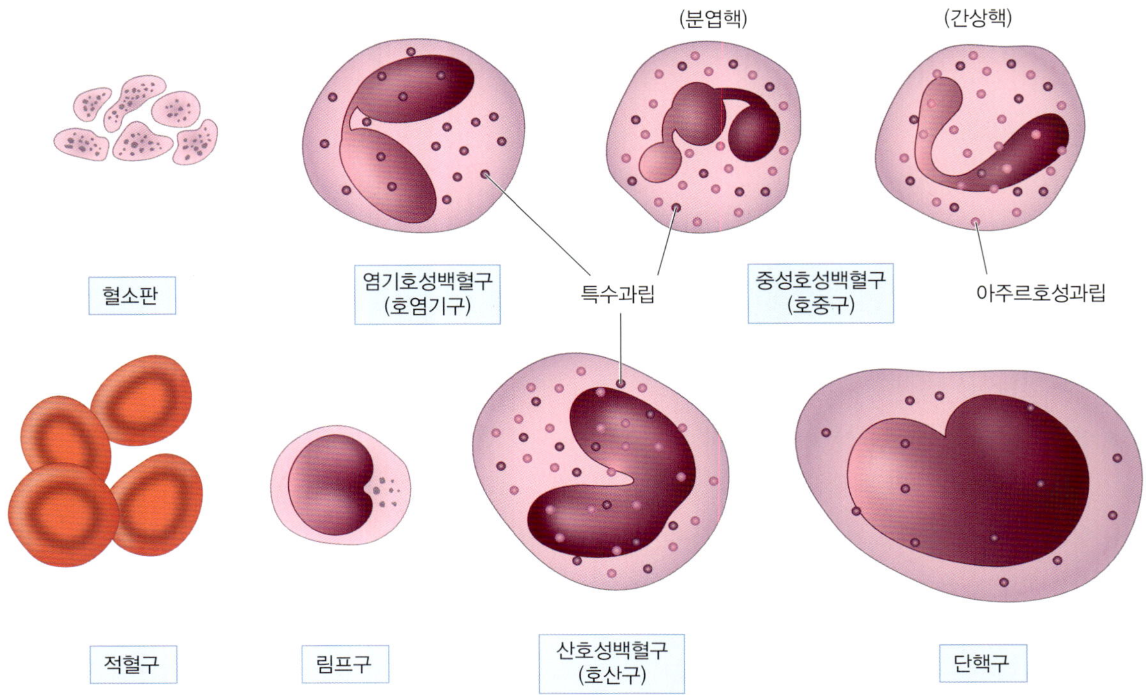

그림 2–29.

③ 림프구(lymphocyte)

- 말초혈액 백혈구의 20~24%를 차지하며 크기에 따라 대 · 소림프구로 분류된다. 소림프구는 적혈구와 거의 같은 크기로, 농축된 작은 구형의 핵과 매우 적은 세포질을 가지고 있다. 대림프구는 소림프구보다 세포질이 많고 크기가 크며, 적은 양의 아주르호성과립이 관찰되기에 대형과립림프구라고도 불린다. 림프구는 체액성면역과 세포성면역에 관여한다.

림프구의 종류

T 림프구(T 세포): 골수의 전구세포가 가슴샘에서 성숙해 생성된다. 세포성면역(cellular immunity)의 중심적인 역할을 함과 동시에 체액성면역(humoral immunity)의 조절에 관여한다. 면역반응을 촉진하는 기능(도움세포 helper cell), 억제 기능(억제세포 suppressor cell), 메모리 기능(기억세포 memory cell), 세포독성 기능(세포독성세포 cytotoxic cell) 등의 기능을 하는 여러 세포군으로 구성된다.

B 림프구(B 세포): 골수에서 생산되어 체액성면역에 관여하며, 항체(antibody; 면역글로불린 immunoglobulin)를 생산한다. 림프조직에서 볼 수 있는 형질세포(plasma cell)는 B 림프구가 성숙한 세포로, 활발하게 항체를 생산한다. 또한, T 림프구처럼 메모리 기능을 가지는 것도 있다.

자연살해세포(NK cell, natural killer cell): 골수에서 기원되지만 T 림프구나 B 림프구와는 다른 계열에 속하는 림프구로 항원에 의한 자극이나 도움, T 세포의 작용이 없어도 바이러스 감염세포나 일부 종양세포에 반응한다. 세포질에 대형 과립을 가지고 있기 때문에 대과립림프구(large granular lymphocyte; LGL)로 분류된다. 과립에 포함되는 물질로는 퍼포린(perforin), NK 세포독성인자 등이 알려져 있다. 이들 물질은 표적세포의 세포막에 구멍을 뚫어 파괴하는 작용을 한다.

3) 혈소판(blood platelet)

- 골수에서 거대핵세포(megakaryocyte) 세포질의 일부가 떨어져 나와 생성된다. 적혈구의 약 1/4 크기로, 염기호성의 과립상구조(아주르호성과립)와 그를 둘러싸는 투명한 부분으로 이루어져 있다. 핵은 없으며, 세포라기보다는 세포성분이라고 보는 것이 정확하다. 혈액응고에 관여하며, 도말표본에서는 응집되어 있는 경우가 많다. 혈소판의 과립에는 응고인자 외, 세로토닌, AIP, 혈소판기원성장인자(platelet-derived growth factor; PDGF) 등이 포함되어 있다.

2-33 골수세포의 종류와 감별

- 모든 혈구세포는 골수에 존재하는 복수능력줄기세포(pluripotential stem cell)에서 발생한다.
- 복수능력줄기세포에서는 적혈구모세포(erythroblast), 골수모세포(myeloblast), 림프모세포(lymphoblast), 단핵모세포(monoblast), 거대핵모세포(megakaryoblast)의 세포가 각각 분화된다.

- 조혈(hemopoiesis)은 태생기에 난황주머니(york sac), 태반(placenta), 배자(embryo)의 각 부위에 섬 모양으로 형성되는 조혈섬(blood island) 세포집단에서 시작된다. 이후 조혈이 이루어지는 주된 부위가 간(liver)이나 비장(spleen), 골수로 이동한 후에 출생을 맞이하게 된다. 성인의 조혈부위는 골수이지만 병적변화로 골수에서 조혈을 할 수 없게 되면 간이나 비장에서 조혈을 하는 경우도 있다(골수외조혈 extramedullary hempoiesis).
- 각 혈구세포는 골수에 존재하는 모든 혈구세포로 분화할 수 있는 복수능력줄기세포에서 몇 가지 종류로 분화 가능한 다능력(multipotential) 전구세포, 단일 세포종으로만 분화할 수 있는 단능력(unipotential) 전구세포를 거친 후에 성숙과정으로 진행해 성숙 혈구세포로 분화된다. 성숙과정이 시작된 후에는 분열능력이 소실된다.
- 혈구세포 분화의 과정을 다음 페이지에 나타내었다. 또한, 골수도말표본(김사염색)에서 골수 세포의 감별점을 표에 정리하였다. 골수도말표본을 관찰하는 경우에는 세포가 분리되어 각 세포의 세포질이 잘 관찰되고 염색이 잘 된 부분을 저배율 대물렌즈로 우선 선택한 다음 관찰하는 것이 좋다. 또한, 초보자라면 시야에 보이는 모든 세포를 구별하기보다는 전형적인 형태를 나타내는 세포를 찾아 관찰하는 것이 바람직하다.

조혈인자(hemopoietic growth factor). 혈구세포의 생산은 다양한 조혈인자에 의해 조절된다. 적혈구생산을 조절하는 에리스로포이에틴(erythropoietin)은 신장에서 분비되는 펩티드 호르몬으로 잘 알려져 있다. 그 외에 인터루킨(interleukin)이나 G-CSF, M-CSF, GM-CSF 등의 콜로니자극인자(colony stimulating factor; CSF) 등이 있다.

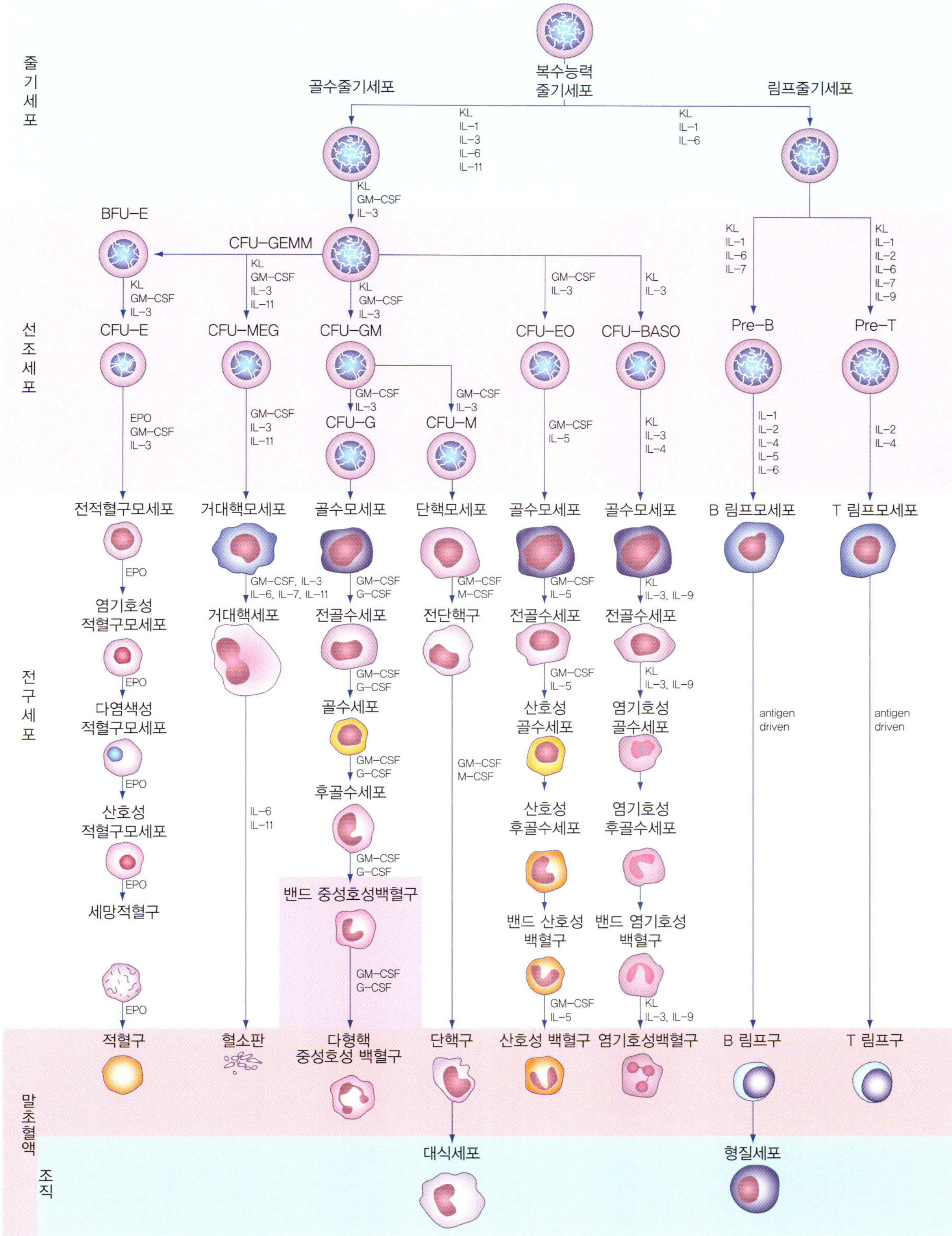
줄기세포
선조세포
전구세포
말초혈액
조직
복수능력 줄기세포
골수줄기세포
림프줄기세포
BFU-E
CFU-GEMM
CFU-E
CFU-MEG
CFU-GM
CFU-EO
CFU-BASO
Pre-B
Pre-T
CFU-G
CFU-M
전적혈구모세포
거대핵모세포
골수모세포
단핵모세포
B 림프모세포
T 림프모세포
염기호성 적혈구모세포
거대핵세포
전골수세포
전단핵구
다염색성 적혈구모세포
골수세포
산호성 골수세포
염기호성 골수세포
산호성 적혈구모세포
후골수세포
산호성 후골수세포
염기호성 후골수세포
세망적혈구
밴드 중성호성백혈구
밴드 산호성 백혈구
밴드 염기호성 백혈구
적혈구
혈소판
다형핵 중성호성 백혈구
단핵구
산호성 백혈구
염기호성백혈구
B 림프구
T 림프구
대식세포
형질세포
antigen driven
KL
IL-1
IL-3
IL-6
IL-11
GM-CSF
EPO
IL-2
IL-4
IL-5
IL-7
IL-9
G-CSF
M-CSF

그림 2-30.

표 2-2. 혈구 및 골수 세포의 구분방법(도말표본, 김사염색)

	모형도	크기	세포체			핵			비고
			색	특수과립	기타	형	핵질	핵소체	
전적혈구모세포	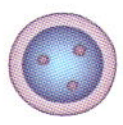	13	진한 청색	(–)		구형	가는 그물모양	(+)청색 경계가 약간 불명료	핵은 세포의 중앙에 위치
염기호성 적혈구모세포	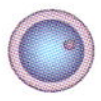	10	진한 청색	(–)		구형	그물모양	(+)~(–)	
다염색성 적혈구모세포		8~10	청+적 (헤모글로빈의 증가에 따라 붉은기가 강해짐)	(–)		구형	거친 그물모양	(–)	
산호성 적혈구모세포		7.5	붉은색	(–)		구형	농염 보통 차축모양	(–)	
세망적혈구		7.5	Brilliant cresyl blue에서 그물 모양의 구조가 나타남			(–)			과립의 본체는 미토콘드리아
골수모세포	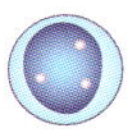	13	밝은 하늘색	(–)		타원형	극미세그물 모양	(+)담명 경계명료	적혈구모세포계에 비해 핵이 편재하는 경향이 있다.
전골수세포	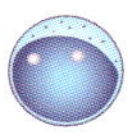	13~15	엷은 청색	(–)	아주르호 성과립	타원형	가는 그물모양	(+)	
골수세포	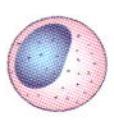	12	연분홍	호염기성 호산성 호중성 의 3종	아주르호 성과립	타원형	그물모양	(–)	
후골수세포	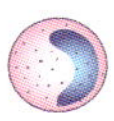	12	연분홍		아주르호 성과립	신장모양	거친 그물모양	(–)	
밴드 과립백혈구	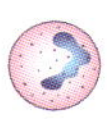	10~12			아주르호 성과립	막대모양 편자형	농염	(–)	
다형핵 과립백혈구	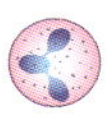	10~12			아주르호 성과립	분엽 클로버모양	농염	(–)	
림프모세포	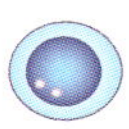	10~13	진한 청색	(–)		타원형	가는 그물모양	(+) 담명 경계명료	골수모세포와 감별이 어려움
림프구	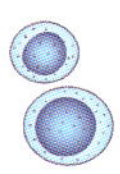	소 6.5~9 대 9~15	진한 청색	(–)	아주르호 성과립		농염	(+)~(–)	핵소체가 보이는 것은 드묾
단핵구	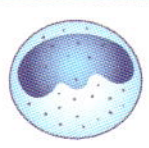	14~18	엷은 청색		아주르호 성과립	한쪽 불규칙함요	가는 그물모양, 담염	(–)	
형질세포	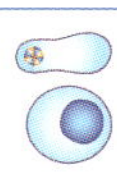	8~15	청자색 띠 핵주엽정	(–)	공포	구형	농염 보통 차축모양	(–)	핵은 편재
거대핵세포	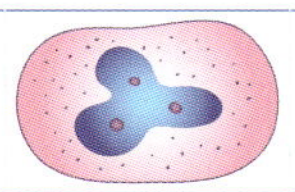	40~60	연분홍		아주르호 성과립	불규칙형	가는 그물모양 혹은 농염	(+)	세포체는 불규칙한 원형

조학자의 감별능력을 생각해, 단아구, 전단구, 거핵아구, 전거핵구에 대해서는 생략했다. 각 세포의 정확한 감별에는 조직화학적 염색이 힘을 발휘한다(자세한 것은 혈액학서를 참조할 것).

2-34 뉴런(neuron)의 기본구조

- 뉴런은 신경세포체(nerve cell body, soma)와 돌기(process)로 이루어져 있다.
- 축삭(axon)은 신경임펄스를 다른 부분으로 전달하고, 수상돌기(dendrite)는 신경임펄스를 받아들인다.

- 신경조직의 기능적, 형태적 기본 단위를 뉴런(신경원 neuron)이라고 한다. 뉴런은 신경세포체와 돌기로 이루어져 있다.
- 뉴런은 일반적인 체세포에 비해 크기가 큰 경우가 많다. 척수 전각세포, 척수 신경절세포, 대뇌피질 운동영역의 베츠거대피라미드세포(giant pyramidal cell of Betz), 소뇌 푸르키니에세포(Purkinje cell) 등이 이러한 큰 세포들인 반면, 소뇌의 과립세포(granular cell)와 같이 크기가 작은 세포도 있다. 또한, 돌기의 수와 형태도 각 세포마다 다르기 때문에 극단적으로 말하면 뉴런 중에 완전히 같은 형태의 세포는 존재하지 않는다고 할 수 있다.

1) 신경세포체(핵주위부, perikaryon)

- 돌기를 제외하고, 핵과 그 주위의 세포질을 신경세포체라고 한다. 핵은 크기가 크고, 중심부에는 뚜렷한 핵소체(nucleolus)가 관찰된다. 전자현미경으로는 발

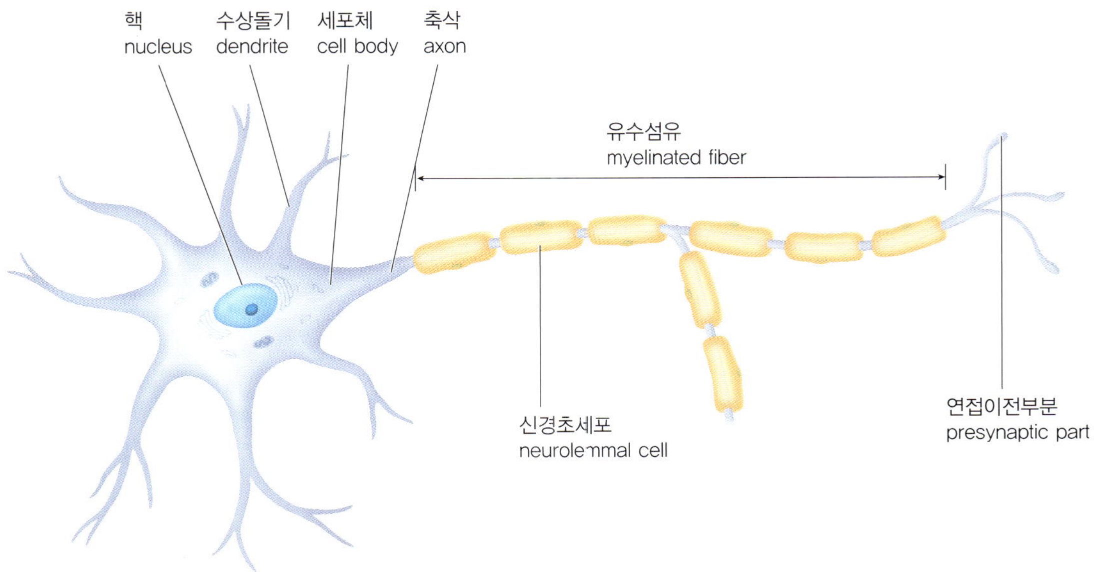

그림 2-32.

달된 과립형질내세망(rER), 골지체, 미토콘드리아를 관찰할 수 있다. 특히 과립형질내세망은 광학현미경에서 일반적인 염색으로도 니슬소체(Nissl body)라는 염기호성의 호랑이 무늬와 닮은 구조를 관찰할 수 있다. 또한, 세포질에서는 리포푸신(lipofuscin) 과립이 관찰된다. 흑색질(흑질 substantia nigra)이나 청색반점(청반 locus ceruleus)의 신경세포는 세포질에 멜라닌(melanin) 과립이 관찰된다.

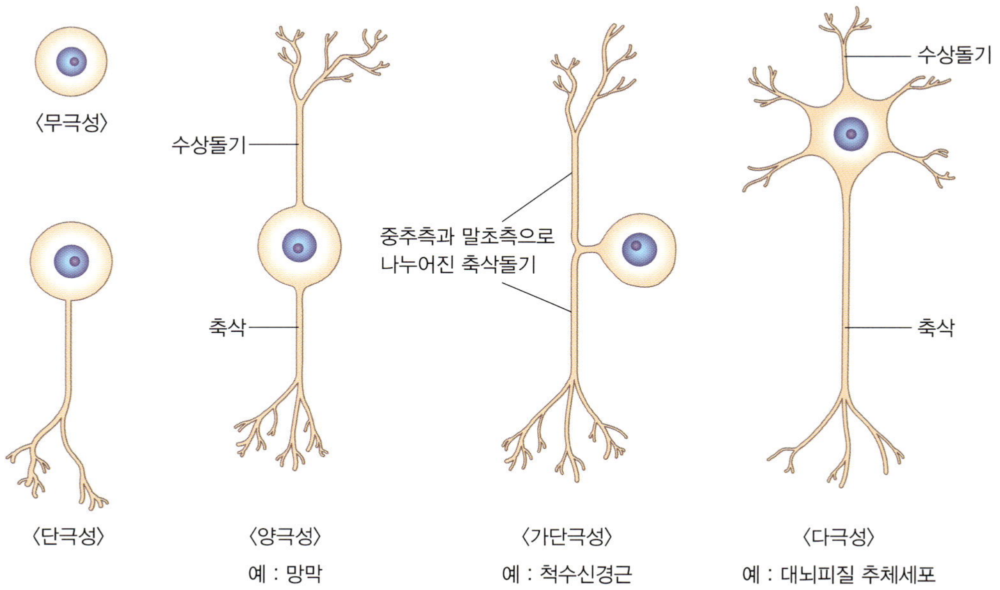

그림 2–33.

2) 신경돌기(neurite)

- 신경세포체에서 뻗어 나온 길고 가는 돌기에는, 축삭(axon)과 수상돌기(dendrite)가 있다. 축삭은 일반적으로 하나의 신경세포에 하나씩 존재하며, 정보를 다른 뉴런이나 세포로 전달하는 역할을 한다. 수상돌기는 하나의 신경세포에 다수 존재하며, 시냅스를 통해 다른 뉴런으로부터 정보를 받아들인다. 뉴런은 수상돌기와 축삭의 형태적 특징에 따라 무극, 단극, 양극, 가단극, 다극 뉴런으로 분류된다. 무극뉴런과 단극뉴런은 발생중인 신경세포에서 볼 수 있다.
- 단면에서 축삭과 수상돌기를 정확하게 구분하는 것은 어렵지만, 축삭 기시부(기시원추)의 세포질에는 축삭소구(axon hillock)라는 니슬소체가 없는 부분이 있다.

• 전자현미경으로 관찰하면 신경돌기 및 세포체 내부에는 미세소관(microtubule; 신경소관 neurotubule)이나 신경세사(neurofilament)가 관찰된다. 이들 구조는 신경세포의 세포골격으로서의 역할을 한다고 생각된다.

축삭형질이동(axoplasmic transport). 축삭 내의 물질 수송을 축삭형질이동 또는 축삭수송이라고 한다. 신경세포체에서 신경종말로 향하는 전행성(anterograde) 이동과 종말에서 세포체로 향하는 역행성(retrograde) 이동이 있다. 예를 들어, 세포체에서 합성된 신경펩티드는 전행성 축삭형질이동에 의해 종말로 이동하게 된다. 또한, 실험적으로 세포체나 종말에 표지물질소를 넣으면 축삭형질이동에 의해 표지물질이 이동하기 때문에 신경섬유의 주행과 연결 및 분포 양상 등을 알 수 있다.

2-35 신경섬유(nerve fiber)의 구조

- 신경섬유를 덮는 수초(myelin sheath)는 전선의 절연피닥에 해당한다.
- 신경섬유는 세포 또는 세포의 일부로 구성된 구조로 덮여 있으며 이를 슈반초(Schwann sheath) 또는 수초(myelin sheath)라고 한다. 신경섬유는 결합조직으로 이루어진 막에 의해서도 덮여 있다.

• 긴 신경돌기를 신경섬유(nerve fiber)라고 하며, 축삭으로 이루어져 있다. 척수 전각세포(anterior horn cell)의 축삭은 길이가 1 m에 이르는 경우도 있다. 수초의 유무에 따라 유수신경섬유(myelinated nerve fiber)와 무수신경섬유(unmyelinated nerve fiber)로 분류된다.

1) 유수신경섬유(myelinated nerve fiber)

① 말초신경계의 유수신경섬유

• 많은 슈반세포가 신경섬유를 따라 연속적으로 늘어서 신경섬유의 주위를 겹겹이 층판 모 양으로 둘러싸 수초(myelin sheath)와 슈반초(sheath of Schwann)를 형성한다.

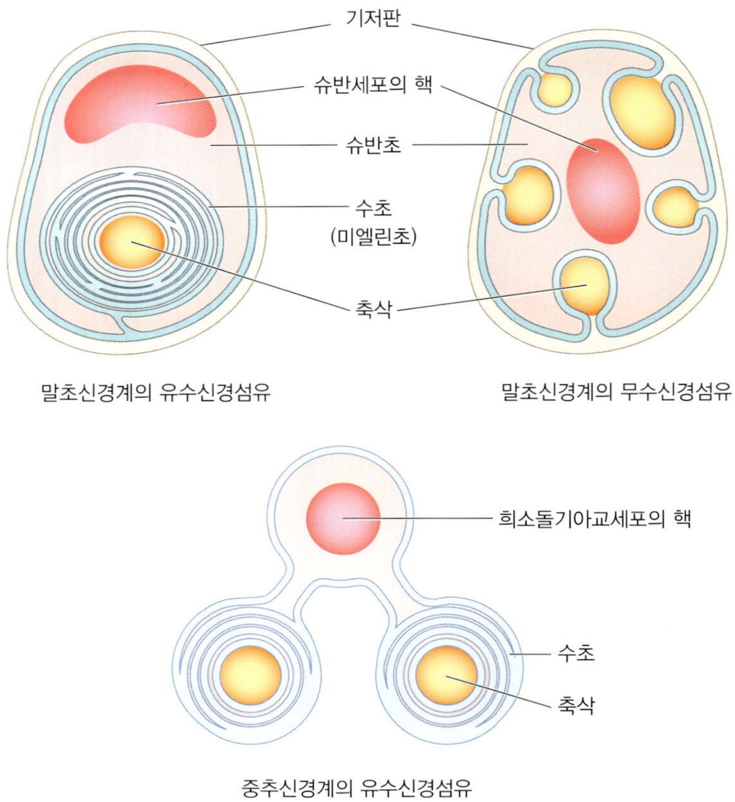

그림 2-34.

- 수초(myelin sheath)는 신경섬유를 둘러싸는 슈반세포의 세포막만이 서로 겹쳐 있는 상태로 이루어져 있다. 파라핀에 포매하여 일반적인 염색을 한 표본에서 관찰하면, 수초 내부에는 신경케라틴(neurokeratin)이라는 그물 모양의 구조가 나타난다. 이는 수초의 세포막 성분 중 인지질(phospholipid)이 용해되고 남아 있는 약간의 단백질에 의해 형성된 구조이다. 수초를 관찰하기 위해서는 인지질을 유지하는 고정 방법(오스뮴산 등)이나 인지질을 염색하는 염색방법(룩솔 패스트 · 블루 luxol fast blue 염색 등의 수초염색)을 이용하는 것이 효과적이다.
- 광학현미경으로 관찰하면 수초의 곳곳에 신경섬유의 장축 방향에 비스듬하게 주행하는 패인 자국 모양의 구조인 슈미트-란터만틈새(incisure of Schmidt-Lanterman)가 관찰된다. 이는 여러 층의 세포막으로 구성된 수초층판으로 슈반세포의 소량의 세포질이 들어가 형성된 구조이다.

- 슈반초는 슈반세포가 만드는 층판구조의 가장 바깥 부분으로, 세포핵과 세포질이 있다. 슈반초의 외측은 신경섬유막(신경내막 endoneurium; 슈반세포의 기저판과 소량의 콜라겐섬유)으로 둘러싸여 있다. 또한, 신경섬유가 모여 신경섬유다발을 이루며, 이 신경섬유다발은 신경다발막(신경외막 perineurium) 이라는 치밀결합조직에 둘러싸여 있다. 신경다발막은 중추신경계의 거미막과 연속되어 있으며, 신경다발막의 내부는 중추신경계로부터 흘러들어 온 뇌척수액(CSF)에 신경섬유가 잠겨 있다. 신경다발막 가장 안쪽 층의 세포는 장벽을 형성해 뇌척수액이 빠져 나오는 것 방지한다. 여러 신경섬유다발이 모여 육안해부에서 관찰할 수 있는 신경이 되며 이 신경은 두꺼운 결합조직막인 신경바깥막(신경상막 epineurium)으로 둘러싸여 있다.
- 축삭은 매우 길므로 수많은 슈반세포에 의해 둘러싸여 있다. 인접한 슈반세포 사이에는 신경섬유가 수초로 덮여 있지 않은 부분이 있으며, 이를 랑비어마디(nodes of Ranvier)라고 한다. 유수신경섬유에서는 수초가 절연체를 형성하고, 신경임펄스는 랑비어마디를 통해 도약전도(saltatory conduction) 되기 때문에, 무수신경섬유보다 전도속도가 빠르다.

② 중추신경계의 유수신경섬유

중추신경의 수초는 희소돌기아교세포(→ 2-36)에 의해 형성된다. 말초신경의 슈반세포와는 달리 하나의 세포가 여러 신경섬유로 세포돌기를 뻗어, 각 신경돌기의 끝 부분이 신경섬유를 층판형으로 둘러싸 수초를 형성하게 된다. 때문에 수초의 바깥쪽에는 슈반초에서와는 달리 세포핵이 관찰되지 않는다.

2) 무수신경섬유(unmyelinated nerve fiber)

① 말초신경계의 무수신경섬유

슈반초는 존재하지만 수초는 형성되어 있지 않다. 유수신경섬유와 달리 하나의 슈반세포가 여러 개의 신경섬유를 세포질로 둘러싸고 있다.

② 중추신경계의 무수신경섬유

신경아교세포에 의한 신경초의 형성은 관찰되지 않는다.

신경의 재생(regeneration)과 기저판(basal lamina). 중추 신경의 축삭섬유는 말초 신경계와는 달리 유수 · 무수를 불문하고 기저판이 둘러싸고 있지 않다. 이는 뇌나 척수가 위중층원주상피로 이루어진 신경관에서 발생된 것이고, 처음부터 신경관의 기저판은 완성된 뇌 · 척수의 연질막 바로 아래에 존재한다는 것을 생각하면 이해하기 쉬울 것이다. 하지만 말초신경계의 신경섬유가 도중에 절단되어 손상되면 손상부보다 먼 쪽의 신경돌기는 변성되어 파괴된다. 이때, 원래 신경섬유를 둘러싸고 있던 기저판이 남아 있으면 손상부의 신경세포체 측면에서 결합조직 안쪽으로 뻗어나간 슈반세포와 재생 신경섬유는 남아 있는 기저판이 이룬 관 속을 지나 신경섬유를 재생할 수 있다.

2-36 신경아교세포(신경교세포 glial cell)의 종류와 형태

- 신경아교세포는 신경계의 지지세포이다.
- 중추신경계와 말초신경계에는 다른 종류의 신경아교세포가 있다.

- 뉴런을 지지하거나 영양 · 대사에 관여하는 세포를 신경아교세포(neuroglia)라고 한다. 신경아교세포에는 다음과 같은 세포들이 있다.

1) 중추신경계의 신경교세포

① 별아교세포(성상교세포 astrocyte)

- 형태적으로 원형질성 별아교세포(protoplasmic astrocyte)와 섬유성 별아교세포(fibrous astrocyte)로 분류된다. 원형질성 별아교세포는 회색질에 많이 존재하며, 돌기의 분지가 많고 돌기 내에 세포질이 풍부하다. 섬유형 성상교세포는 백색질에 많으며 돌기가 가늘고 분지가 적다.
- 회색질에서 별아교세포는 많은 세포돌기를 뻗어 주위의 신경세포체와 신경돌기를 둘러싼다. 또한, 돌기의 일부는 뇌 연질막(pia mater) 아래, 뇌실막세포(ependymal cell) 아래, 뇌혈관 주위에서 신경아교세포로 구성된 경계막을 형성한다. 신경세포와 혈관계 사이에 위치하여 신경세포의 지지, 영양, 대사조절에 관여한다.

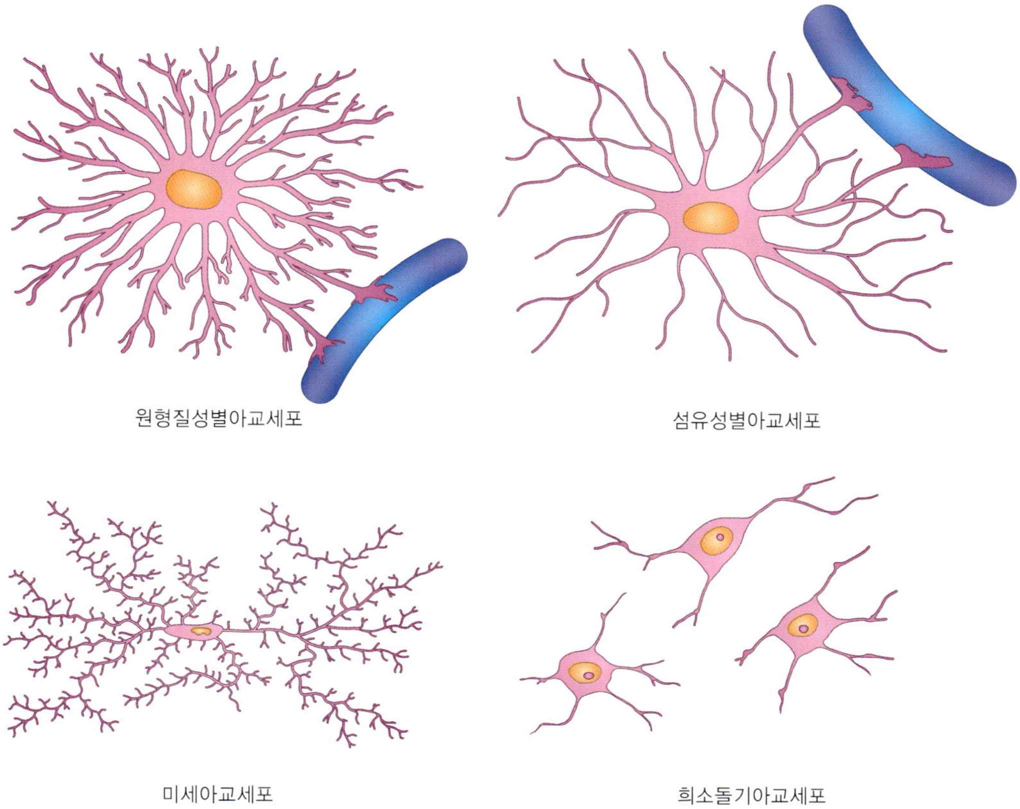

그림 2-35.

- 백색질에서는 신경섬유 사이로 세포돌기를 뻗어 신경다발을 나누어준다.

② 희소돌기아교세포(희돌기교세포 oligodendrocyte)

회색질에서는 신경세포를 둘러싸며, 백색질에서는 유수신경섬유를 둘러싸는 수초를 형성한다. 하나의 희소돌기아교세포는 평균 15~20개(많은 경우에는 40~50개)의 돌기를 주위의 축삭으로 뻗어 수초를 형성한다.

③ 미세아교세포(소교세포 microglia)

짧은 세포돌기를 많이 가지고 있는 작은 신경아교세포로, 두 개의 다른 세포군으로 이루어져 있다고 생각된다. 하나는 단핵구-대식세포계의 세포에서(중배엽 기원이라고 생각된다) 기원되어 중추신경계로 들어와 신경조직 손상부의 대식세포가 되어 활발하게 포식작용을 한다. 다른 하나의 계통에 속하는 세포는 외배엽에서 기원된 미분화 신경아교세포이다.

④ 뇌실막세포(뇌실막세포 ependymal cell)

뇌실 및 척수 중심관의 내강을 덮는 세포로, 자유표면에는 섬모(cilia)와 미세융모(microvilli)가 있다. 일반적인 H-E염색으로는 입방상피로 나타나지지만, 환원은염색을 하면 기저측으로 길고 가는 돌기를 뻗고 있는 세포가 많이 관찰된다. 이 돌기는 태생기에는 신경관의 전층으로 뻗어 있다가 그 후 줄어들게 된다. 제3뇌실 바닥 부분의 뇌실막세포는 긴 돌기가 시상하부로 이어지며, 띠모양뇌실막세포(tanycyte)라는 이름으로 알려져 있다. 띠모양뇌실막세포는 뇌척수액 성분을 흡수, 수송하는 기능을 한다고 생각된다. 맥락얼기상피(choroid plexus epithelium)는 뇌실막세포가 특수하게 변형된 세포이다.

2) 말초신경계의 신경아교세포

- 일반적으로 신경아교세포라는 명칭은 중추신경 안에 존재하는 세포를 가리키는 경우가 많지만, 말초신경계의 슈반세포나 위성세포도 넓은 의미로는 신경아교세포라고 할 수 있다.

① 슈반세포(Schwann's cell)

말초신경계에서 슈반초(Schwann sheath), 수초(myelin sheath)를 형성한다. → 2-35

② 위성세포(satellite cell, 피막세포 capsular cell)

신경절(ganglion) 신경세포체의 주위를 둘러싸고 있으며, 신경절 신경세포의 지지, 영양, 대사조절에 관여한다.

그 외의 신경아교세포. 위에서 기술한 세포들 이외에 신경아교세포로 분류되는 세포로는 뇌하수체 후엽의 하수체세포(pituicyte), 송과샘의 간질세포, 망막의 뮐러세포(Müller cell) 등이 있다. 또한, 장관의 장신경아교세포(enteroglial cell)처럼 그 존재가 새롭게 밝혀진 신경아교세포도 많다.

뇌실막세포(supraependymal cell). 뇌실막세포의 뇌실측 표면에는 뇌실막세포라는 세포가 존재한다. 뇌실막세포는 신경아교세포의 일종이지만, 대식세포(macrophage)와 특수한 다극성 신경세포도 포함되어 있다. 이 세포는 세로토닌성 뉴런과 연결되어 있지만 그 생리적 기능은 아직 밝혀져 있지 않다.

2-37 신경종말의 구조

운동성신경, 지각성신경, 자율신경의 신경종말 구조는 각각 다르다.

- 신경섬유는 종말부 쪽으로 가면서 분지되어 결국 수초나 슈반초로 둘러싸여 있지 않는 신경종말(nerve ending)이 되어 효과기 또는 감각수용기에서 끝난다. 원심성신경의 신경종말은 축삭의 종말부이고, 구심성신경의 신경종말은 수상돌기의 종말부라고 생각되지만, 척수신경절 등 감각성 가단극뉴런(pseudounipolar neuron)에서는 세포체에서 나온 축삭이 중추과 말초로 뻗어 있고 말초신경종말도 축삭종말이다.
- 운동성신경의 신경종말은 골격근과의 사이에 운동종말판을 형성해 시냅스를 통해 골격근섬유로 신경임펄스를 전달한다. 감각신경의 신경종말에는 ① 감각세포와 시냅스 연결된 종말, ② 감각자극을 수용하기 위한 특수한 구조가 있는 종말, ③ 자유종말(free nerve ending)로서 끝나는 경우가 있다. 자율신경계의 신경종말은 전신의 기관 · 조직에 폭넓게 분포하고 있으며, 자유종말로서 끝난다.
- 종래에 자유종말이라 여겨지던 신경종말에는 분포하는 조직 세포와의 사이에 시냅스결합을 형성하고 있는 것과 형성하고 있지 않는 것이 있다는 것이 전자현미경 관찰에 의해 밝혀냈다. 또한, 많은 신경종말이 시냅스에서 작용하는 신경전달물질 외, 다양한 신경펩티드를 함유하고 있다는 것도 밝혀졌다. 시냅스가 형성되어 있지 않은 자유종말인 경우에도 종말에서 방출된 신경펩티드가 주위에 존재하는 표적세포의 수용체에 도달해 신경임펄스가 전달되는 경우도 있다. 신경종말의 주행을 따라 염주 모양으로 부풀어 오른 축삭염주(axonal varicosity) 내에는 신경전달물질을 함유한 분비과립이 들어 있다.

2-38 시냅스의 구조

- 시냅스틈새(synaptic cleft)를 사이에 두고 두 개의 세포 사이에서 화학적 전달(chemical transmission)이 이루어진다.

- 시냅스(synapse)란, 뉴런과 뉴런 사이(축삭과 신경세포체, 축삭과 수상돌기 사이), 뉴런과 효과기, 또는 뉴런과 감각세포 사이에 형성되는 정보전달을 위한 특수구조이다.
- 시냅스에서는 한 방향으로만 정보가 전달된다. 시냅스틈새라는 좁은 공간을 사이에 두고 정보를 보내는 쪽을 시냅스이전부분(presynaptic portion), 정보를 받아들이는 쪽을 시냅스이후부분(postsynaptic portion)이라고 한다. 시냅스막(시냅스이전막과 시냅스이후막)에는 전자밀도가 높은 물질이 모여 두꺼워진 부분이 존재하며, 이렇게 막이 두꺼워진 부분이 시냅스이후막에서만 관찰되는 비대칭성인 시냅스와 시냅스이전막에서도 관찰되는 대칭성 시냅스가 있다. 이는 각각 흥분성, 억제성 전달에 관여한다고 생각된다.
- 시냅스이전부분의 세포질에는 신경전달물질을 포함한 시냅스소포(synaptic vesicle)가 많이 존재한다. 전자현미경으로 관찰하면 시냅스소포는 다음의 몇 가지 타입으로 분류할 수 있다.

① 크기가 작고 중심치밀질(dense core)이 없는 소포(명조소포, 무과립소포)

직경 5 nm 전후로 작고 비교적 크기가 비슷하며, 내부에는 아무것도 없이 밝게 보인다. 소포는 시냅스이전막 근처에 다수 밀집되어 있다. 시냅스소포에는 아세틸콜린, GABA 등의 신경전달물질이 들어 있다.

② 크기가 작고 중심치밀질이 있는 소포(과립소포)

전자 밀도가 높은 중심치밀질이 있는 작은 소포로 교감신경계의 신경절이후뉴런 등에서 볼 수 있으며, 노아드레날린(noradrenalin) 등의 모노아민 신경전달물질이 들어 있다.

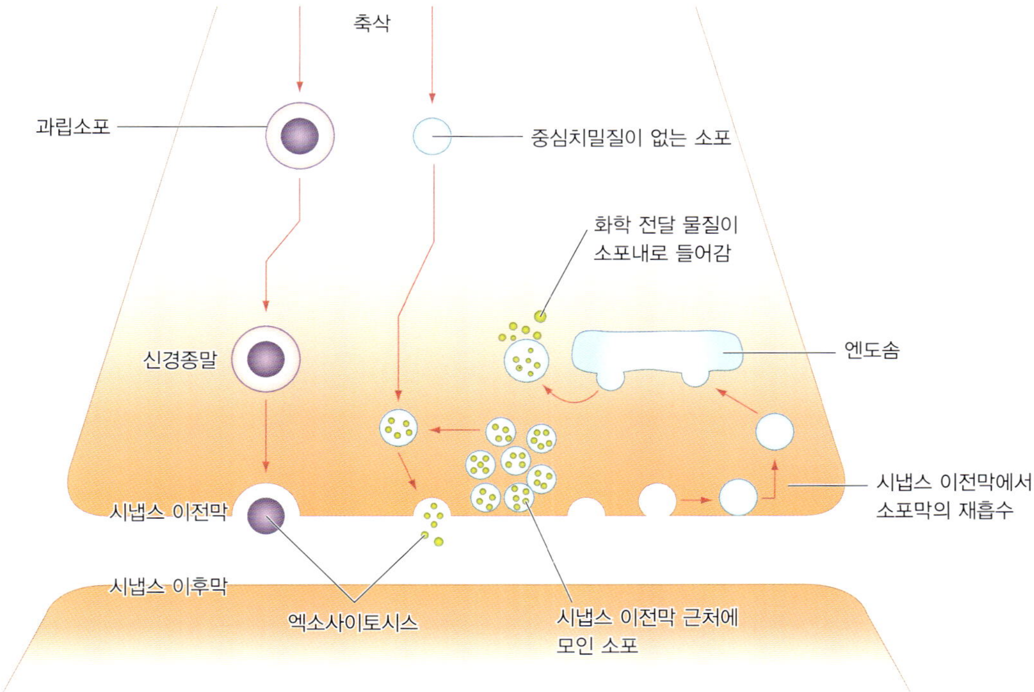

그림 2-36.

③ 크기가 크고 중심치밀질이 있는 세포(과립소포)

직경 100~200nm 전후로 크고 중심치밀질이 있는 소포로, 펩티드성 신경전달물질이 포함되어 있다. 시냅스종말에서의 출현 빈도는 다른 타입보다 낮다.

- 이들 시냅스소포는 신경세포체의 골지체에서 형성된 후, 신경섬유 안쪽으로 수송되어 시냅스종말에 이르고, 자극에 의해 분비된다. 시냅스틈새로 방출된 신경전달물질이 시냅스 이후막의 수용체에 결합하여 정보가 전달된다.
- 크기가 작고 중심치밀질이 없는 소포는 분비된 후, 엔도솜(endosome)을 통해 재형성된다. 엑소사이토시스(exocytosis)에 의해 시냅스이전막에서 융합된 시냅스소포의 막과 막단백질은 외투층소포(coated vesicle)로서 다시 세포질로 들어가 엔도솜과 융합한 후, 새로운 시냅스소포가 된다(이 시점에서는 신경전달물질을 포함하고 있지 않다). 이후, 시냅스종말의 세포질에 존재하는 신경전달물질이 새로 형성된 시냅스소포막의 수송체에 의해 내부로 들어가게 된다. 이렇게 완성된 시냅스소포는 방출될 때까지 시냅스이전막 근처에 서 대기한다. 이처럼 시냅스이전막과 엔도솜 사이에 빠른 재형성 기구가 존재하기 때문에 시냅스에서의 활발한 정보전달이 가능하다.

2-39 파라뉴런(곁신경원 paraneuron)의 개념

- 펩티드호르몬 및 아민 분비세포는 그 생산물질이나 기능면에서 신경세포(뉴런)와 많은 공통점을 가진다.
- APUD계, 장신경호르몬의 개념을 이해한다.

- 오랫동안 신경계와 내분비계는 형태, 발생, 기능이 다른 계통으로 연구되어 왔다. 일부 신경세포는 아민을 신경전달물질로 이용하며, 피어스(Pearse)는 말초의 호르몬 분비세포 중에도 아민의 전구체를 흡수해 아민을 생산하는 세포가 있다는 것을 발견하고, 이러한 세포군을 APUD(amine precursor uptake and decarboxylation)계 세포라고 명명하여 신경세포와 같은 신경외배엽에서 기원된 세포라 생각했다.
- 한편, 소화관의 펩티드호르몬 중 상당수는 뇌의 신경세포에서도 생성된다는 것이 발견되었다. 이들은 소마토스타틴, 콜레시스토키닌, VIP 등이며 신경세포에서는 신경전달물질로 작용한다. 이러한 펩티드호르몬을 장뇌펩티드라고 한다. 또한, 신경세포 중에는 시상하부-뇌하수체 후엽(hypothalamus-neurohypophysis)의 신경세포처럼 멀리 떨어진 표적기관에 작용하는 신경호르몬을 분비하는 내분비세포가 있다.
- 이처럼 펩티드호르몬 및 아민 분비세포와 신경세포는 공통점이 많기 때문에, 펩티드호르몬 및 아민 분비세포를 파라뉴런(paraneuron)이라고 부르기도 한다.
- 또한, 최근에는 분비호르몬의 공통성이라는 점에서 면역계도 신경계나 내분비계와 관계가 깊다는 것이 밝혀졌다. 면역세포인 림프구가 필요에 따라 다양한 펩티드호르몬(예를 들어 뇌하수체 전엽에서 분비되는 프롤락틴이나 성장호르몬 등)을 분비하며, 면역세포에 신경펩티드나 호르몬 수용체가 존재한다는 것이 밝혀져 있다.
- 신경내분비계는 면역계의 기능조절에 중요한 역할을 한다. 한편, 면역계도 신경내분비계의 기능에 영향을 미친다. 예를 들어, 염증이 일어나면 대식세포에서 사이토카인(cytokine)의 일종 인터류킨-1(IL-1)이 분비된다. 염증이 심해져 IL-1의 분비가 너무 많아지면 시상하부-뇌하수체-부신피질계가 IL-1에 의해 자극을 받는다. 그 결과, 부신피질에서 분비되는 글루코코르티코이드(glucocorticoid)가 대식세포에 작용해 IL-1의 분비가 억제된다. 이와 같이 이 세 계통 사이에는 복잡한 상호조절기구가 존재한다.

Chapter 03

소화계

Digestive System

3-1 입술 및 구강점막

- 입술(lip)의 구강면과 체표면은 중층편평상피의 형태가 다르다.
- 혀의 등쪽면과 잇몸 등을 제외한 구강상피의 대부분은 각화되지 않는다.

• 입술의 바깥쪽 표면에는 각화중층편평상피(keratinized stratified squamous epithelium), 모낭, 피지샘, 땀샘 등이 존재하여 다른 체표 피부와 다르지 않다. 그러나 입술의 구강쪽 표면은 비각화중층편평상피가 덮고 있다. 내부에는 골격근인 구륜근(입둘레근 orbicularis oris)이 존재한다.

• 점막하층은 지방조직이 잘 발달되어 있는데, 그 중에 점액샘인 입술샘(구순선 labial gland)이 존재한다. 구강점막은 거의 각화되지 않는 중층편평상피이지만, 혀등이나 잇몸 등 일부 상피는 각화되어 있다.

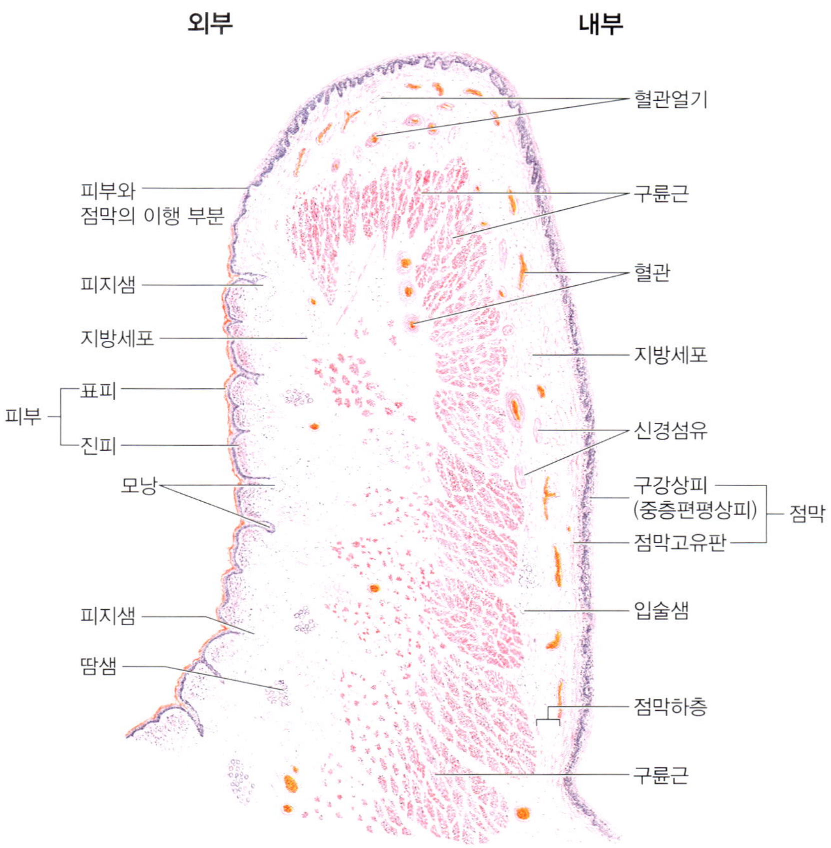

그림 3-1.

3-2 혀유두(lingual papilla)의 분류와 미뢰(맛봉오리 taste bud)의 구조

- 혀등(dorsum of tongue)의 표면을 덮는 혀유두는 형태적으로 네 종류가 있다.
- 미뢰는 주로 잎새유두(foliate papilla)와 성곽유두(circumvalate papilla)에 존재한다.

• 혀는 음식을 씹는 작용을 돕는 기능 외에, 맛을 느끼는 감각기관으로서의 기능이 있다. 혀의 상피는 중층편평상피로, 혀등에서는 다양한 형태의 유두가 관찰된다. 유두는 다음 네 종류로 분류된다.

① 실유두(사상유두 filiform papillae)

혀 전체에 빽빽하게 분포되어 있다. 상피는 각화되는 중층편평상피로, 이 부위에는 미뢰가 없다.

② 버섯유두(용상유두 fungiform papillae)

혀 전체에 산재되어 분포한다. 상피는 각화되지 않으며 얇기 때문에, 육안으로 보면 붉은 빛을 띤다. 아주 적게 관찰된다.

③ 잎새유두(엽상유두 foliate papillae)

혀 뒷면의 측면을 따라 존재하며, 다른 부위에는 존재하지 않는다. 일반적으로 인간의 경우 그다지 발달되어 있지 않고 개인차도 크다. 상피는 각화되지 않으며, 유두의 외측벽에 많은 미뢰가 분포해 있다.

④ 성곽유두(circumvallate papillae)

가장 큰 유두로 분계구 바로 앞에만 존재하며, 각화되지 않는 상피층에 많은 미뢰가 있다. 유두 바로 아래의 점막고유판과 근육층에는 많은 점액샘(mucous gland)과 함께 장액샘(serous gland)이 존재한다. 이 장액샘을 폰에브너샘(von Ebner's gland)이라고 하며, 이 샘의 분비관은 성곽유두를 둘러싼 고랑의 바닥에 입구가 있다.

• 미뢰(맛봉오리 taste bud)는 혀유두 상피의 기저층에서 가장 바깥층까지 이르는 가늘고 긴 세포가 모여서 만들어 진 난원형 구조로, 미각 수용기이다. 미뢰의 표

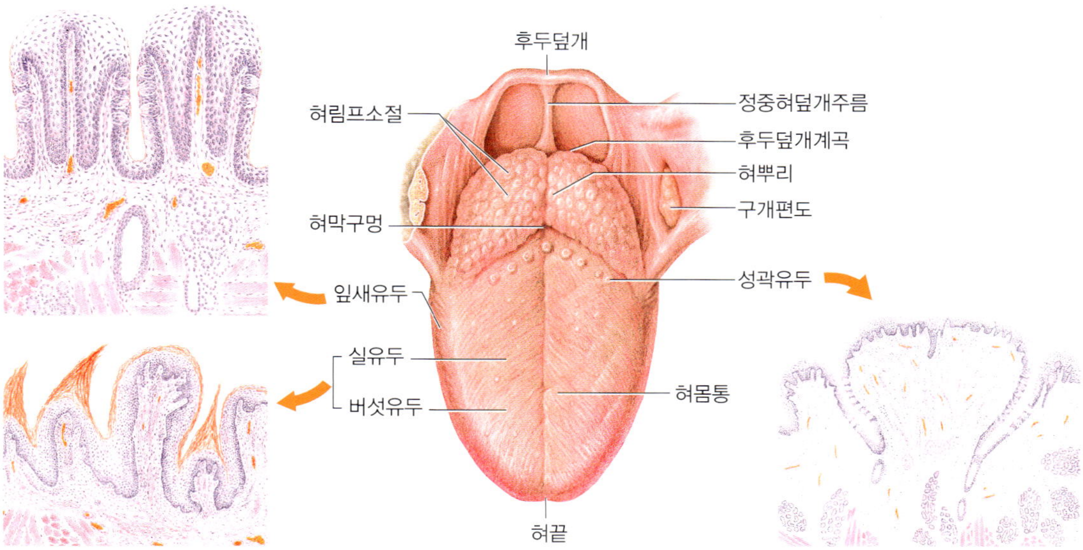
후두덮개
허림프소절
정중혀덮개주름
후두덮개계곡
혀뿌리
구개편도
혀막구멍
잎새유두
성곽유두
실유두
버섯유두
혀몸통
혀끝

그림 3-2.

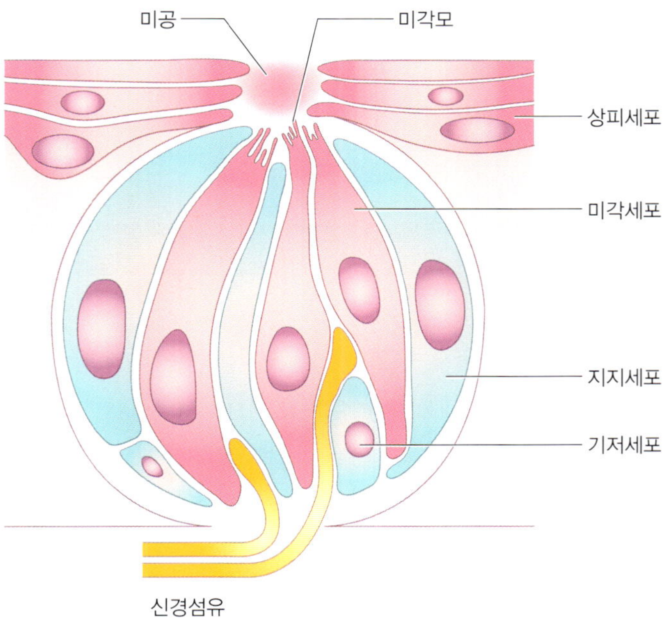
미공
미각모
상피세포
미각세포
지지세포
기저세포
신경섬유

그림 3-3.

면에는 미공(taste pore)이라는 상피의 구멍을 통해 구강과 이어진다.

- 미뢰를 구성하는 세포는 세 종류로 크게 나눌 수 있다. 지지세포(supporting cell)에는 과립형질내세망(rER)과 골지체가 잘 발달되어 있으며, 표면 쪽에 분비과립이 모여 있다. 이 세포에서는 점액다당류를 분비하며, 미공에 모여 있는 분비물이 자주 관찰된다.
- 밝은미각세포(light taste cell)에는 분비기능을 시사하는 구조는 존재하지 않으며, 미뢰 안으로 들어온 신경섬유와 시냅스를 형성한다. 미각세포와 지지세포에는 미각모(taste hair)라는 미공으로 돌출된 긴 미세융모가 있다. 미각세포가 미각을 수용하는 세포이다.
- 기저세포(basal cell)는 기저부에 위치하는 줄기세포이다. 다각형 또는 타원형으로, 장원섬유가 잘 발달되어 있으며, 형태적으로는 주위의 상피세포와 비슷하다. 지지세포나 미각세포는 수명이 약 10일로 짧으므로, 기저세포의 분열에 의해 항상 새로 생성되고 있다.
- 미각을 전달하는 섬유는 안면신경(VII), 설인신경(IX), 미주신경(X)에 포함되어 있으며, 모두 연수의 고립로핵(nucleus tractus solitarius)에서 끝난다. 고립로핵의 섬유는 교차되어 반대측 시상의 배쪽후내측핵 소세포부(VPMpc)를 경유해 피질의 미각영역에 이르게 된다.

3-3 이하샘(parotid gland), 악하샘(submandibular gland), 설하샘(sublingual glan)의 구별

- 점액샘(mucous gland)의 비율과 다른 분비관의 구조에 따라 구별된다.
- 장액세포는 어두운 세포(dark cell), 점액세포는 밝은 세포(clear cell)이다.

- 잇몸을 제외한 구강점막의 점막하층에는 많은 소타액샘이 존재하며, 짧은 분비관을 통해 구강에 타액을 공급한다.
- 이하샘, 악하샘, 설하샘을 대타액샘이라고 한다. 이들 선은 크기가 크고, 구강에서 비교적 떨어져 있기 때문에 분비관이 길다.
- 샘의 종말부를 구성하는 세포는 다음 두 종류이다.

  ① **장액세포(serous cell)**: 세포질이 염기호성으로 나타나며, 핵은 원형으로 세포

의 중심부에 위치한다. 아밀라제(amylase) 등의 효소를 분비한다.

② **점액세포(mucous sell)**: 일반적인 방법으로 제작한 H-E염색표본에서는 세포질이 거의 염색되지 않기 때문에 밝게 보인다. 핵은 편평하고 기저부에 위치한다.

- 장액세포만 포함하는 샘종말부를 장액샘(serous gland), 점액세포만으로 구성되는 샘을 점액샘(mucous gland), 이 둘을 모두 포함한 선을 혼합샘(mixed gland)이라고 한다. 이하샘은 장액샘이고, 악하샘은 장액세포를 많이 포함한 혼합샘, 설하샘은 점액세포를 많이 포함한 혼합샘이다. 대타액샘은 이러한 종말부의 형태와 분비관의 구조에 따라 표와 같이 구별할 수 있다.

표 3-1.

	종말부의 구성	사이부	선조부	그 외
이하샘	장액샘	길다	길다	지방조직이 혼재함
악하샘	혼합샘(장액샘이 많음)	짧다	짧다	
설하샘	혼합샘(점액샘이 많음)	없음	거의 보이지 않음	

타액(saliva)의 기능. 타액에는 전분을 분해하는 α-아밀라제와 세균의 세포벽을 파괴하는 라이소자임(lysozyme)이 포함되어 있으며, 이는 구강 내 살균에 도움이 된다. 구강 내에 음식이 머무르는 시간은 짧기 때문에 타액에 포함되는 아밀라제가 어느 정도 탄수화물의 소화에 기여하고 있는지는 의문이다. 때문에 아밀라제는 구강 안에 남아 있는 음식을 소화시켜 세균의 증식을 억제하는 작용을 한다고 생각할 수도 있을 것이다.

- 악하샘이나 설하샘에서는 혼합샘 종말부의 장액세포가 점액샘포의 바깥쪽에 반월형으로 배열되어 있는 경우가 있다. 이를 장액성 반달(serous demilune)이라고 한다.
- 근상피세포(myoepithelial cell)는 샘상피와 같은 기저판으로 둘러싸여 있기 때문에 상피에서 기원된 세포라고 생각되지만, 형태는 샘상피와 완전히 다르다. 많은 세포질 돌기들이 샘포의 종말부를 외측에서 둘러싸듯이 뻗어 있다. 세포질에는

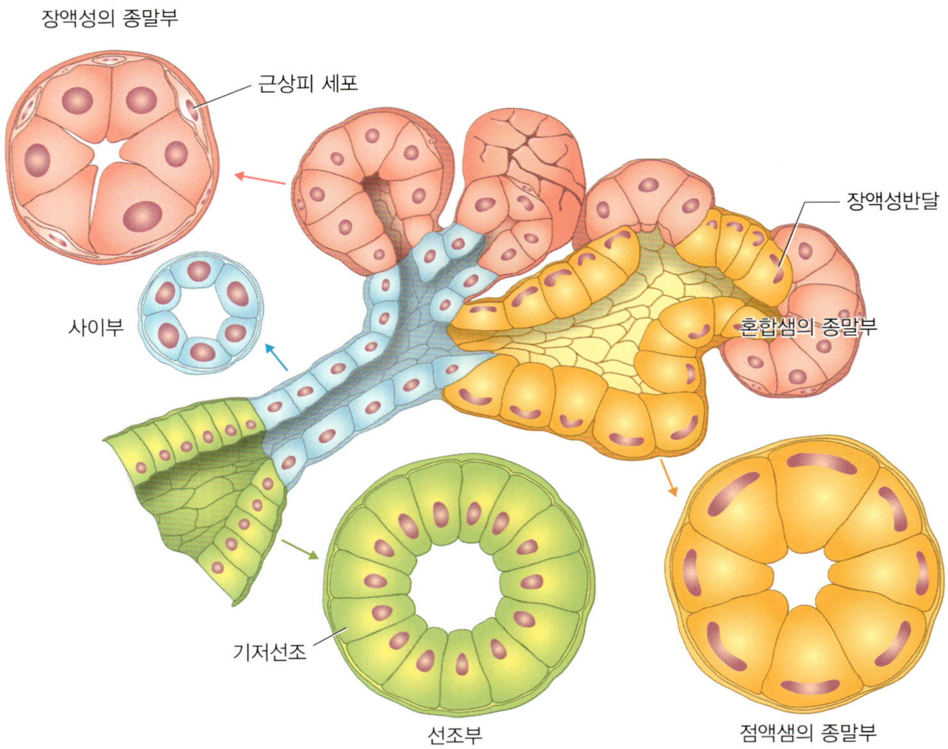

그림 3-4.

액틴세사가 풍부하며, 이를 수축시켜 샘포 종말부에서 분비물의 분비 과정을 돕는다. 타액샘의 종말 외에도, 땀샘이나 젖샘(유선 mammary gland)의 종말부에서도 같은 세포를 볼 수 있다(→ 10-5). 바구니세포라고도 한다.

- 타액샘의 분비물은 사이관(intercalated duct)에서 시작되는 분비관에 의해 구강으로 배출된다. 사이관은 편평상피로 덮여 있는 가는 관으로, 이하샘에서는 길지만 설하샘에는 존재하지 않는다. 선조관(줄무늬관 striated duct)은 사이관과 소엽간관(interlobular duct)을 잇는 관으로, 상피세포의 기저부에 기저선조(basal striation)가 보이기 때문에 선조관이라고 불린다.
- 기저선조는 기저판에 대하여 수직으로 배열된 기저주름(basal infolding)과 섬유형 미토콘드리아에 의해 형성되는 구조로, 산호성을 나타낸다. 소장상피나 신장요세관에서 동일한 구조가 관찰되며, 이곳에서는 이온이나 수분을 수송하는 역할을 한다. 종말부 분비물의 이온조성은 혈장과 거의 비슷하지만, 선조부에서 중탄산이온, 칼륨이온은 방출되고 나트륨이온은 재흡수된다.

3-4 치아의 구조

- 치아의 대부분은 상아질(dentin)로 구성되어 있다. .
- 상아질은 치관부(crown)에서는 에나멜질(법랑질 enamel)에 의해, 치근부(root)에서는 시멘트질(cementum)에 의해 덮여 있다.

• 치아는 상아질과, 치관부의 상아질을 둘러싼 에나멜질, 치근부의 상아질을 둘러싼 시멘트질로 이루어진다. 에나멜질과 시멘트질의 경계는 잇몸 아래에 있기 때문에 정상 상태인 경우, 에나멜질만이 체표면으로 드러나 있다. 상아질의 내부에는 치수(pulp)라는 치주조직과 이어진 결합조직이 있다. 사람의 유치는 20개, 영구치는 32개이다.

1) 에나멜질(법랑질 enamel)

• 직경 약 5 μm의 에나멜기둥(enamel prism)으로 이루어진 고도로 석회화된 조직으로, 인체 조직에서 가장 딱딱한 부분이다. 치아 윗부분의 에나멜질은 두께가 2 mm 정도이다. 연마표본을 관찰해 보면, 상아질과의 경계에서 시작되는 방사형으로 뻗은 선(슈레거선 line of Schreger)과, 치아의 가로단면에서는 동심원형으로 나타나고 세로단면에서는 사선 방향으로 나타나는 성장선(레티우스선 line of Retzius)을 관찰할 수 있다.

• 에나멜기둥은 10~20개의 다발을 이루어 성장한다. 이 다발은 상아질과 접하는 곳에서는 상아질에 수직 방향으로, 에나멜질의 중앙부에서는 나선형으로, 에나멜질의 표층에서는 다시 표면과 수직 방향으로 형성된다. 이 결과, 슈레거선은 방사형으로 형성되게 된다. 레티우스선은 에나멜질 성장속도의 변화를 반영한 이른바 성장선이다.

• 에나멜질은 다른 딱딱한 조직처럼 유기질과 석회질로 이루어진다. 단, 형성 도중에 유기질이 흡수되기 때문에 석회질의 양이 매우 많아 완성된 에나멜질의 95% 이상이 석회질이다. 때문에 탈회(decalcification) 표본에서는 에나멜질이 유지되지 않는다.

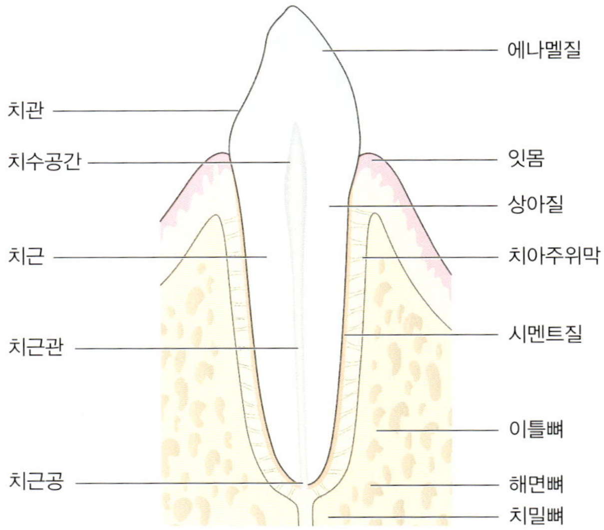

그림 3–5.

2) 상아질(dentin)

- 뼈와 비슷한 조직으로, 치수에 존재하는 상아모세포(odontoblast)에 의해 생성된다. 먼저 상아모세포에서 전상아질(predentin)이라는 섬유성분을 분비하면, 후에 그 주위에서 석회화가 일어나 상아질이 만들어지게 된다. 상아질에 포함되는 무기질의 비율은 에나멜질보다는 낮지만, 뼈보다는 높다.
- 상아모세포는 큰 원주형 세포로 세포질은 강한 염기호성을 띤다. 치수와 접한 상아질의 내측면에 일렬로 배열되어 세포질의 돌기를 남겨두고 안쪽으로 상아질을 계속 형성하기 때문에 상아모세포의 돌기(톰스섬유 Tomes' fiber)가 들어있는 상아질소관이라는 직경 3~4 μm의 관이 치수로부터 방사형으로 뻗어있다. 상아질소관은 에나멜질의 근처에서는 약 1 μm로 가늘어지며, 도중에 가지가 나와 서로 이어지기도 한다.
- 상아질에는 둥근 모양의 석회화 영역이 나타나기도 하며, 이 영역과 주위 상아질 사이에는 석회화가 충분히 이루어지지 않은 부분이 있어 구간공간(interglobular space)이라는 상아질 특유의 모양을 만들게 된다. 치관부의 구간공간은 크기가 크며 에나멜질에서 조금 떨어져 위치하고(대구간공간), 치근부의 구간공간은 크기가 작고 시멘트질의 바로 아래에 존재한다(소구간공간). 소구간공간은 과립형이기 때문에 이들이 모여 이루어지는 구조를 톰스과립층

(granular layer of Tomes)이라 부르기도 한다.

- 치수는 하단의 치근관(root canal)을 통해 주위의 결합조직(치아주위막 periodontal membrane)과 이어진다. 치수로는 혈관, 신경이 들어온다. 감각신경종말은 치수에서 적어도 상아질소관 근처까지 들어가 상아모세포의 돌기와 접하지만, 상아질의 표층까지 들어가지는 않는다.
- 치아표면의 자극은 상아모세포의 돌기를 통해 치수의 감각신경으로 전달된다는 설도 있지만, 상아모세포 돌기의 시냅스 구조는 증명되지 않았다. 지금은 주변의 상아질에 가해진 자극이 상아질소관 안의 세포외액을 통해 감각신경으로 전달된다고 생각되고 있다.

3) 시멘트질(cementum)

- 상아질의 치근부를 둘러싸고 있는 얇고 딱딱한 조직으로, 물리적 · 화학적 성질과 상태는 뼈와 같다. 그러나 뼈의 하버스관과 같은 구조가 없으며, 혈관이 들어가 있지 않다.
- 기질 내에는 주위의 결합조직(치아주위막)에서 나온 콜라겐섬유인 샤피섬유(Sharpey's fiber)가 연결되어 있다. 샤피섬유의 다른 한쪽 끝은 치조골과 연결되어 있기 때문에 치아는 치조골에 고정되게 된다. 치아가 잘 빠지지 않는 것은 이 때문이다.

치아의 발생. 태생 5주경, 구강상피의 일부가 비후되어 치아싹(dental bud)이라는 융기가 형성된다. 치아싹은 중간엽 쪽으로 신장되어 치아의 원기인 치아판(dental lamina)을 만든다. 에나멜질은 구강상피 기원, 즉 외배엽성의 에나멜모세포(ameloblast)에 의해 형성된다. 에나멜모세포층은 이에 접하는 중간엽세포가 상아모세포로 분화하도록 유도한다.

3–5 소화관(digestive tract)의 기본구조

- 내강 쪽부터 순서대로 상피조직, 점막고유판, 점막근육판, 점막하층, 두 층의 평활근층, 외막(장막)으로 이루어져 있다.
- 상피의 종류와 형태, 분비샘의 분포, 근층의 형태 등은 소화관 각 부분을 구별하는 감별점이 된다.

- 소화관은 식도(esophagus), 위(stomach), 소장(small intestine), 대장(large intestine)으로 구성된다. 각각 독자적인 구조로 나타나지만, 원래 원장(gut)이라는 같은 구조에서 기원되기 때문에 동일한 형태적 특징이 남아 있다.
  ① 소화관의 **상피**(epithelium)는, 식도의 경우 각질화되지 않는 중층편평상피이고, 위 이하의 상피는 단층원주상피이다. 상피는 바로 아래 결합조직 쪽으로 내려가 있으며, 이는 위의 경우 위오목(gastric pit), 소장과 대장의 경우 장샘(intestinal gland) 또는 움(crypt)이라고 불린다. 소장에서 점막은 주름(plica)과 융모(villi)를 만들어 영양흡수 면적을 증가시킨다.
  ② **점막고유판**(lamina propria): 상피조직에 연결되는 성긴결합조직으로, 혈관이나 림프관이 분포한다(대장에는 림프관이 없다). 소화관의 내강은 신체 외부

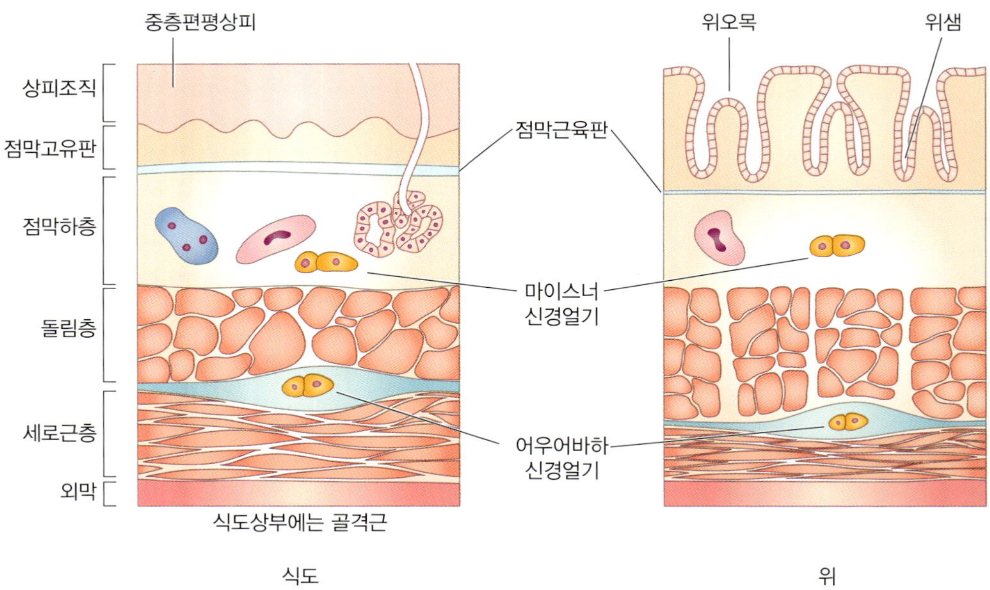

그림 3–6.

라고 할 수 있기 때문에 감염에 대한 방어기구가 잘 발달되어 있다. 림프조직이나 림프소절(lymph nodule, lymphoid follicle)은 소화관 전체의 점막고유판에 위치한다. 특히 회장은 집합 림프소절이 있는 것이 특징적이다. 식도분문샘(esophageal cardiac gland), 위샘, 장샘은 점막고유판에 존재한다. 점막고유판은 점막근육판에 의해 그 아래 점막하층과 구별된다.

③ **점막근육판**(muscularis mucosa): 식도에서는 비교적 두껍지만, 위장관에서는 몇 층의 세포로 이루어진 얇은 평활근층으로, 점막을 수축 · 이완시키는 작용을 한다고 생각된다. 관벽의 근육층과는 달리, 소장처럼 점막이 주름을 만들고 있는 경우에는 그에 따라 점막근육판도 구불구불하게 형성된다.

④ **점막하층**(submucous layer): 점막고유판보다 섬유성분이 풍부한 결합조직으로, 혈관이나 림프관의 통로가 된다. 점막하층에서 볼 수 있는 마이스너신경얼기(Meissner's plexus)는 부교감신경절로, 신경절이후섬유는 점막에 분포하는 분비성 섬유이다. 점막하층에는 교감신경계에 속하는 내장성구심성섬유도 분포되어 있다. 이들 섬유는 피부에서도 관찰되는 감각수용기(예를 들어 파치니소체) 등에서 감지된 내장감각을 중추로 보낸다. 식도와 십이지장에는 이 층에 비교적 큰 분비샘이 있다.

⑤ 소화관벽에는 2층의 **평활근층**(muscularis externa)이 있으며, 안쪽은 돌림층(윤주근층 circular layer)이고, 바깥쪽이 세로근층(종주근층 longitudinal layer)이다. 두 층의 근육층 사이는 얇은 결합조직이 있으며, 여기에 아우어바하신경얼기(Auerbach's plexus)가 존재한다. 이 역시 부교감신경절이며, 신경절이후섬유는 돌림근과 세로근의 운동을 지배한다. 이들 근육은 연동운동 등의 소화관 운동을 통해 음식을 소화액과 혼합하여 소화를 촉진하며, 이와 동시에 내용물을 서서히 항문 쪽으로 이동시킨다. 내측 돌림근은 두꺼워져 괄약근(조임근 sphincter)을 형성하는 부위가 있으며, 유문괄약근(pyloric sphincter), 회맹판(ileocecal valve), 내항문괄약근(internal anal sphincter) 등이 이에 속한다. 식도의 상부에는 평활근이 없고, 근육층은 새궁(branchial arch)에서 기원된 골격근으로 형성되어 있다. 위의 경우, 부위에 따라 돌림근 안쪽에 또 한 층의 평활근층인 내경사층(inner oblique layer)이 존재한다.

⑥ 소화관의 가장 바깥층은 식도에서는 종격의 결합조직과 뚜렷한 경계 없이 이어지는 외막층(tunica adventitia)이며, 위 이하에서는 복막후기관(retroperitoneal organ)인 십이지장(duodenum)과, 상행결장, 하행결장의 일부는 외막층이지

만, 이를 제외한 대부분의 위장관은 장막층(tunica serosa)으로 덮여 있다. 장막층의 바깥 표면은 단층편평상피로 덮여 있다.

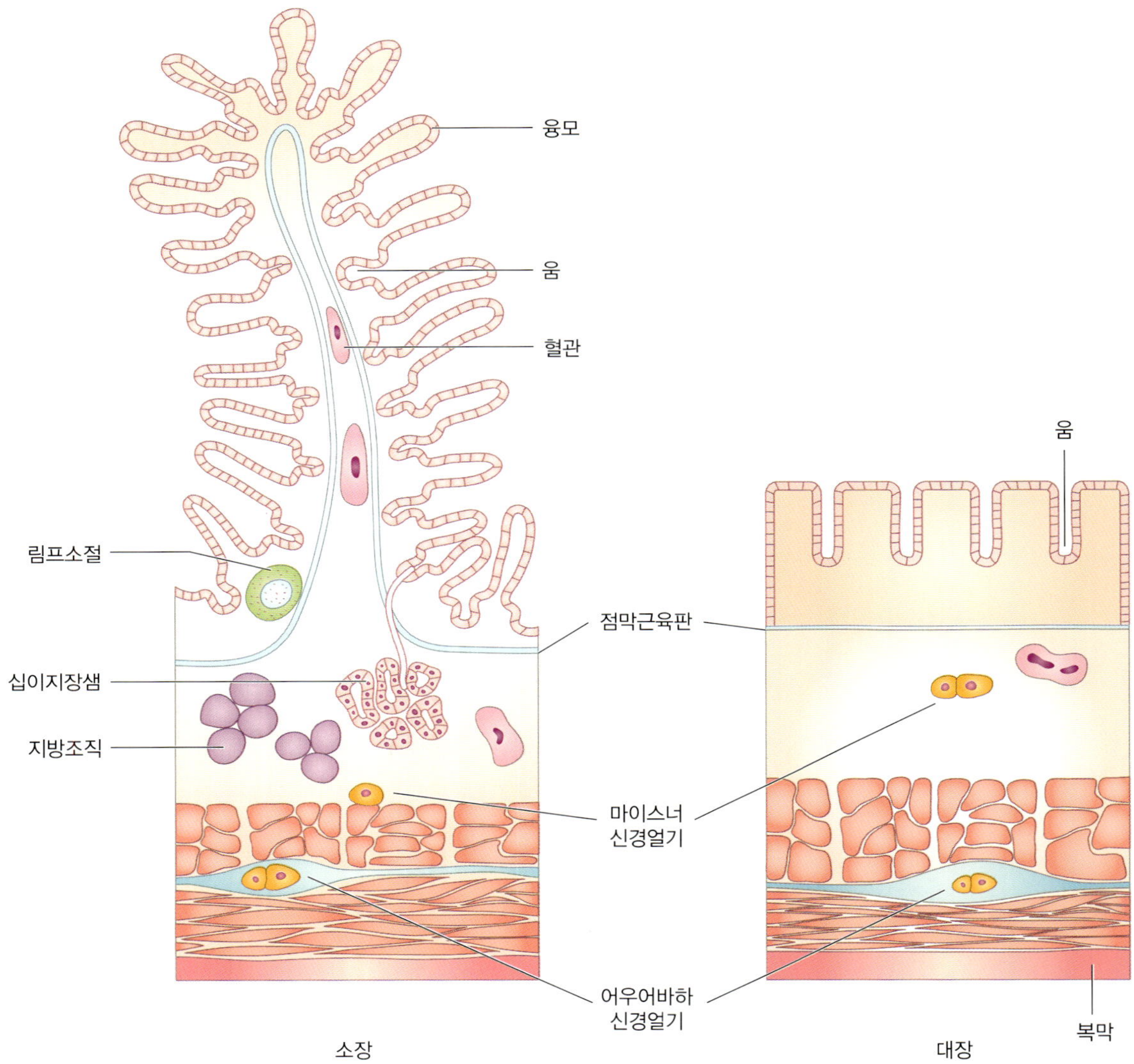

그림 3-7.

3-6 식도(esophagus)의 조직 구조

- 소화관에서는 식도만이 중층편평상피로 덮여 있다.
- 근층의 일부는 골격근으로 이루어져 있다.

- 식도(esophagus)는 인두에서 위에 이르는 길이 약 25 cm의 원통형 기관으로, 내강에는 많은 주름이 있다. 근육층이 잘 발달되어 있으며, 보통 내강은 닫혀 있다.
- 점막상피는 중층편평상피로, 기저층, 유극층, 과립층을 구별할 수 있으며, 인간의 경우 각화되어 있지 않다. 점막상피와 이어지는 점막고유판은 성긴결합조직으로, 백혈구나 비만세포 외, 림프구의 침윤이 나타나는 경우가 많다. 점막근육판은 상피와 평행하게 주행하는 평활근다발로, 대부분은 세로 방향으로 주행한다.
- 식도샘(esophageal gland)에는 고유식도샘(esophageal gland proper)과 식도분문샘(esophageal cardiac gland)이 있다. 모두 점액샘이지만, 고유식도샘의 분비물은 약산성이고 식도분문선에서 분비되는 점액은 중성이다. 고유식도샘은 식도 전역의 점막하층에 있으며, 이 샘의 분비관은 점막근육판을 관통해 상피로 열린다. 식도분문샘은 점막고유판에 있으며, 인두 부근과 분문에 가까운 부위에만 존재한다. 식도분문샘의 구조는 위의 분문샘과 비슷하다.
- 근육층은 내돌림근층과 외세로근층의 두 층으로 이루어져 있지만, 주행이 다른 소화관들에 비해서는 불규칙하다. 식도하부 1/3은 모두 평활근이지만, 중간부 1/3에는 평활근과 골격근이 혼재하며 상부 1/3은 모두 골격근이다. 골격근은 인두근의 연속이라고 할 수 있다. 근육층은 모두 미주신경(vagus nerve, X)의 지배를 받는다. 골격근에는 연수의 의문핵(nucleus ambiguus)에서 기원된 체운동신경이 분포하며, 평활근에는 소화관의 다른 부위와 마찬가지로 미주신경배측핵(dorsal motor nucleus of vagus)에서 기원된 부교감신경이 지배한다.
- 두 평활근층의 경계에 있는 성긴결합조직에는 아우어바하신경얼기(Auerbach's plexus)가 있다. 점막하층에 존재하는 마이스너신경얼기(Meissner plexus)보다 아우어바하신경얼기가 신경세포의 수가 더 많기 때문에 쉽게 확인할 수 있다. 이들 신경얼기에 존재하는 신경절세포는 미주신경에 포함되는 부교감신경의 신경절이후섬유이다. 식도를 포함한 소화관의 운동은 주로 아우어바하신경얼기를 통해 이루어진다.

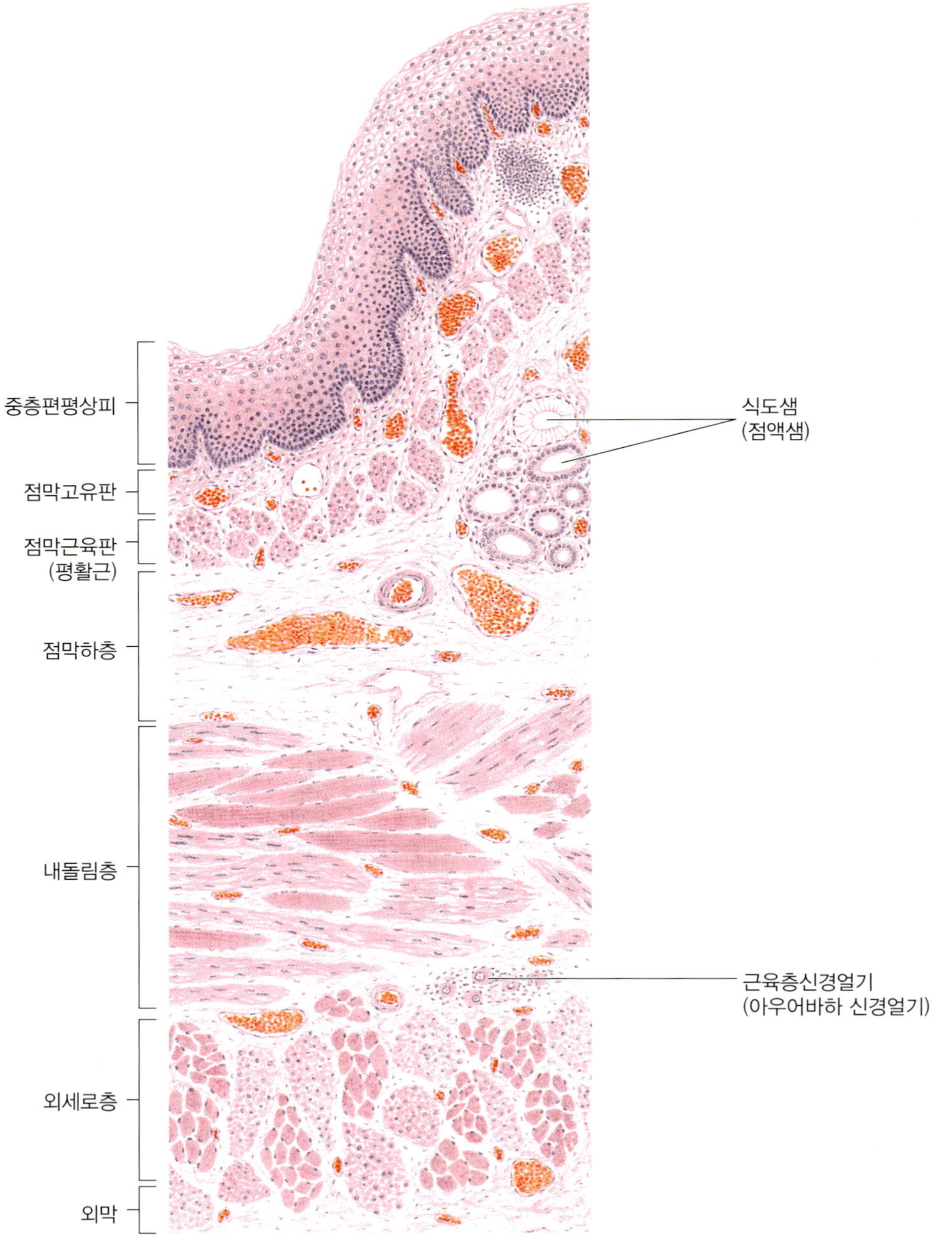
중층편평상피
점막고유판
점막근육판
(평활근)
점막하층
내돌림층
외세로층
외막
식도샘
(점액샘)
근육층신경얼기
(아우어바하 신경얼기)

그림 3-8.

3-7 위의 조직 구조

- 소화에 필요한 산과 효소는 고유위샘(fundic gland)에서 분비하며, 분문샘(cardiac gland)과 유문샘(pyloric gland)은 점액샘(mucous gland)이다.
- 고유위샘에는 주세포(chief cell), 벽세포(parietal cell), 목점액세포(mucous neck cell)라는 외분비세포 세 종류와, 가스트린세포(gastrin cell) 등의 내분비세포가 존재한다.

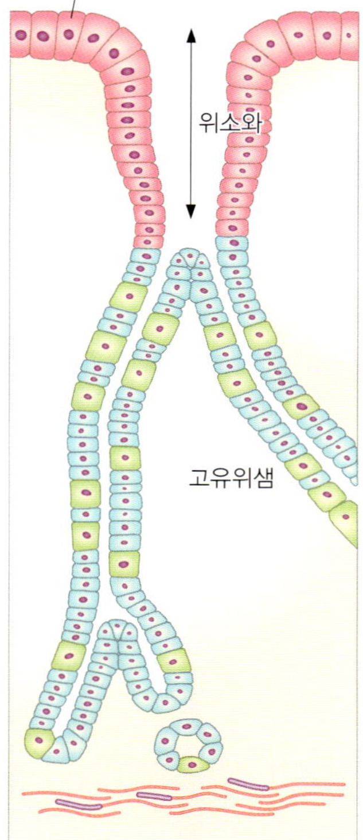

그림 3-9.

- 식도와의 이행부를 분문(cardia), 십이지장과의 이행부를 유문(pylorus)이라고 하며, 나머지를 체부(body)라고 한다. 분문의 위쪽, 돔형으로 부푼 부위를 위기저부(fundus)라고 한다. 공복 시에는 점막하층부터 상피층까지 존재하는 위점막주름(rugae)이 위 내부 표면에 뚜렷하게 나타난다. 위의 표면에는 위오목(gastric pit)이라는 상피가 깊게 함입되어 있는 구조가 관찰되며, 각 위오목의 기저부로 많은 관상샘이 열린다.
- 위 내부 표면이나 위오목의 벽을 구성하는 세포에 표면점액세포(surface mucous cell)가 있다. 이 세포는 원주상피세포로, 핵은 기저부에 존재하며, 세포질은 옅게 염색된다. 과립형질내세망과 골지체가 잘 발달되어 있으며, 세포의 표면 쪽에는 점액이 포함된 큰 과립이 모여 있다. 이 세포에서 분비되는 점액은 타액이나 다른 소화관 벽에서 분비되는 점액보다 끈기와 밀도가 높아 음식과 잘 섞이지 않는다. 점액은 위점막 표면을 골고루 덮어 산이나 펩신이 상피세포층까지 확산되는 것을 막는다. 표면점액세포가 분비하는 중탄산염에 의해 점액층의 pH가 중성 부근으로 유지되는 것도 위의 자기소화(소화성궤양)를 방지하는 중요한 기능이다.
- 위 기저부와 체부에 있는 위샘은 고유위샘(위샘 fundic gland)이라고 하며, 분문부에는 분문샘(cardiac gland), 유문부에는 유문샘(pyloric gland)이 있다. 고유위샘은 펩신이나 염산 등을 분비하지만, 분문샘과 유문샘은 점액샘이다. 모든 샘의 말단은 점막근육판에서 끝나며, 위의 점막고유판은 샘과 소량의 성긴결합조직으로 구성되어 있다.
- 위점막의 상피세포는 위오목의 기저부와 고유위샘의 경부에 존재하는 줄기세포

의 분열에 의해 공급된다. 이 세포는 위오목의 벽을 따라 표층을 향해 이동하면서 기능적으로 성숙해 표면점액세포가 된다. 표면점액세포의 수명은 약 5일 정도로 짧기 때문에 항상 새로운 세포로 교체된다. 이는 음식의 기계적인 자극이나 산에 대한 위점막의 방어기구 중 하나하고 생각되는데, 실제로 심하지 않은 점막 장애는 바로 자연 치료된다. 고유위샘 세포도 같은 부위에서 발생해 점차 기저부로 이동한다. 고유위샘세포의 수명은 수개월에서 1년이라고 보고 있다.

- 위의 근육층은 부위에 따라 다소 차이나기는 하지만 대부분은 3층으로 이루어져 있다. 모두 평활근으로, 가장 안쪽 층이 경사근, 중간층이 돌림근, 바깥층이 세로근이다. 경사근은 분문에서 위체부에 걸쳐 분포하고, 세로근은 특히 소만(lesser curvature)과 대만(greater curvature)을 따라 발달되어 있다. 돌림근은 가장 잘 발달된 근층으로, 유문에 가까워지면서 두꺼워져 유문괄약[조임]근을 형성한다. 마이스너신경얼기는 점막하층에, 아우어바하신경얼기는 돌림근과 세로근 사이에 존재한다.

3-8 고유위샘(fundic gland), 분문샘(cardiac gland), 유문샘(puloric gland)의 비교

- 주세포(chief cell)의 세포질은 염기호성이며, 벽세포(parietal cell)의 세포질은 산호성으로 나타난다.
- 각 세포의 형태와 기능, 분포 영역은 다음과 같다.

1) 고유위샘(fundic gland)

분문부와 유문부 외에 대부분의 위점막에는 고유위샘이 있다. 위액은 이 부위에서 분비된다. 샘을 구성하는 세포는 다음의 세 종류이다.

① 주세포(chief cell)

염기호성세포로, 경부에서 기저부 쪽으로 가면서 많아진다. 특히 기저부에는 거의 주세포만 존재한다. 골지체와 과립형질내세망이 매우 발달되어 있으며, 풍부한 분비과립이 있어 단백질을 분비하는 세포의 전형적인 형태를 보인다. 펩시노겐(pepsinogen)

이나 위 리파아제를 분비한다. 분비된 펩시노겐은 위의 내강에서 산이나 이미 존재하고 있던 펩신에 의해 가수분해되어 활성형 펩신(pepsin)으로 변환된다.

위 리파아제(gastric lipase). 건강한 성인의 경우, 지방의 소화는 췌장 리파아제에 의해 이루어지지만, 췌염이나 췌장을 적출한 환자, 췌액분비가 발달되지 않는 신생아의 경우에는 위 리파아제가 중요한 소화효소이다. 같은 효소가 혀샘(lingual gland)에서도 분비된다.

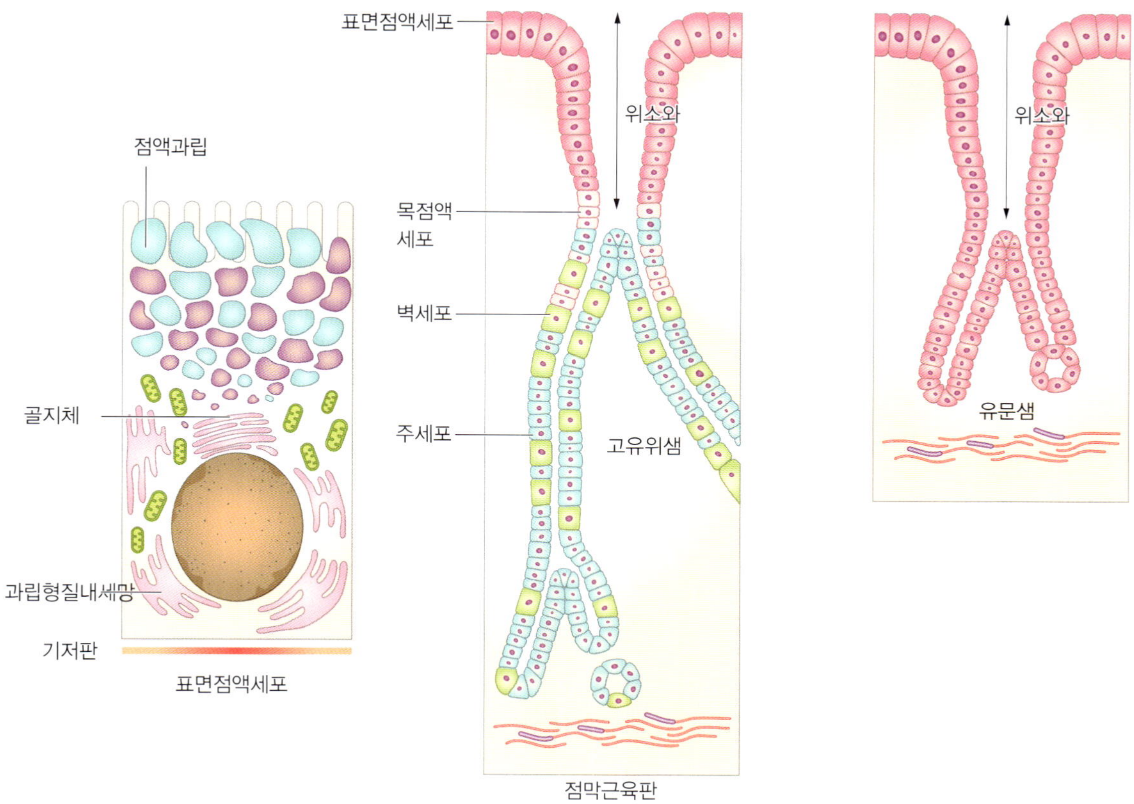

그림 3-10.

② 벽세포(parietal cell)

- 크기가 큰 산호성세포로, 주로 샘 중앙부에서 경부에 걸쳐 분포한다. 전자현미경으로 보면 미토콘드리아가 매우 많이 관찰되는 것이 특징으로, 산호성을 나타내는 것은 이 때문인 듯하다. 내강 쪽보다는 기저측이 넓어, 전제적으로는 각이 둥근 삼각형 모양이다. 내강 쪽에는 미세융모가 존재하며, 세포막의 일부가 세포질 내로 깊게 함입되어 복잡한 세포내세관(intracellular canaliculi)을 구성하게 된다. 이러한 구조는 산 분비에 필요한 세포막의 면적을 확대시킨다.
- 세포막 바로 아래에서는 소포가 많이 존재하기 때문에 소관소포계(tubulovesicular system)라 불린다. 산분비가 활발한 벽세포에는 세포내세관에 미세융모가 밀집되어 있고, 세포 안의 소관소포계는 적다. 한편, 산분비가 억제된 상태에서는 소관소포계가 많이 관찰된다. 즉, 분비기능의 변화에 따라 내강 쪽 세포막의 면적도 변화한다. 소관소포계는 이를 위한 예비세포막이라고 생각할 수 있을 것이다.
- 벽세포는 H^+–K^+ ATPase의 기능에 의해 H^+를 능동적으로 분비한다. 이 H^+는 세포 안에서 H_2O와 CO_2로부터 효소의 작용에 의해 합성된다. 한편, HCO_3^-와의 교환수송에 의해 Cl^-가 혈액으로부터 들어와 H^+와 함께 수송되어 내강 쪽으로 방출된다. 이러한 과정에 의해 염산(HCl), 즉 위산이 만들어진다. 이러한 수송 과정에 필요한 ATP는 벽세포 체적의 반 가까이를 차지하는 미토콘드리아에 의해 공급된다. 벽세포는 염산 외, 비타민B_{12}를 장관에서 흡수하기 위한 위내인성인자(gastric intrinsic factor; GIF)도 분비한다.

③ 목점액세포(경부점액세포 mucous neck cell)

고유위샘의 경부에 주로 분포하는 입방형의 점액세포이다. 세포의 내강 쪽에는 많은 점액성 분비과립이 있으며, 핵은 기저측에 눌려 편평한 모양으로 나타난다.

2) 분문샘(cardiac gland)

식도개구부 부근에만 분포하는 선으로, 점액세포로 구성된다.

3) 유문샘(pyloric gland)

유문 주위 4~5cm의 범위에 분포하는 점액샘으로, 분지된 관상샘이다.

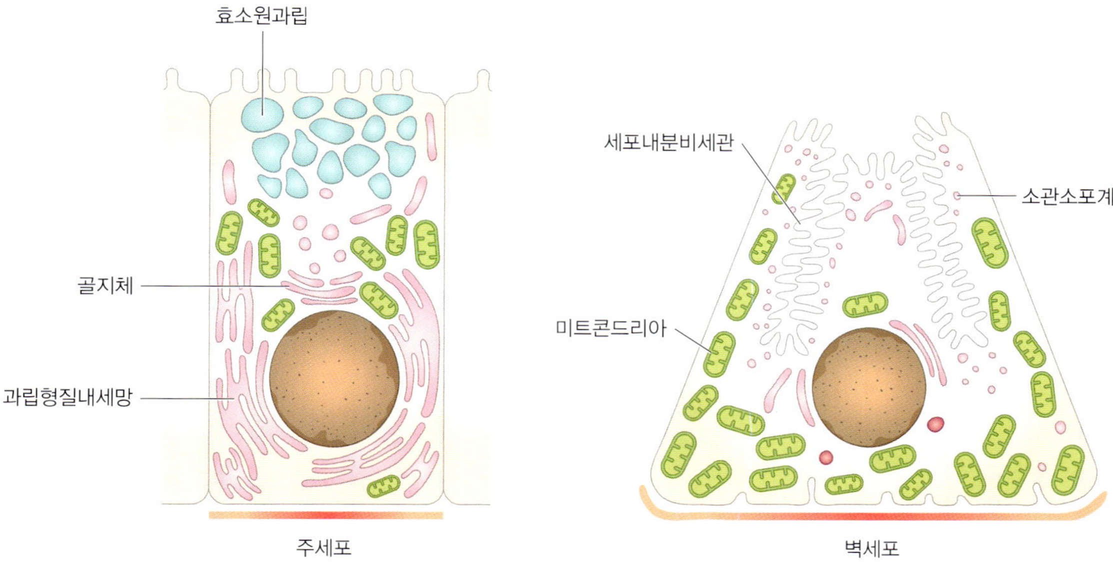

그림 3-11.

3-9 소장(small intestine)의 구성

- 돌림주름(윤상주름 plica circularis), 융모(villi), 상피의 미세융모(microvilli)에 의해, 영양분의 흡수를 위한 면적은 수백 배로 증가된다.
- 점막하층의 점액샘은 십이지장에만 존재하며, 파이어소절(Peyer's patch)은 회장(ileum)에 특징적인 구조이다.

- 소장은 십이지장(duodenum), 공장(jejunum), 회장(ileum)으로 구성된다. 내벽에는 돌림주름이라는 점막과 점막하층으로 형성된 주름이 존재한다. 이 주름은 십이지장과 공장에 가장 잘 발달되어 있으며, 그 표면을 덮는 융모와 함께 영양분을 흡수하는 면적을 넓히는 기능을 한다.
- 소장 전체에 걸쳐 점막고유판에는 장샘(intestinal gland), 림프소절, 유미림프관(lacteal), 모세혈관 그물이 발달되어 있으며, 결합조직에는 백혈구, 림프구, 형질세포 등 면역계 세포들이 많이 존재한다.

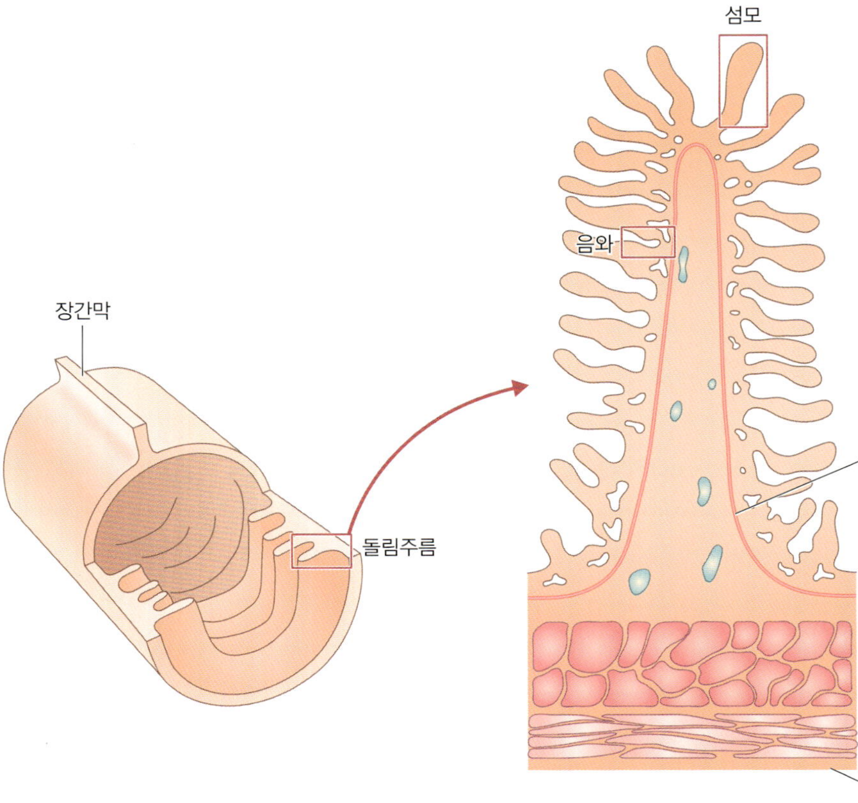

그림 3-12.

① **장샘(intestinal gland; 리베르퀸움 crypt of Lieberkühn)**

융모의 표면과 연속된 상피가 점막고유판으로 함입되어 만들어진 얕은 샘. 장샘의 상피에는 장상피의 흡수상피세포, 줄기세포, 미분화된 흡수상피세포 및, 파네트세포(Paneth cell)와 소수의 장내분비세포(enteroendocrine cell)가 포함되어 있다. 파네트세포는 내강 쪽 세포질에 강한 산호성의 큰 과립이 특징적으로 나타나는 세포로, 보통 장샘의 기저부에 몇 개가 모여 존재한다. 과립 중에는 세균의 세포벽을 파괴하는 라이소자임(lysozyme)이 포함되어 있다.

② **십이지장샘(duodenal gland) 또는 브루너샘(Brunner's gland)**

십이지장 고유의 점액샘으로, 공장이나 회장에서는 관찰되지 않는다. 점막고유판뿐만이 아니라 점막하층에도 존재한다. 분비액은 알칼리성으로, 위에서 운반된 산을 췌액과 함께 단시간 동안에 중화하여 소화효소가 작용할 수 있는 pH 환경을 만든다.

③ 중심부의 유미림프관(lacteal)과 모세혈관 그물

모두 상피세포가 흡수한 영양소를 받는 구조이다. 유미림프관은 림프관으로 지질(lipid)을 운반한다. 모세혈관 그물은 당이나 아미노산을 받아 문맥을 거쳐 간으로 운반한다. 이 부위의 혈관은 유창모세혈관(fenestrated capillary)이다.

④ 림프조직(lymphoid tissue)

점막고유판에 림프구의 침윤이 빈번하게 관찰되며, 점막고유판에서 점막하층에 걸쳐 단독 림프소절이 관찰된다. 파이어소절(Peyer's patch)이라는 집합림프소절은 회장에 고유한 구조로, 점막고유판에서 점막하층까지 위치한다. → 9-2

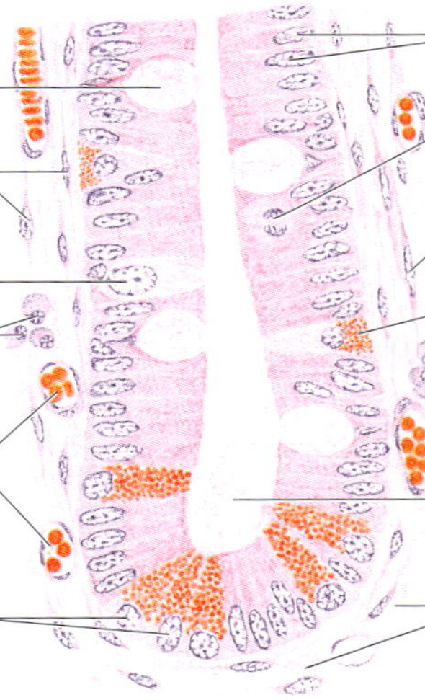

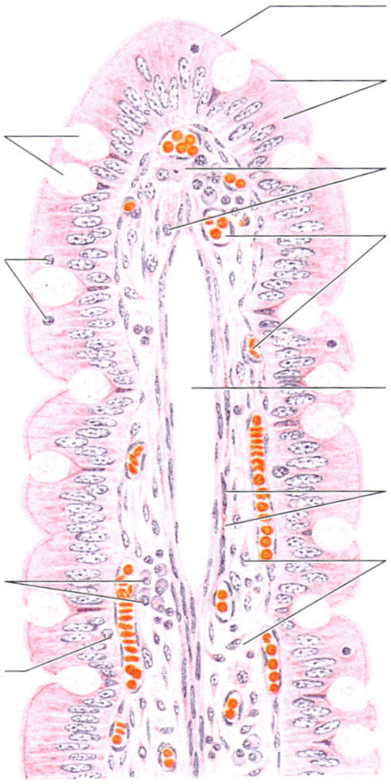

그림 3-13.

> **소화관상피의 세포분화.** 장샘의 상피 중, 기저부와 가까운 부분에서는 세포분열이 활발하게 일어나며, 이곳에서 분열·증식한 세포가 흡수상피세포 또는 술잔세포로 분화되어 융모의 표면을 향해 이동한다. 일반적으로 위에서 대장까지의 상피는 이와 같이 일정한 장소에서 분열, 성장하며, 그 수명은 2~4일이다. 소장에서는 죽은 세포가 융모 끝 부분에서 떨어져 나간다.

3-10 소장의 흡수상피세포(absorptive epithelial cell)

- 소장의 상피는 산재성 술잔세포(goblet cell)를 포함한 단층원주상피(흡수상피)로, 각 세포의 표면에는 미세융모(microvilli)가 있다.
- 미세융모막과 기저외측막(basolateral membrane)은 폐쇄띠(tight junction)를 경계로 각각 다른 기능을 하는 물질이 포함되어 있다.

1) 미세융모막(microvilli)

- 소장의 점막상피는 큰 단층원주상피이다. 광학현미경으로 보면 상피세포의 표면에 짙게 염색된 가는 띠가 관찰되며, 이를 필모연(brush border)이라고 한다. 전자현미경으로 관찰해 보면, 이는 표면에 밀집되어 있는 상피세포의 돌기, 즉 미세융모(microvillus)인 것을 알 수 있다.
- 미세융모의 표면에는 당질층(glycocalyx)이 있다. 이는 다당류로 이루어진 그물 모양의 구조로, 한쪽 끝은 미세융모와 결합된다. 당질층은 상피세포 내의 골지체에서 만들어져 수송소포에 의해 미세융모막에 공급된다. 췌액 중의 소화효소는 당의에 흡착되어 있기 때문에, 미세융모막 근방에서 영양소를 소화해 미세융모막 상의 종말소화효소군으로 그 기질이 되는 펩티드나 이당류를 공급하게 된다. 또한, 당질층은 췌장 효소에 의한 상피세포의 손상을 방지하는 효과도 있다고 생각된다.
- 미세융모의 내부에는 액틴세사(actin filament)가 빽빽이 존재하고 있다. 이는 미세융모의 형태를 유지하며, 세포의 표면 쪽에 가로 방향으로 배열된 액틴세사로 이루어진 종말그물(terminal web)과 연결되어 있다. 종말그물은 부착띠(zonula adherens)에 고정된다.
- 미세융모는 돌림주름이나 융모와 함께 소장 점막의 표면적을 증가시킨다. 미세융모는 장관에서 영양이 흡수되는 곳으로, 막 표면에는 다양한 이당류 또는 펩티드의 가수분해효소(종말소화효소), 당이나 아미노산의 운반체(carrier)가 존재한다. 운반체의 대부분은 막 안팎의 Na^+ 농도 구배를 구동력으로 이용한다.

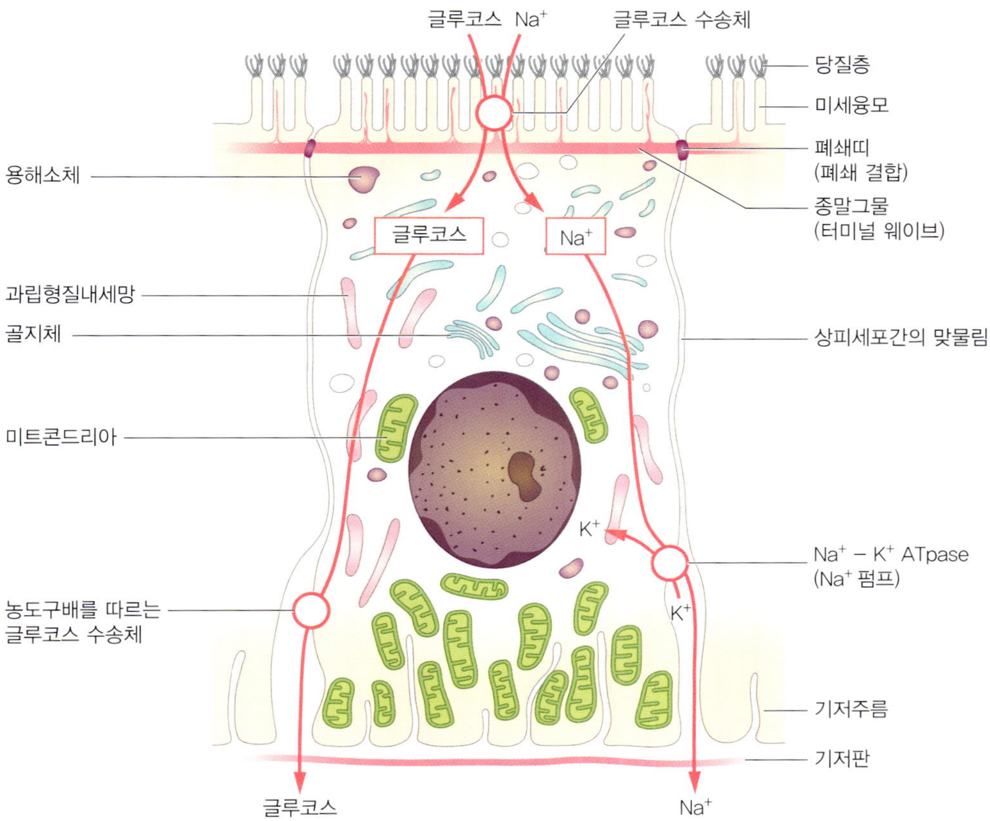

그림 3–14.

2) 기저외측막(basolateral membrane)

- 소장상피세포 측면의 세포막은 인접하는 세포막과 상부에서는 폐쇄연접, 하부에서는 맞물리는 부분을 통해 서로 연결 고정된다. 측면 및 기저부의 세포막(기저외측막)은 미세융모막과 그 기능이 크게 다르다. 이 부위에는 Na^+–K^+ ATPase(Na^+ 펌프)가 많이 분포되어 있어 Na^+가 세포 밖으로 방출된다. 때문에 세포 내의 Na^+ 농도가 낮게 유지되어 미세융모에의 Na^+와 함께 당이나 아미노산의 능동수송이 가능하다. 상피세포의 기저부에 미토콘드리아가 많이 모여 있는 것은, 이 부위에서 일어나고 있는 ATP에 의존한 Na^+ 수송에 사용된다고 생각된다.
- 소장상피세포의 폐쇄연접은 상피세포 사이를 봉쇄하는 구조인 동시에 미세융모막과 기저외측막을 구분하는 구조이기도 하다. 미세융모에 특징적인 종말소화효소나 영양소의 수송체는 폐쇄연접을 넘어 기저외측막으로 확산되지 않으며, 기저외측막의 막단백질은 미세융모로 이동할 수 없다.

3) 술잔세포(배상세포 goblet cell)

- 소장상피에는 흡수상피세포 외에, 술잔세포(goblet cell)라는 와인글라스 같은 형태의 세포가 많이 산재하고 있다. 세포질에는 점액을 포함한 과립이 풍부하게 포함되어 있기 때문에 H-E염색표본에서는 세포질이 희게 보인다. 핵은 기저부에 눌려 편평하게 나타나며, 과립 이외의 세포질에는 발달된 골지체와 과립형질내세망이 있다. 단일 세포로 이루어진 점액샘으로, 소화관과 기도에 존재한다.

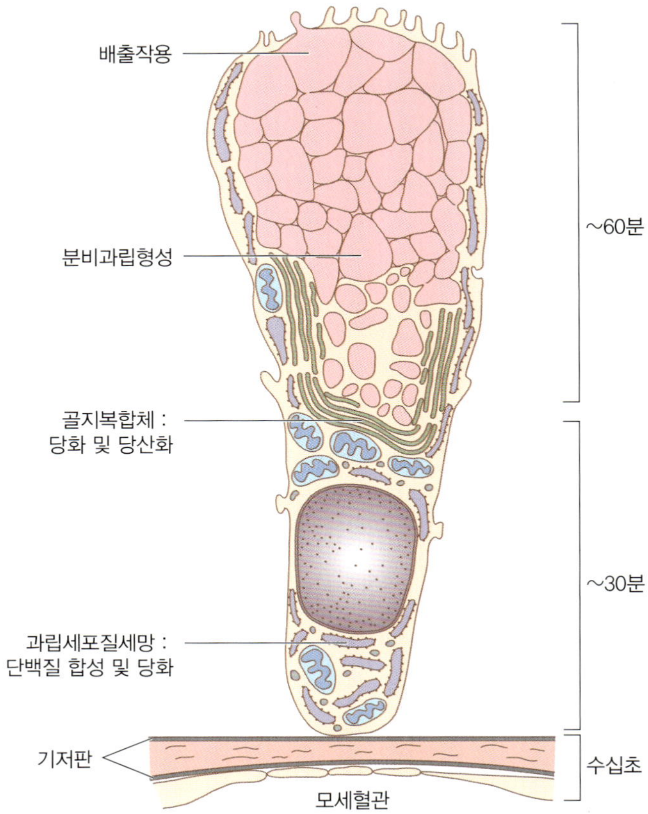

그림 3-15.

장관에서 고분자물질의 흡수. 소화관에서 흡수된 단백질은 효소에 의해 분해되어 마지막에는 아미노산이 되어 흡수상피세포에서 흡수한다. 단백질 중 극히 일부는 분해되지 않고 형태를 유지한 상태로 상피세포로 흡수되어 혈류로 들어가는 경우가 있다. 이 경우는 미세융모막 기저부에서 일어나는 포음작용(pinocytosis)에 의해 흡수가 이루어진다. 신생아의 장은 특히 이러한 능력이 뛰어나 모유 중의 항체 분자를 흡수한다. 나이가 들면 고분자 물질의 흡수능력이 감소되기는 하지만, 성인이 된 후에도 소실되지는 않는다.

3-11 충수(충수돌기, appendix, appendix vermiformis)

➲ 조직 구조는 결장(colon)과 같지만 림프소절이 풍부하다.

- 충수는 끝이 막힌 좁은 맹관으로, 조직 구조는 결장과 같다. 즉, 상피는 단층원주상피이고, 내강에는 주름이나 융모가 없다.
- 림프소절(lymph nodule)이 발달되어 있으며, 종자중심(germinal center)이 뚜렷하다. 림프소절이 점막고유판에서 점막하층에 걸친 부위에 존재하기는 하지만, 점막근육판이 잘 발달되어 있지 않아 불연속적이기 때문에 이 둘의 경계는 확실하

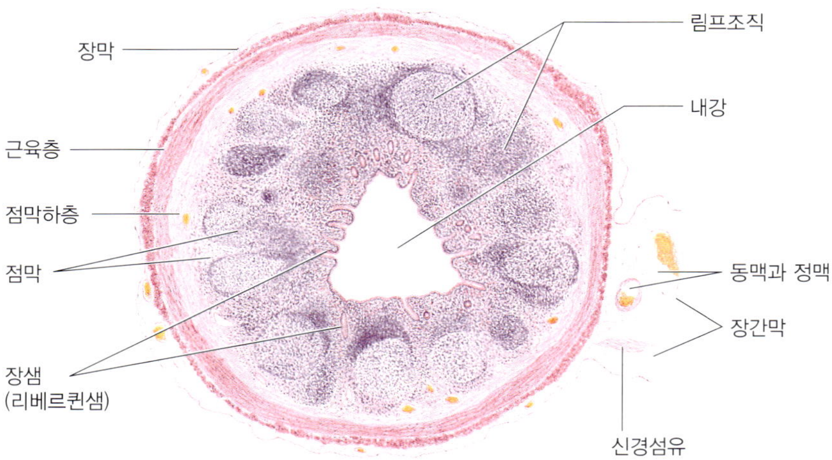

그림 3-16.

지 않다.

- 충수에는 장간막(mesentery)이 존재하며, 바깥은 장막(tunica serosa)으로 둘러싸여 있다.

3-12 결장(colon), 직장(rectum)

결장이나 직장의 점막에는 융모는 없지만 장샘(intestinal gland)이 발달되어 있다.

- 대장은 맹장(cecum), 충수(appendix), 결장(colon), 직장(rectum)으로 구성된다. 대장의 내벽에는 소장과 같은 주름이나 융모가 없다. 결장주름(반월주름 plica semilunaris)이라는 주름이 존재하지만, 이는 근층을 포함한 대장 벽 전체가 형성하는 주름으로, 소장의 돌림주름과는 다르다.
- 점막에는 융모가 없지만 소장보다 잘 발달된 장샘이 존재한다. 점막상피는 단층 원주상피로, 흡수상피세포와 술잔세포가 포함되어 있다. 술잔세포는 장샘의 기저부에 가까워질수록 많아진다. 세포의 표면에는 줄무늬가장자리(선조연 striated border)가 있으며, 전자현미경으로 관찰해 보면 이 구조를 구성하는 미세융모는 소장의 미세융모보다 작고 드문드문 존재한다.
- 흡수상피세포는 물과 전해질의 흡수하는 역할을 한다. 소장의 경우와 마찬가지로 흡수상피세포의 측기저부의 세포막에는 Na^+-K^+ ATPase가 존재한다. 대장의 상피세포의 수명은 대략 5일로 장샘의 기저부에서 증식한다.
- 점막하층 및 근층의 구조는 기본적으로 소장과 같다. 2층의 근층 중 세로근은 대장 주위에 균등하게 발달되어 있는 것이 아니고, 세 군데에서 띠 모양으로 두꺼워져 세 개의 결장띠(taenia coli)를 형성한다.

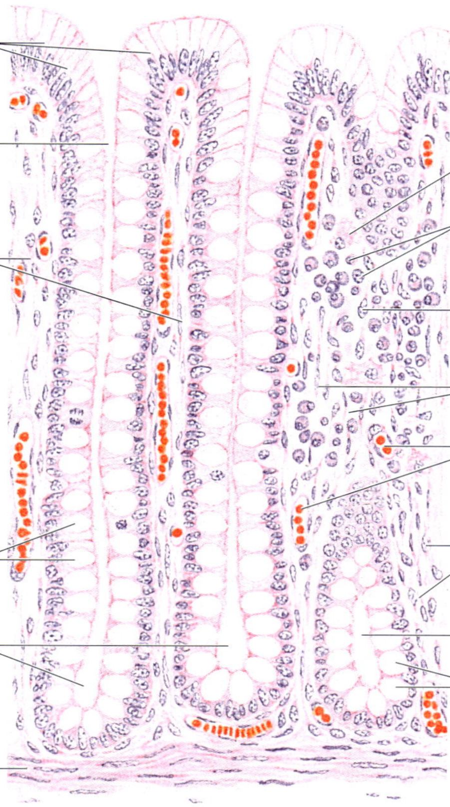

그림 3-17.

소화관의 수분 흡수. 음식물에서 2 L, 타액 1.5 L, 위액 2.5 L, 담즙 0.5 L, 췌액 1.5 L, 모두 합해 1일 8 L의 수분이 소화관으로 유입된다. 이 많은 수분의 대부분은 소장 이하에서, 전해질 흡수에 수반되는 2차적인 수분 흡수 및 수분 채널을 통한 선택적 흡수에 의해 회수된다. 소장에서는 약 6.5 L의 수분이, 결장에서는 1.3 L의 수분이 흡수된다.

3-13 항문(anus)

- 직장 · 항문 이행부에서는 상피와 근육층의 구성이 달라진다.
- 내항문괄약근(internal anal sphincter)은 평활근, 외항문괄약근(external anal sphincter)은 골격근이다.

- 소화관 출구 근처의 직장과 이어지는 골반격막에서 항문까지 약 4cm 정도를 항문관(무미 canal)이라고 한다. 이 부위에서 소화관의 상피인 단층원주상피가 체표면의 상피인 중층편평상피로 바뀌게 된다. 항문관에는 항문관을 세로로 달리는 항문기둥(anal column)이라는 점막주름이 존재하며, 주름 사이의 패인 부분을 항문동(anal sinus)이라고 한다. 항문기둥과 항문동 아래쪽에서 직장과 항문의 경계는 반듯하지 않고 물결 모양으로 나타나며 이를 항문직장선(즐상선 pectinate line)이라고 한다.
- 항문에서 치상선까지는 체표면 외배엽에서 기원되는 중층편평상피이고, 항문직장

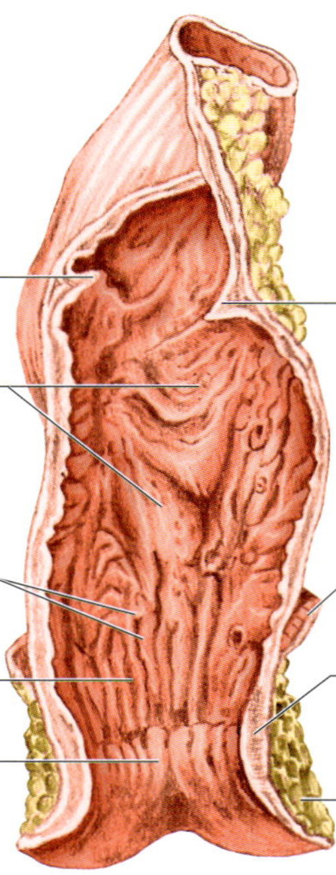

그림 3-18.

선의 위쪽은 내배엽에서 기원된 단층원주상피로 덮여 있다. 항문직장선은 태생기에 항문을 막고 있던 항문막(anal membrane)의 위치에 존재한다.

- 직장의 점막고유판에는 장샘이 있고, 항문에 가까워져 중층편평상피로 이행되면 점막고유판에 항문샘(anal gland)이 나타난다. 항문샘은 점액샘으로 분비관은 항문오목(항문동의 하단)으로 열린다. 항문관의 점막하층에는 정맥얼기(venous plexus)가 발달되어 있다. 항문직장선에서 항문 피부의 경계까지는 털이나 땀샘 등 피부의 부속기는 나타나지 않는다.
- 직장에서 계속되는 돌림근은 항문관 부근에서 두꺼워져 내항문괄약근(internal anal sphincter)이 된다. 따라서, 내항문괄약근은 평활근이다. 그 외측에는 횡문근인 외항문괄약근(external anal sphincter)과 항문거근(항문올림근 levater ani)이 나타난다. 이 두 항문괄약근의 경계에는 점막에 움푹 팬 곳이 나타나며 이를 힐튼백선(Hilton's white line) 또는 괄약근간고랑(intersphincteric groove)이라고 한다.

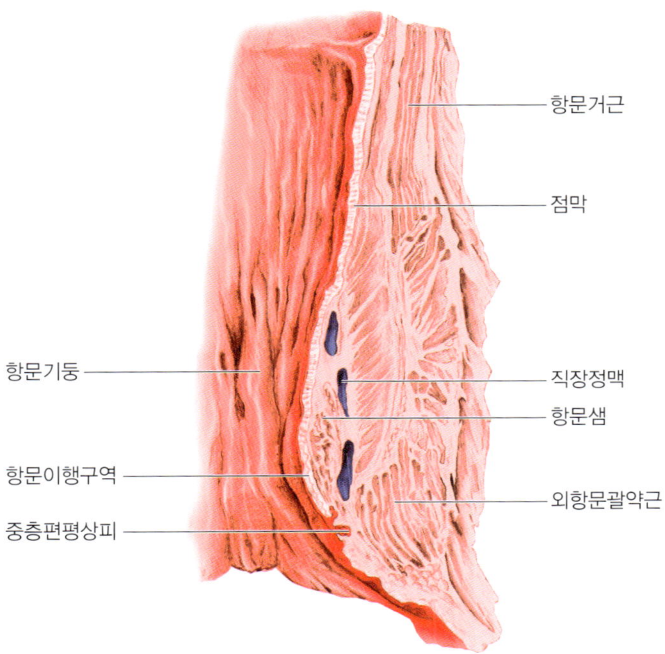

그림 3-19.

3-14 간(liver)의 조직구조와 문맥 순환(portal circulation)의 경로

- 간의 기능적 단위는 간소엽(hepatic lobule, 고전간소엽)이다.
- 문맥의 혈액은 간소엽의 주변부에서 중심정맥(central vein)을 향해 흐른다.
- 문맥구역(portal area)에는 간동맥(heaptic artery)의 가지와 간문맥(portal vein)의 가지 및 담관(bile duct)의 가지가 존재한다.

- 간(liver)은 인체에서 가장 큰 분비샘으로, 복강의 오른쪽 위에 위치하며, 좌엽, 우엽, 미상엽, 방형엽으로 구성된다. 간은 전체적으로 결합조직성 피막으로 둘러싸여 있으며, 간문(porta hepatis)으로는 혈관(문맥과 간동맥), 간관(hepatic duct), 림프관, 신경이 출입한다.

1) 간소엽(hepatic lobule)

- 간의 조직학적 및 기능적 구성단위는 간소엽이다. 간소엽은 간실질세포의 집단으로, 그 단면은 인간의 경우 지름 1~2 mm의 불규칙한 다각형으로 관찰된다. 간소엽의 주위는 얇은 결합조직인 글리손피막(Glisson's capsule)에 의해 둘러싸여 있다.
- 세 개 이상의 간소엽이 만나는 부위에는 다른 부분에 비해 약간 결합조직이 많으며, 이 속에 간동맥의 가지인 소엽간동맥(interlobular artery)과 문맥(portal vein)의 가지 및 소엽간담관(interlobular bile duct)이 존재한다. 이 부위를 특별히 문맥구역(portal area) 또는 문맥공간(portal space)이라고 한다. 보통 간동맥, 문맥, 담관의 가지는 문맥구역에서 항상 함께 주행하므로 이를 간삼조(portal triad)라고 하며, 모든 문맥구역에서는 이 세 관 구조를 모두 관찰할 수 있다.

2) 문맥혈의 경로

- 간소엽의 중심에 있는 중심정맥(central vein)을 중심으로, 방사상으로 간세포가 열을 지어 배열되어 있으며, 이를 간세포판(hepatic plate)이라고 한다. 간세포판과 간세포판 사이에는 내강이 넓은 모세혈관인 동모양모세혈관(sinusoid)이 주행하고 있다.
- 문맥 및 간동맥의 가지에서 나온 혈액은 동모양모세혈관으로 들어간다. 혈액은 중심정맥을 향해 흐르는 동안 간세포와 물질교환을 한다. 동모양모세혈관의 혈류

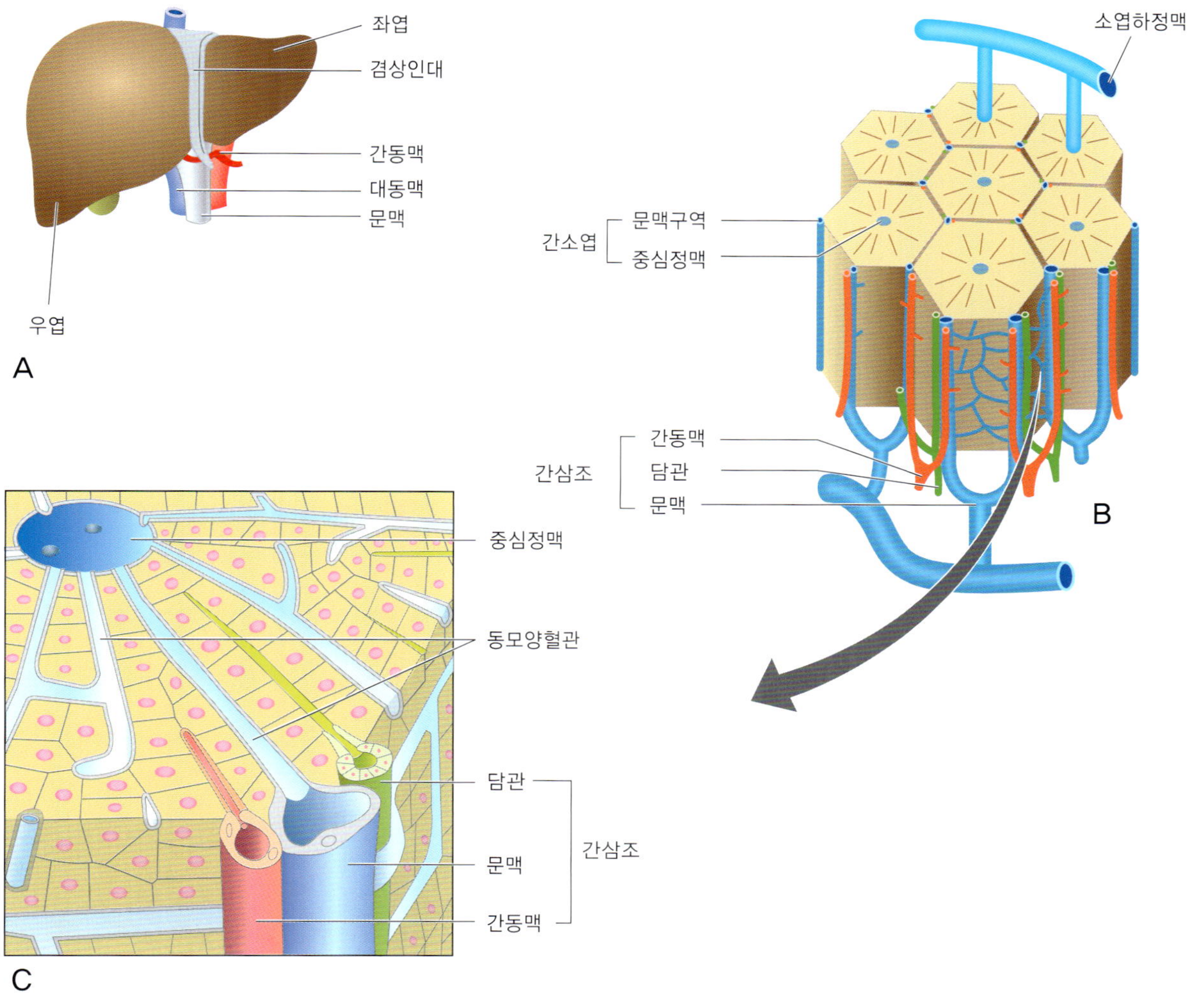

그림 3-20.

는 매우 느리기 때문에 간세포와 혈액 사이의 물질교환에 적절하다. 동모양모세혈관의 벽은 내피세포(endothelial cell)로 이루어져 있다. 이 내피세포는 유창성이고 바깥쪽에 기저판(basal lamina)이 없어 물질의 대량 이동에 적합하다. → 8-3

- 내피세포와 간세포 사이의 좁은 공간을 디세공간(space of Disse)이라고 하며, 약간의 탄력섬유나 콜라겐섬유가 존재한다. 하지만, 다른 결합조직 성분이나 기저판은 없다. 동모양혈관주위지방세포(perisinusoidal fat storing cell, 이토세포 Ito cell)는 이 공간에 존재한다.

3) 간의 기능적 단위

- 위의 고전적인 간소엽 이외에, 아래 그림과 같은 기능단위 모델을 생각할 수 있다.
  ① 문맥소엽(portal lobule)은 문맥구역을 정점으로 하는 삼각형 구조로, 담즙(bile) 분비를 중심으로 생각한 구조이다.
  ② 간샘포(liver acinus)는 중심정맥과의 거리에 따라 간세포의 대사활성의 변화를 설명하기 쉬운 개념이다. 이 경우 소엽은 인접한 두 중심정맥과 두 문맥구역을 잇는 영역이다. 문맥구역에 가까운 구역 1은 문맥의 혈액을 맨 처음 처리하게 되는 구역이다. 산소와 영양이 풍부한 혈액과도 만나지만, 문맥 혈액에 포함된 유해물질이나 약제에도 맨 처음 노출되게 된다. 중심정맥에 가까운 영역 3은 영역 1과 2에서 처리된 혈액과 만난다. 이러한 차이는 간세포 기능의 다양성의 원인이 되며, 또한 간질환에서 간세포 장애가 영역에 특이적으로 일어나는 원인이 되기도 한다.

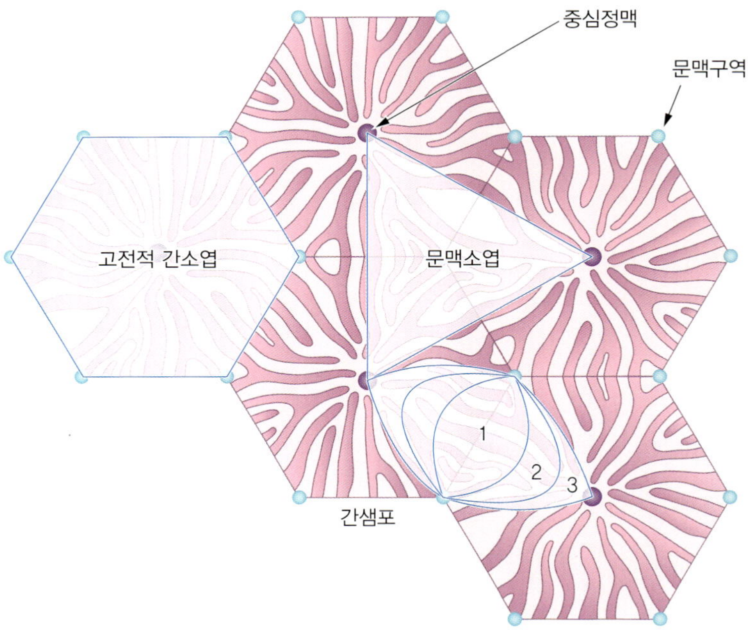

그림 3-21.

간세포의 다양성. 간세포는 형태적 · 기능적으로 균일하지 않고 다양하다. 예를 들어 글루코네오제네시스(gluconeogenesis)에 관여하는 효소의 활성은 간소엽 주변부의 간세포에서 높고, 중심부(중심정맥 부근)에서는 낮다. 반대로 해당작용(glycolysis)에 관여하는 피루빈산인산화효소(pyruvate kinase) 활성은 중심부에서 높다. 이러한 효소활성의 불균질적 분포는 스테로이드 대사에 관여하는 효소에서도 관찰된다.

3-15 간세포(hepatocyte)의 특징

- 간세포는 혈장단백질의 합성, 당분과 지질의 저장, 해독(detoxification) 등 다양한 대사 기능을 하며, 이러한 다채로운 기능에 적합하게 다양한 세포소기관이 잘 발달되어 있다.
- 간세포는 담즙(bile)을 분비한다는 의미에서 외분비세포이기도 하다.

1) 간세포의 형태적 특징

- 간세포의 핵은 대개 둥근 모양으로 세포의 중심에 위치한다. 체세포는 보통 2배체이지만 간세포는 대부분 4배체이다. 핵이 두 개인 세포도 자주 관찰된다.
- 간세포의 다양한 세포소기관이 잘 발달되어 있는 것이 특징적이다. 이 중 무과립형질내세망(sER)에는 약물을 대사하는 효소나 알코올탈수소효소(alcohol dehydrogenase)가 존재하며, 약물과 알코올의 대사(해독)가 이루어진다. 알코올이나 페노바비탈(phenobarbital) 등의 약물을 많이 섭취하면 대사효소의 활성이 높아지고, 형질내세망의 형성도 촉진되어 간세포 안에 무과립형질내세망이 다수 출현하게 된다. 일부 약물대사는 과산화소체에서도 이루어지므로, 일부 약물은 과산화소체의 수를 증가시키는 작용을 한다.
- 간세포에서는 알부민(albumin), 각종 글로불린(globulin), 피브리노겐(fibrinogen) 등의 혈장단백질이 합성된다. 이러한 단백질은 동모양모세혈관에 가까운 세포질에 위치하는 골지체를 경유해 혈액 중으로 분비된다. 또한, 세포질 중에 글리코겐(glycogen)이 과립형태로 저장되어 있기 때문에, 간세포는 PAS 양성으로 나타난

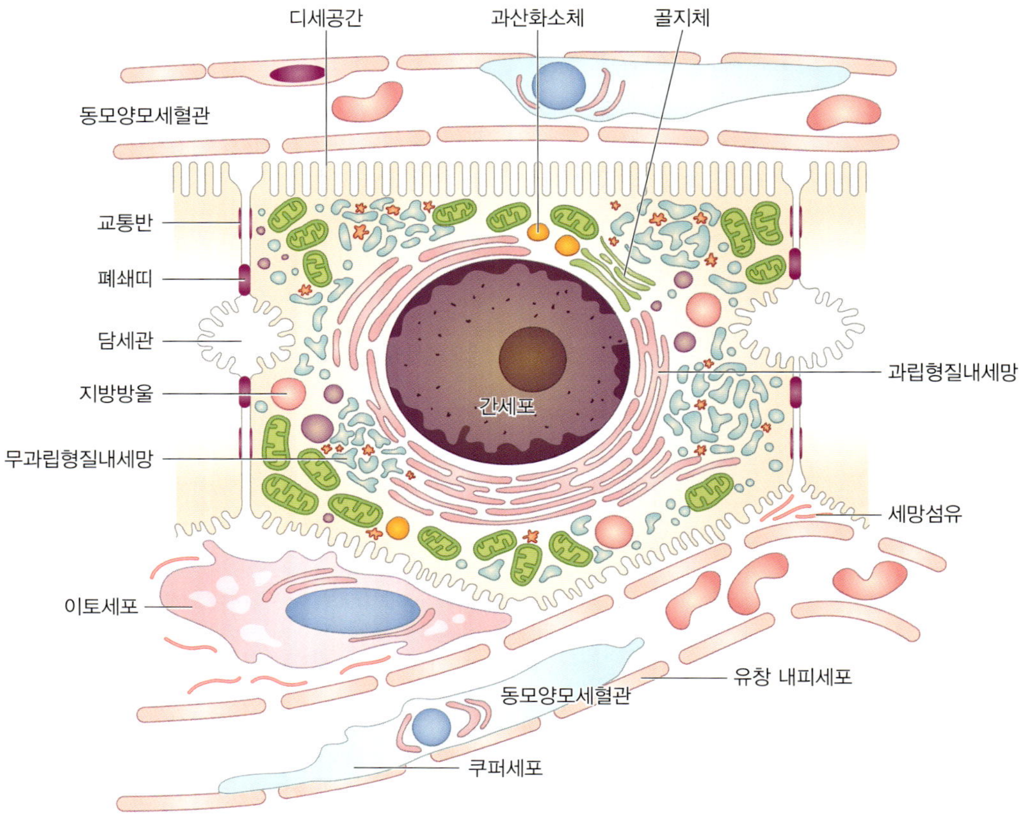

그림 3-22.

다. 글리코겐의 축적되는 정도는 식사나 영양상태에 따라 크게 달라진다.

2) 담즙의 분비와 수송

- 간의 중요한 기능 중 하나로 담즙 분비 기능을 들 수 있다. 담즙은 결국 십이지장에서 배출되므로, 담즙분비는 간세포의 외분비기능이라고 할 수 있다. 담즙의 주성분인 담즙산(bile acid)은 무과립형질내세망(sER)에서 합성된다.
- 담세관(biliary canaliculus)은 서로 이웃하고 있는 두 간세포에서 동모양모세혈관과 접하지 않은 표면에 나타나며, 두 곳의 폐쇄띠(tight junction) 사이에 있는 매우 작은 관상구조이다. 담세관으로 분비된 담즙은 간소엽 주변부로(동모양모세혈관의 혈류와는 반대 방향으로) 수송되어 간소엽 주변부에서 입방상피로 이루어진 헤링관(canal of Herring)이라는 소관으로 들어가고, 문맥구역에서 담관으로 이어지고, 다음 간관(hepatic duct)으로 이어져 간 바깥으로 나오게 된다.

3-16 쿠퍼세포, 이토세포(Ito cell, 별세포 hepatic stellate cell)

- 쿠퍼세포는 동모양모세혈관 내에 존재하며 포식작용을 한다.
- Ito 세포는 디세공간에 존재하며, 세포질에 지방을 저장한다.

1) 쿠퍼세포(Kupffer cell)

- 동모양모세혈관의 벽에 존재하며, 포식작용을 한다. 그 기원에 대해서는 다양하게 연구되어 왔지만, 지금은 골수에서 기원된 대식세포(macrophage)가 간으로 이동해 정착한 세포라고 생각되고 있다. 간세포 100개당 쿠퍼세포는 15~16개의 비율로 존재한다고 알려져 있다. 쿠퍼세포의 포식작용을 이용하여 색소나 먹물을 주입시키면, 동물의 간에서 일반적인 광학현미경으로도 쉽게 식별 가능하다.
- 쿠퍼세포의 기능은 다양하기 때문에 아직 완전히 알려져 있지는 않지만, 적어도 문맥 혈액 중에 존재하는 유해물질(장관에서 흡수된 엔도톡신 등)의 처리, 혈액 중에 필요하지 않은 물질이나 면역복합체의 흡수와 분해에 작용한다고 생각된다.

2) 이토세포(Ito cell, 간별세포 hepatic stellate cell)

- 이전에 동모양모세혈관주위지방세포(perisinusoidal fat storing cell), 지방저장세포(fat storing cell)라고도 불리던 이 세포는 일본의 이토 토시오에 의해 발견되어 이토세포(Ito cell)라고 하지만, 최근에는 간별세포(hepatic stellate cell)라는 명칭도 많이 사용된다.
- 쿠퍼세포와는 달리 디세공간에 존재하며 포식작용도 하지 않는다. 세포질에 산재하고 있는 지방방울(lipid droplet) 중에는 비타민 A가 저장되어 있다. 콜라겐 생성 능력이 있는 세포로, 간실질세포의 변성괴사에 수반되는 섬유화에 관여할 가능성이 높다.

간의 줄기세포(stem cell). 헤링관(canal of Herring)을 구성하는 세포 중에는 간세포로 분화할 수 있는 줄기세포가 포함되어 있다. 간은 다른 기관과 달리 실질세포가 분열 능력을 갖고 있다. 그러나 약제에 의해 간에 장애가 발생한 경우, 헤링관의 세포가 분열하여 간세포나 담관 상피로 분화한다. 간은 담즙을 분비하는 외분비샘으로, 헤링관은 분비관의 첫 부분에 해당하는 구조이다. 타액샘의 사이관(intercalated duct) 또는 췌장의 샘포중심세포(centroacinar cell) 등도 실질세포를 공급하는 줄기세포라고 생각되고 있다.

3-17 담낭(gallbladder)

- 담낭 상피는 단층원주상피로, 수분을 흡수한다.
- 점막이 근육층까지 깊게 함입되는 경우가 있다.

• 담낭(gallbladder)은 간의 아래쪽 면에 부착되어 있는 용량 약 50 ml의 속이 비어

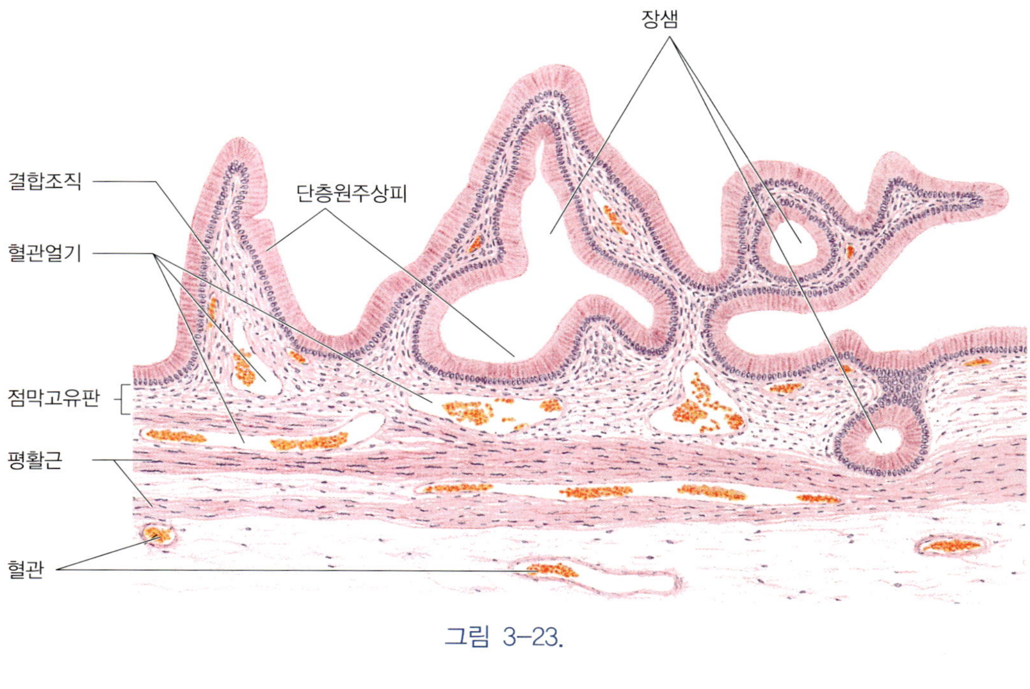

그림 3-23.

있는 기관이다. 담낭은 간, 췌장과 함께 전장(foregut)에서 기원된다.

- 담낭은 주름이 있는 점막상피, 점막고유판, 근층, 결합조직, 장막으로 구성되며, 점막근육판은 없다. 담낭상피는 키가 큰 단층원주상피로, 줄무늬가장자리(선조연 striated border)가 표면에 있지만 미세융모는 그다지 발달되어 있지 않다. 세포는 서로 연접복합체에 의해 결합되어 있으며 세포끼리 맞물려 있는 곳도 관찰된다. 소장 상피와 마찬가지로 세포의 표면 쪽과 기저부에는 미토콘드리아가 많고 외측기저막에는 Na^+-K^+ ATPase가 존재한다. 점막고유판에는 유창모세혈관이 많이 존재하지만, 소장과 달리 림프관은 분포되어 있지 않다.
- 담낭상피는 수분을 흡수해 담즙을 농축한다. 근층은 부교감신경 자극 또는 콜레시스토키닌에 의해 수축되어 담즙을 십이지장으로 배출한다.

로키탄스키-아쇼프동(Rokitansky-Aschoff sinus)과 루쉬카관(Luschka's duct).

담낭 점막의 주름이 깊게 들어가 근층까지 이르는 경우도 있다. 이와 같은 부위를 로키탄스키-아쇼프동이라고 하며, 점막이 과형성된 결과라고 생각된다. 또한, 간 근처 담낭벽의 결합조직 중에는 단층입방상피의 관이 존재하는 경우가 있다. 이를 루쉬카관이라고 하며, 태생기에 함입된 담관이 남아 있는 것이라고 생각된다. 루쉬카관은 담낭 내강과 이어져 있지 않고 간의 담관과 직접 연결되어 있다. 때문에 수술할 때 손상되면 수술 후 담즙 누출의 원인이 될 수 있다.

3-18 췌장(pancreas)의 외분비부(exocrine portion)

- 췌외분비부의 샘포세포(acinar cell)에는 에오신에 잘 염색되는 분비과립이 있다.
- 췌장의 샘포중심세포(centroacinar cell)는 다른 외분비샘과 구별할 수 있는 감별점이 된다.

- 췌장(pancreas)은 후복벽의 복막 뒤에 존재하는 길고 가는 기관으로, C자형의 십이지장으로 둘러싸인 부분을 두부(head), 반대 쪽 비장에 가까운 부분을 미부(tail), 중간을 체부(body)라고 한다. 췌장은 실질적으로 소화 효소를 포함하고 있는 췌장

액(pancreatic juice)을 십이지장으로 분비하는 외분비부와, 인슐린 등의 호르몬을 혈액 중으로 분비하는 내분비부로 이루어져 있다. 내분비부는 췌장 전체의 1~2% 만을 차지하며, 미부를 중심으로 산재되어 있다. → 7-9

- 외분비부는 분비관이 있는 얇은 성긴결합조직에 의해 수많은 소엽(lobule)으로 구분된다. 또한, 각 소엽은 많은 샘포(acinus)로 구성되어 있다.

1) 샘포세포(acinar cell)

- 기저측이 넓은 피라미드 모양의 세포이며, 세포질은 염기호성을 띠고 세포는 뚜렷한 극성을 보인다. 원형의 핵은 기저부에 위치하며, 핵 주변의 세포질은 염기호성이지만, 샘의 내강과 접한 표면 쪽에는 분비과립이 저장되어 있기 때문에 산호성을 띤다. 전자현미경으로 보면 잘 발달된 과립형질내세망(rER)과 골지체가 세포의 중심에서 기저부에 걸쳐 관찰된다. 분비과립은 골지체에서 생성되어 세포의 표면 쪽으로 이동하며, 이동하는 동안 다양한 성숙단계의 과립이 관찰된다.
- 샘포세포는 아밀라아제, 트립신, 키모트립신, 리파아제, 뉴클레아제 등의 소화효소를 생산한다. 이들 효소는 서로 다른 세포에서 생산되는 것이 아니고, 하나의 샘포세포가 여러 효소(실제로는 그 전구체)를 생산한다. 때문에 분비과립 중에는 많은 효소가 섞여 있다.

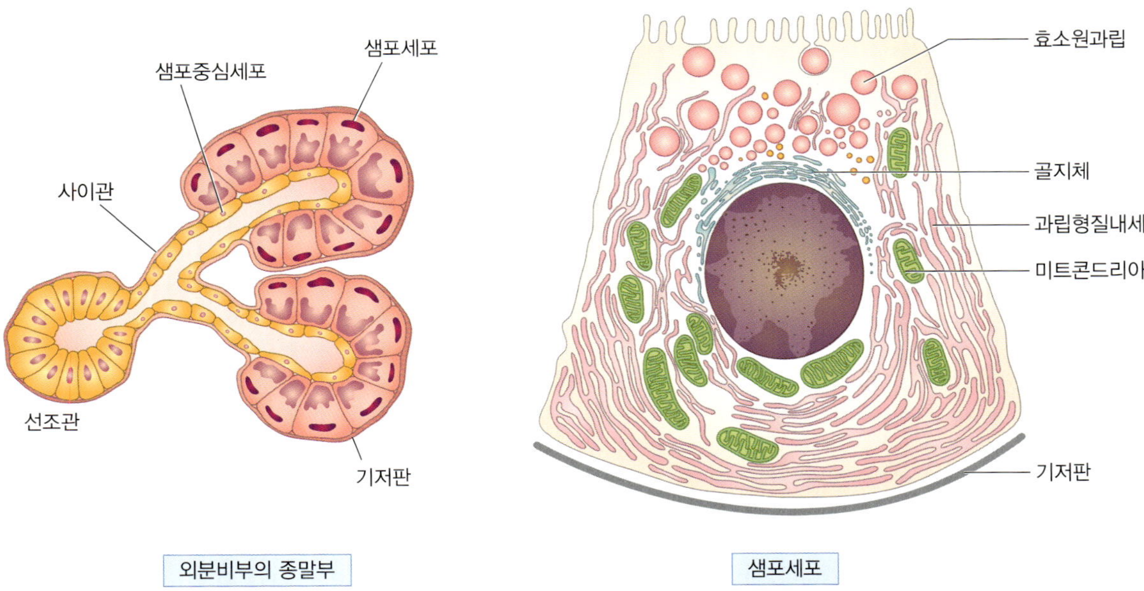

그림 3-24.

- 췌장의 소화효소는 불활성 전구물질로 분비된다. 췌장액 중의 트립시노겐(트립신의 전구물질)은 소장 상피의 미세융모막에 있는 엔테로키나아제(enterokinase)라는 효소의 기능에 의해 활성형 트립신으로 변환된다. 트립신은 다시 다른 효소 전구물질을 가수분해하여 활성형으로 변환시킨다.

2) 분비관(duct)

- 종말부에서 관찰되는 샘포중심세포(centroacinar cell)는 형태적으로 샘포와 연결된 사이관(intercalated duct)의 세포와 비슷하며 세포질은 옅게 염색된다. 따라서 염기호성이고 세포질이 짙게 염색되는 샘포세포(acinar cell)와는 쉽게 구별된다. 이 세포는 사이관의 상피세포가 샘포 안으로 함입된 구조라고 생각되며 분비 기능을 하지는 않는다.
- 분비액은 종말에서 사이관, 소엽내분비관(intralobular duct), 소엽간분비관(interlobular duct)을 지나 췌장관(pancreatic duct)으로 들어가게 된다. 타액샘의 선조부는 존재하지 않는다. 소엽내분비관의 상피는 옅게 염색되는 입방 상피세포로 이루어져 있으며 중탄산염을 많이 함유한 알칼리성 액체를 분비한다. 이는 십이지장샘의 분비물과 함께, 위에서 내려온 강산성의 음식물 덩어리를 중화시켜 분비액 중의 소화 효소가 충분히 활성화 될 수 있는 pH 환경을 조성한다.
- 췌장관은 총담관(common bile duct)과 합류되어 대십이지장유두(major duodenal papilla)로 열린다. 이곳에 존재하는 오디괄약근(Oddi's sphincter)은 십이지장으로 방출되는 췌장액의 양을 조절하고, 십이지장의 내용물이 췌장관으로 역류하는 것을 막는다. 췌장관 외에 부췌장관이 있는 경우도 있으며, 이 경우 부췌장관이 주췌장관보다 위쪽에 열린다.

3) 소화액의 분비조절

- 위나 소장의 상피에는 장호르몬이라는 일군의 펩티드 또는 아민을 분비하는 내분비세포가 산재해 있다. 예전에 장크롬친화성세포(enterochromaffin cell) 또는 은친화성세포(argentaffin cell)라고 불리던 세포들이다. 세포 기저부에 있는 분비과립 내의 호르몬은, 소화관에서의 음식물 이동, pH 변화 등의 자극에 따라 점막고유판으로 방출된다. 호르몬은 점막고유판의 모세혈관으로 들어가 혈관을 따라 이동하여 표적기관에 이르게 된다.
- 위점막에서 분비되는 가스트린(gastrin)은 위산 분비를 자극하고, 십이지장에서 분

비되는 세크레틴(secretin)은 위산 분비를 억제하면서 췌장 분비관의 상피에 작용해 효소 함량이 낮고 중탄산염이 풍부한 췌장액을 대량 분비시킨다. 또한, 중탄산염이 풍부하고, 담즙산 농도가 낮은 담즙의 분비를 자극한다.

- 콜레키스토키닌(cholecystokinin; 별도로 발견된 판크레오자이민과 같은 물질)은 소장으로 들어오는 지방에 반응해 분비되며, 세크레틴과 마찬가지로 위산 분비를 억제하고, 췌장 샘포세포의 소화효소 분비를 자극하며, 담낭을 수축시켜 담즙을 방출시킨다. GIP(gastric inhibitory peptide)는 췌장의 인슐린 분비를 자극하고, 모틸린(motilin)은 위나 소장의 운동을 항진시킨다. 대부분의 소화관 호르몬은 신경세포에서도 합성되어 신경전달물질로 사용된다.
- 췌액 분비는 부교감신경 자극에 의해 촉진되며, 교감신경섬유는 혈류 조절에 관여한다.

Chapter 04

호흡계

Respiratory system

4-1 비강점막의 호흡부와 후각부

- 호흡상피는 위중층섬모원주상피(pseudostratified ciliated columnar epithelium)로 이루어져 있다.
- 후각부는 위중층상피이지만 술잔세포(goblet cell)가 없으며 섬모(cilia)도 적다.

- 비강은 비중격에 의해 좌우가 격리되어 있으며, 또한 비갑개가 돌출되어 복잡한 구조를 하고 있다. 공기는 비강을 통과하는 동안 일정한 습도와 온도를 갖게 된다. 또한, 공기 중의 이물질은 비점막에서 제거되어 깨끗한 공기가 폐로 공급되게 된다.

1) 호흡부(respiratory portion)

- 점막 상피는 술잔세포를 포함하고 있는 위중층섬모상피로, 섬모의 운동은 뒤쪽 구강 쪽을 향한다. 점막고유판에는 비강샘(nasal gland)이 있다. 비강샘은 혼합샘으로, 이 샘의 분비물에 의해 비강은 항상 습기 있는 상태를 유지할 수 있다.
- 비중격연골의 앞쪽 아랫부분은 비강의 점막이 표피로 이행되는 부분으로, 키셀바흐 부위(Kisselbach's area)라고 한다. 이곳에는 점막고유부에 정맥얼기가 잘 발달되어 있기 때문에 비출혈이 일어나기 쉽다.

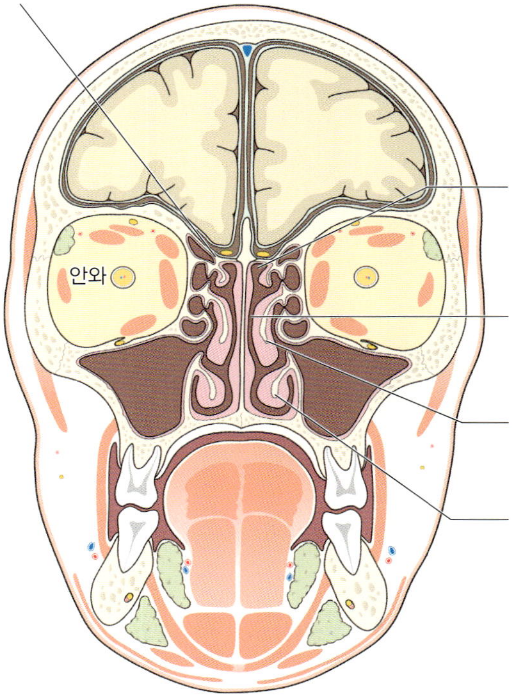

비강의 관상단면

그림 4-1.

2) 후각부(olfactory portion)

- 비강 상부의 한정된 부위에 존재한다. 점막상피는 위중층상피로, 후각상피(olfactory epithelium)라고 한다. 신경세포인 후각세포와 지지세포, 기저세포의 세 가지 상피세포로 구성된다. 광학현미경으로 이들 세포를 확실하게 구별하는 것은 어렵지만, 보통 기저세포의 핵은 기저부에 있으며 지지세포의 핵은 가장 위쪽에 위치한다.
- 후각세포는 양극뉴런(bipolar neuron)으로, 세포의 표면에는 신경세포의 수상돌기에 해당하는 돌기가 있다. 그 끝 부분에는 작게 부풀어 오른 후각소포(olfactory vesicle)가 있으며. 여기에서 운동성이 없는 섬모(후각섬모 olfactory cilia)가 약 10개 정도 뻗어 나와 있다. 이 섬모에 후각 수용체가 있다고 생각된다. 이 세포의 축삭은 후각신경(olfactory nerve, I)을 이룬다. 이 신경은 후각부의 바로 위쪽에 있는 체판(cribriform plate)을 통과하여 후각망울(olfactory bulb)에 이른다. 후각망울의 섬유는 후각로(olfactory tract)가 되어 편도체 등에

투사된다.

- 지지세포는 후각상피 중에서 가장 많은 세포로, 표면에 미세융모가 발달되어 있고, 세포질에는 미토콘드리아와 무과립형질내세망이 많다. 중추신경계의 신경아교세포와 같은 기능을 한다고 생각된다.
- 기저세포에는 후각세포와 지지세포로 분화하는 줄기세포(stem cell)가 포함되어 있다고 생각된다. 성인이 된 후에도 이 세포는 분열하며 계속해서 후각상피로 세포를 공급한다. 자기방사법(autoradiography)을 이용한 연구에 의하면, 실험동물 후각세포의 수명은 대략 1개월이었다고 한다. 일반적으로 신경세포는 발생한 이후에는 재생되지 않는다고 여겨지고 있었지만, 최근 예외가 몇 가지 밝혀졌고 후각세포는 이 중의 하나이다. 후각세포가 세포분열에 의해 재생된다는 것은 반세기 이상 전에 확인된 사항이다.
- 후각부의 점막고유판에는 후각샘(olfactory gland; 보우만샘 gland of Bowman)이라는 단일 관포상샘(tubuloalveolar gland)이 있다. 이 샘은 순수한 장액샘(serous gland)으로 그 분비물은 후각상피를 덮고 있다. 이 분비물에 냄새를 내는 물질이 용해되어 후각섬모의 수용기와 결합한다. 후각샘과 후각상피의 지지세포에는 리

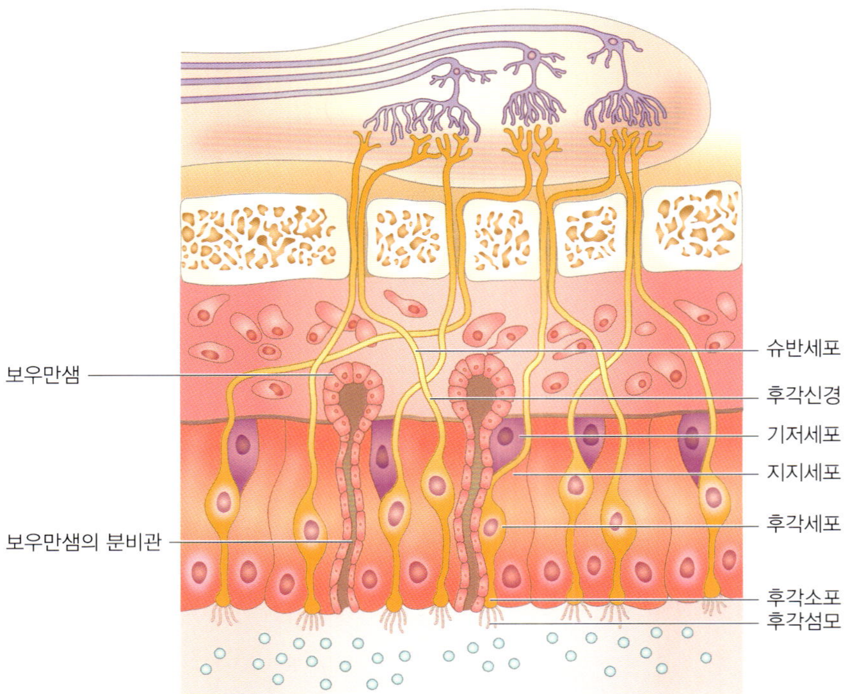

그림 4-2.

포푸신과립이 많기 때문에 후각부를 육안으로 보면 황색 또는 갈색을 띤다.

호흡상피의 편평상피화생(squamous metaplasia). 비점막이나 기관의 점막상피는 본래 위중층섬모상피이지만, 만성 기관지염이나 그 밖의 이유로 특히 비갑개나 성대의 상피가 중층편평상피로 바뀌는 경우가 있다. 이는 국소적인 기류의 변화에 의한 것이라고 생각되며, 흡연자에게서도 같은 변화가 일어난다. 흡연으로 섬모상피의 섬모운동이 동조성을 잃어 점액 배출이 어려워지면 점액을 배출하기 위해 기침을 하게 된다. 기침은 섬모상피를 더욱 손상시켜 편평상피로 변환시킨다. 이러한 현상을 화생(metaplasia)이라고 하며, 섬모상피가 편평상피로 변화하는 것이 아니라, 새로이 편평상피가 만들어지게 되는 것이다.

4-2 후두(larynx)

- 후두덮개(epiglottis)는 탄력연골(elastic cartilage)로 이루어지며, 그 외 대부분은 유리연골(hyaline cartilge)이다.
- 중층편평상피(stratified squamous epithlium)와 위중층섬모상피(pseudostratified ciliated columnar epithelium)가 혼재한다.

- 기관의 입구에 위치하는 후두(larynx)는 여러 개의 연골로 형성된 관 모양 기관이다. 갑상연골(thyroid cartilage), 윤상연골(cricoid cartilage) 등 대부분의 연골은 유리연골이지만, 후두덮개는 탄력섬유가 많이 포함된 탄력연골이다. 후두의 연골은 나이가 들면 석회화되지만 후두덮개는 석회화되지 않는다.
- 후두의 점막상피에는 중층편평상피와 위중층섬모상피가 혼재하고 있다. 후두의 점막에는 후두샘(laryngeal gland)이라는 혼합샘이 있다.
- 후두 상단의 앞쪽으로는 후두덮개라는 편평한 구조가 돌출되어 있다. 이는 음식을 삼킬 때 반사적으로 후두의 입구를 덮어, 음식이 기관으로 들어가는 것을 막는다. 후두개의 상피 중 위쪽(인두면 pharyngeal surface)은 중층편평상피, 아래쪽(후두면 laryngeal surface)은 위중층섬모상피이다. 후두덮개 아래에는 후두덮개샘

(epiglottal gland)이라는 혼합샘이 있다.

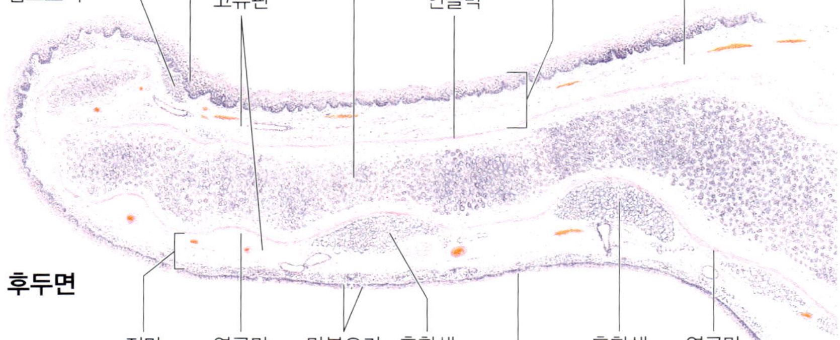

그림 4-3.

4-3 성대(vocal cord)

- 후두덮개 아래에는 전정주름(vestibular fold, 가성대 false vocal cord)이, 그 하부에 성대주름(vocal cord, 진성대 true vocal cord)이 존재한다.
- 전정주름에는 후두샘이 있으며, 성대주름에는 성대근(vocalis muscle)과 성대인대(vocal ligament)가 존재한다.

- 성대(vocal cord)는 후두의 중앙에 존재하는 발성 기구로, 전후로 주행하는 한 쌍의 주름으로 이루어져 있다. 위쪽을 전정주름, 아래쪽을 성대주름, 좌우 성대주름의 사이를 성문틈새(rima glottis)라고 한다. 이곳을 공기가 빠져 나가면서 음성이 나오게 된다.
- 상피는 중층편평상피와 위중층섬모상피가 혼재하고 있다. 전정주름에 있는 후두샘(혼합샘)에서는 점액이 분비된다. 성대주름에는 갑상연골과 피열연골(arytenoid

cartilage) 사이에 존재하는 성대근(골격근)이 있으며, 주름의 가장 안쪽에는 성대인대(vocal ligament)라는 탄력섬유다발이 전후 방향으로 주행하고 있다. 성대근을 비롯한 후두의 근육이, 성문틈새의 간격이나 성대인대의 긴장도를 변화시켜 음성이 조절된다.

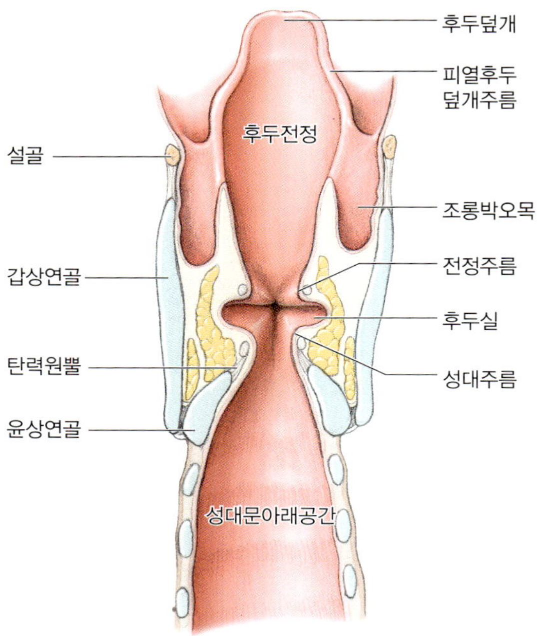

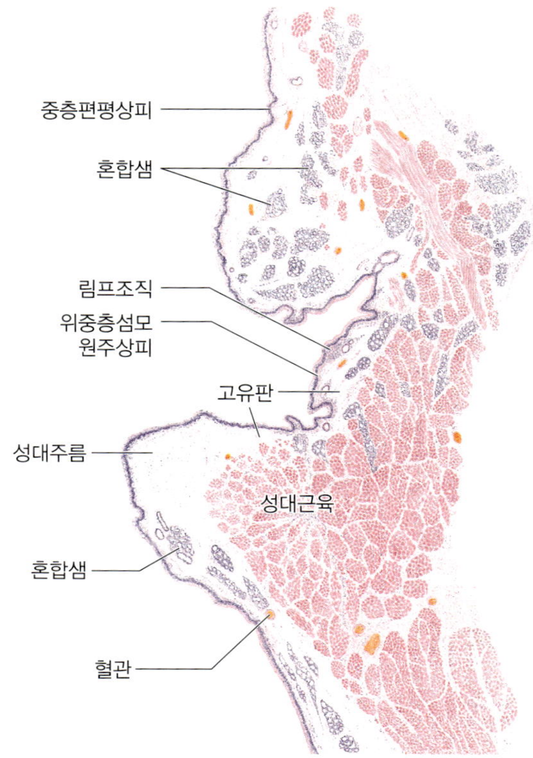

그림 4-4.

4-4 기관(trachea)

- 기관연골(tracheal cartilage)은 유리연골(hyaline cartilage)이다.
- 점막은 위중층섬모원주상피(pseudostratified ciliated columnar epithelium)로 덮여 있으며 점막고유판에는 기관샘(tracheal gland)이 존재한다.
- 기관연골은 C자형으로, 식도와 접하는 부위는 연골이 없고 평활근이 발달되어 있다.

- 기관(trachea)의 상피는 위중층섬모상피로, 술잔세포(goblet cell)가 포함되어 있다. 섬모세포(ciliated cell)는 인두 방향으로 기도 점액의 흐름을 형성해 이물질과 함께 가래를 배출한다. 기저부에 있는 기저세포는 작은 삼각형 모양을 한 세포로, 섬모세포로 분화될 수 있는 미분화세포라고 생각된다. 점막고유판에는 탄력섬유가 많이 포함되어 있다. 이곳에 존재하는 기관샘은 혼합샘이다.
- 기관연골은 유리연골로, 기관의 전체 길이에 걸쳐 마디형으로 존재한다. 상하 기관연골 사이에는 윤상인대가 있다. 기관연골은 기관을 완전히 둘러싸지 않고, C자 형으로 둘러싸고 있다. 기관의 뒤쪽에는 연골이 없으며, 대신 평활근층이 발달되어 있다. 이곳을 막성부(막성벽 membranous wall)라고 한다. 외막(tunica adventitia)은 성긴결합조직으로 이루어져 있다.

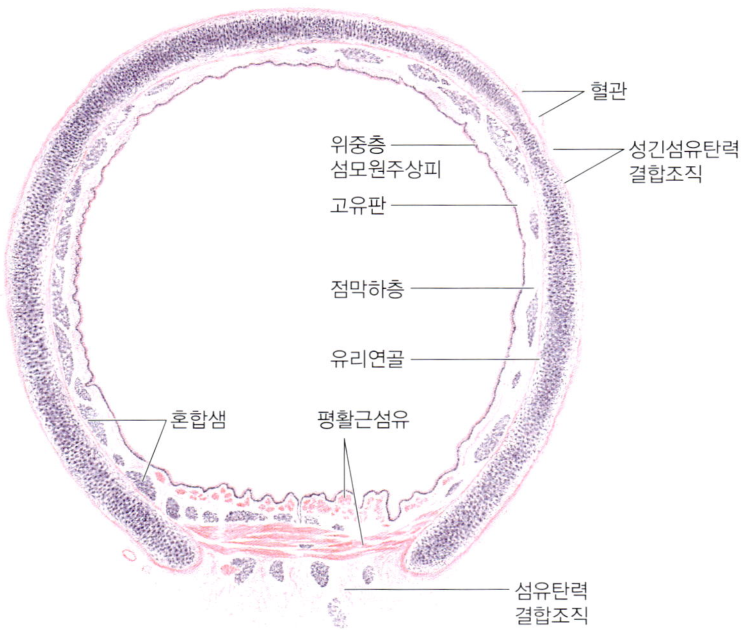

그림 4-5.

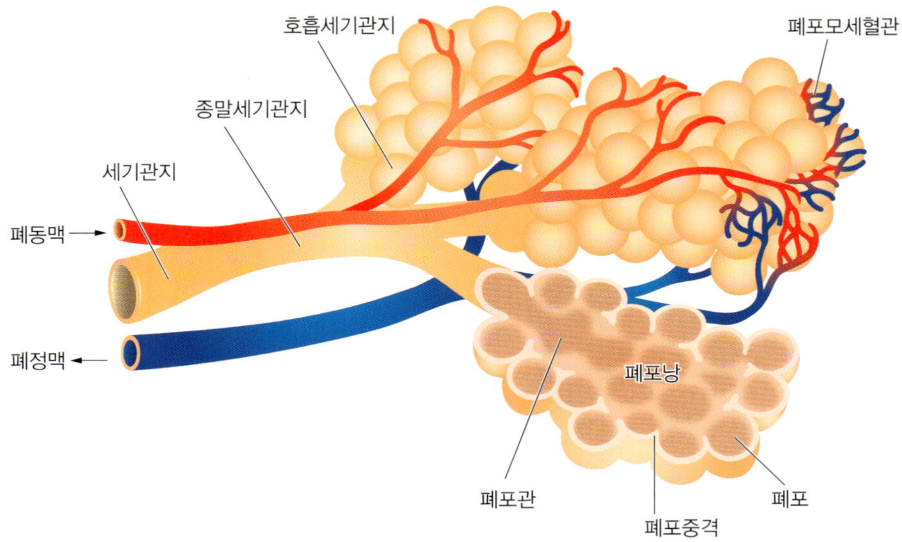

그림 4-6.

4-5 기관지(bronchus)에서 폐포(alveolus)까지

- 기관의 기본구조는 직경 1 mm 정도의 가는 기관지에서도 유지된다.
- 세기관지(bronchiole) 이후로는 관의 구성이 크게 변화된다.

- 기관은 좌우 두 개로 나누어져 기관지(bronchus)가 된다. 기관지는 폐문을 통해 폐로 들어가 분지되어 점점 가는 기관지가 된다. 지름의 크기와는 상관없이 폐내 기관지(intrapulmonary bronchus)의 조직 구조는 기관과 비슷하다. 상피는 위중층섬모상피로 점막고유판에는 점액샘 또는 혼합샘이 존재한다.
- 폐내기관지가 기관과 다른 점으로는 ① C자형 연골은 점차 분리되어 일정하지 않은 형태로 기관지를 둘러싸고 있다, ② 상피가 주름을 형성한다, ③ 평활근이 관벽을 둘러싸듯이 상피와 연골 사이에서 관찰된다, 등을 들 수 있다.
- 기관지는 반드시 두 개로 나뉘면서 가지를 늘리게 되는데, 분지가 몇 번 일어나는지에 대한 부분은 보고에 따라 다르다. 어떤 보고에 따르면 수십 회 분지된 후, 직경 1 mm 정도가 된다고 한다. 직경 1 mm 이하가 되면 연골이나 분비샘이 관찰되지 않으며, 상피도 더 이상 위중층섬모상피로 나타나지 않게 되어, 기관지상

피는 술잔세포가 포함되어 있는 단층 섬모원주상피로 이루어지게 된다. 이 구조를 세기관지(bronchiole)라고 한다. 세기관지의 상피 아래에는 평활근층이 존재한다.

- 세기관지는 직경 0.2 μm 전후의 종말세기관지(terminal bronchiole) 5~6개로 나뉜 후, 다시 몇 개의 호흡세기관지(respiratory bronchiole)로 나누어진다. 종말세기관지의 상피는 작은 단층 섬모세포와 섬모가 없는 대형 클라라세포(Clara cell)로 이루어져 있다. 전자현미경에서 클라라세포에는 전자밀도가 높은 분비과립이 있으며, 계면활성제(surfactant)를 분비하는 역할을 한다고 생각된다.
- 호흡세기관지 상피는 섬모가 없는 입방상피로 곳곳에 폐포(alveolus)가 열린다. 호흡세기관지는 대부분의 폐포가 열리는 폐포관(alveolar duct)으로 이어진다.

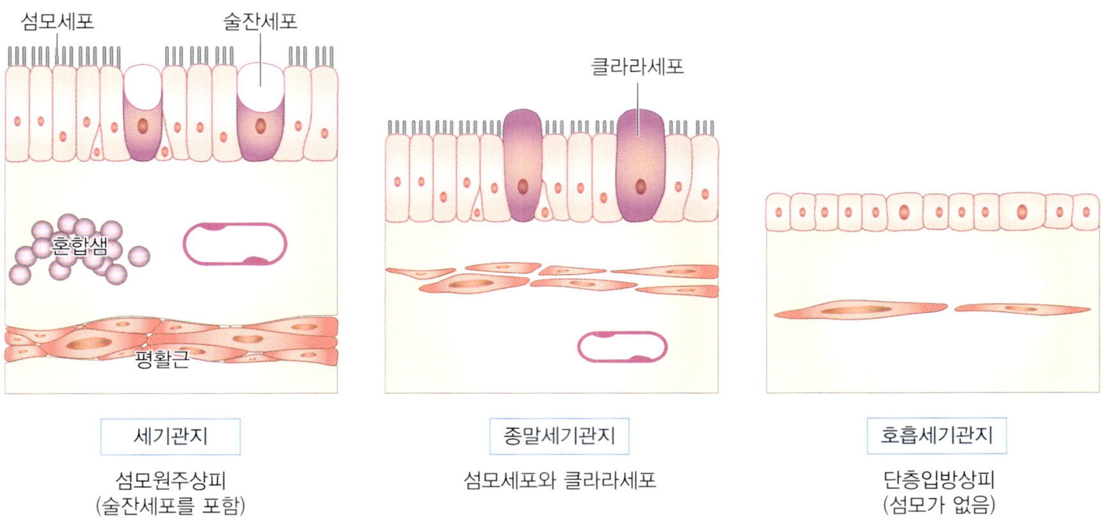

그림 4-7.

4-6 폐포벽(alveolar wall)의 구조

- 폐포(alveolus) 안의 공기와 모세혈관(capillary) 사이에 존재하는 구조는 편평폐포상피세포(squamous alveolar cell), 기저판(basal lamina), 내피세포(endothelial cell)이다.
- 큰폐포상피세포(greater alveolar cell)는 계면활성제(surfactant)를 분비한다.

• 폐포벽(alveolar wall)은 두 종류의 폐포상피세포(alveolar epithelial cell)와 모세혈관, 소량의 결합조직(탄력섬유를 포함)으로 이루어진다.

① **편평폐포상피세포**(squamous alveolar epithelial cell, **제1형폐세포** type Ⅰ pneumocyte)

매우 얇게 세포질이 늘어나 있고 핵은 매우 작다. 세포질의 두께는 0.2~0.5 μm로, 이 부분에서 가스교환이 이루어진다. 전자현미경으로 관찰해도 세포소기관은 그다지 발달되어 있지 않다. 폐포는 하나의 호흡세기관지에만 연결되어 있지 않고, 폐포 사이에 폐포공(alveolar pore)이라는 작은 구멍을 통해 서로 연결된다. 따라서 세기관지의 어느 한 부분에 폐색(obstruction)이 발생해도 폐포는 다른 루트를 사용해 호흡을 할 수 있다.

② **큰폐포상피세포**(greater alveolar cell, **제2형폐세포** type Ⅱ pneumocyte)

크기가 크고 세포질이 옅게 염색되는 세포이다. 편평폐포상피세포처럼 세포질이 늘어나 있지 않으며, 가스교환에 직접 관여하지 않는다. 이 세포는 계면활성제(surfactant)를 분비하는 세포이며, 계면활성제에 의해 표면장력에 의한 폐포의 과도한 수축이 방

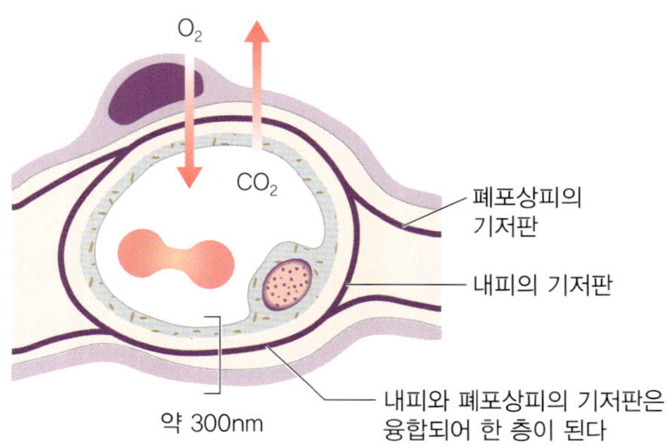

그림 4-8.

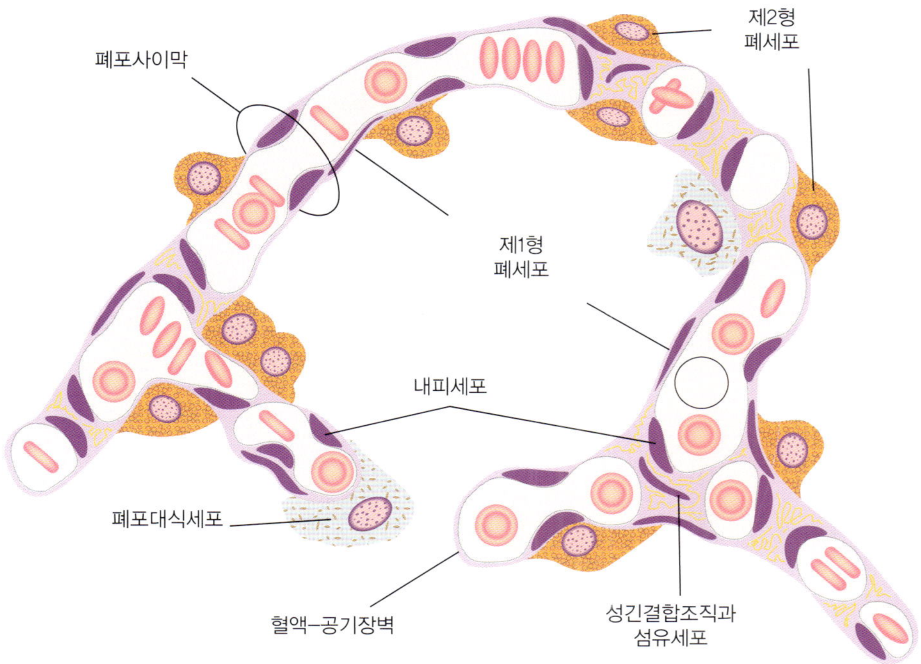

그림 4-9.

지된다. 전자현미경으로 보면 세포질 내에 수많은 층판소체(lamellar body)가 관찰된다. 큰폐포상피세포는 분열할 수 있는 능력이 있으며, 편평폐포상피세포의 줄기세포(stem cell)라고 생각하는 학자도 있다.

- 상피세포 아래의 기저판(basal lamina)은 혈관 내피세포(endothelial cell)의 기저판과 융합된 한 층의 기저판이다. 때문에 혈액은 내피세포의 벽, 기저판, 얇은 편평폐포상피세포의 세포질을 통해 외부의 공기와 가스 교환이 이루어진다. 이 부분의 두께는 약 0.3 μm으로 산소나 이산화탄소가 자유롭게 투과할 수 있다.
- 이 외에 폐포벽(alveolar wall) 내의 결합조직 또는 폐포의 표면에 부착된 폐포대식세포(alveolar macrophage)가 존재한다. 이 세포는 포식작용을 하여, 외부 공기 중의 먼지나 이물질을 처리한다.

폐포계면활성제(pulmonary surfactant). 큰폐포상피세포가 분비하는 계면활성제의 주성분은 디팔미토일포스파티딜콜린(dipalmitoylphosphatidylcholine)으로, 부족하면 호흡을 할 수 없게 된다. 태생 35주 이후에 생산이 시작되기 때문에 미숙아인 경우에는 인공적으로 계면활성제를 보충해 주어야 한다. 이 물질의 생산은 코르티솔, 인슐린, 프롤락틴, 감상샘호르몬 등에 의해 조절된다. 특히 코르티솔의 기능이 중요하며, 신장이나 소장의 기능적 성숙과 함께 태아의 자궁 외 생활 적응을 위한 중요한 단계이다.

Chapter 05

비뇨계

Urinary System

5-1 신장(kidney)의 구성

- 피질(cortex)과 수질(medulla)은 육안으로도 구별할 수 있다.
- 신소엽(renal lobule)은 눈으로도 확인 가능한 신장의 구조단위이다.

- 신장(콩팥 kidney)은 길이 약 10 cm, 폭 약 6 cm, 두께 약 4 cm의 강낭콩 모양의 기관으로, 좌우 한 쌍이 있다. 왼쪽 신장은 제11흉추에서 제2요추에 걸쳐 위치하는 반면, 오른쪽 신장은 간 우엽 때문에 약간 아랫부분에 위치하게 된다.

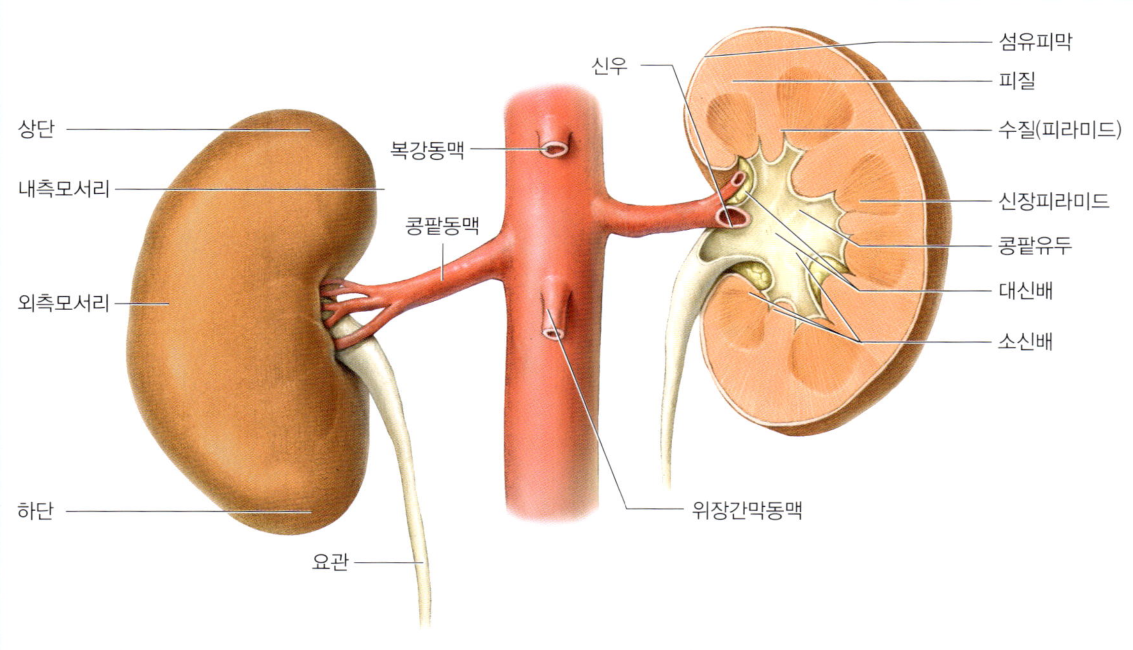

그림 5-1.

- 신장 내측의 중심부에 신동맥과 신정맥이 출입하는 신문(hilus)이 있으며, 이곳으로 소변을 배설하는 요관(ureter)이 나와 방광(urinary bladder)에 이르게 된다. 요관이 시작되는 신문 부근에서 신장 쪽으로는 요관이 넓어져 형성된 깔때기형의 신우(신장깔대기 renal pelvis)가 나타나며, 이는 2~3개의 대신배(큰술진 major calyx)와 다수의 소신배(작은술잔 minor calyx)로 이어진다.
- 신장의 관상면에서는 결합조직성의 피막 바로 아래에 짙게 나타나는 피질(cortex)과 그 안쪽에 약간 밝게 나타나는 수질(medulla)을 구별할 수 있다. 피질의 일부는 가늘게 수질 쪽으로 들어가 있는 부분이 있으며, 이를 신장원주(renal column)라고 한다. 신장원주에 의해 구분되는 수질의 각 부분을 신장피라미드(신추체 renal pyramid)라고 하며, 신장피라미드는 하나의 소신배(minor calyx)로 모이게 된다.
- 저배율의 현미경으로 관찰하면 신장피라미드에 방사상으로 배열된 신세관의 일부가 가는 다발이 되어 피질 쪽으로 돌출된 구조가 나타난다. 이를 수질방사(medullary ray)라고 한다. 신장피라미드와 그 주변의 피질을 신소엽(renal lobule)이라고 한다.
- 신장의 주된 기능은 소변의 생성, 전해질평형 조절, 혈장 pH의 조절 등이며, 그 외에도 조혈기능을 촉진하는 에리트로포이에틴(erythropoietin) 분비, 앤지오텐신(angiotensin)을 생성하는 레닌(renin)의 분비, 비타민D3 활성화 등의 기능이 있다.

5-2 신장의 혈관 분포

- 신동맥(renal artery)은 엽간동맥(interlobar artery), 궁상동맥(arcuate artery), 소엽간동맥(interlobular artery)으로 분지된다.
- 궁상동맥은 피질과 수질 경계부를 따라 주행한다.

- 신동맥은 신장으로 들어가 전후 두 개로 분지된 후, 신문(hilum)의 지방조직을 통과할 때 여러 갈래로 분지된다. 이들은 수질을 방사상으로 상행하여(엽간동맥 interlobar artery), 피질과의 경계에서 피막과 평행으로 주행하는 궁상동맥(arcuate artery)이 된다. 궁상동맥에서 뻗어 나온 가지는 다시 피질을 상행해(소엽간동맥

interlobular artery) 많은 수입세동맥(afferent arteriole)을 형성한다.

- 사구체의 모세혈관은 합류하여 하나의 수출세동맥(efferent arteriole)이 되어 신소체에서 나오게 된다. 수출세동맥은 ① 다시 모세혈관으로 나누어져 피질에 분포하는 모세혈관그물과, ② 수질에서 요세관과 평행으로 주행하는 고리형의 곧은 혈관(vasa recta)이 된다. 전자는 소엽간정맥, 후자는 직접 궁상정맥으로 들어간다. 궁상정맥은 수질로 들어가, 엽간정맥을 거쳐 신정맥이 된다.

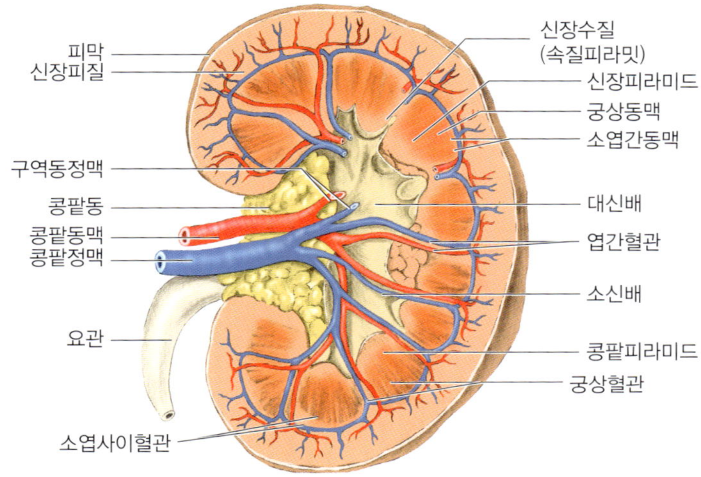

그림 5-2.

5-3 신소체(renal corpuscle)의 구조

- 사구체(glomerulus)를 구성하는 세포는 모세혈관 내피세포, 문어발세포(podocyte), 혈관사이세포(mesangial cell)이다.
- 사구체의 선택적 여과를 가능하게 하는 미세구조를 이해한다.

- 신소체(renal corpuscle)는 사구체(glomerulus)와 보우만주머니(Bowman's capsule)로 구성된다. 신소체에 분포하는 수입세동맥(afferent arteriole)은 보우만주머니 내

에서 복잡하게 분지되어 수많은 모세혈관으로 이루어진 사구체를 형성한다. 사구체의 혈관은 수출세동맥(efferent arteriole)이 되어 신소체 밖으로 나오게 된다.

1) 사구체(glomerulus)

- 사구체를 구성하는 모세혈관은 유창모세혈관으로, 바깥에는 두꺼운 기저판(basal lamina)이 존재한다. 모세혈관 사이에는 혈관사이세포(mesangial cell)라는 일종의 혈관주위세포(pericyte)가 있으며, 콜라겐섬유를 분비해 모세혈관들을 고정시키는 성긴결합조직을 형성한다. 기저판의 바깥쪽은 문어발세포의 돌기로 빈틈없이 덮여 있다. 이처럼 사구체는 모세혈관, 혈관사이세포, 문어발세포로 구성되어 있다.

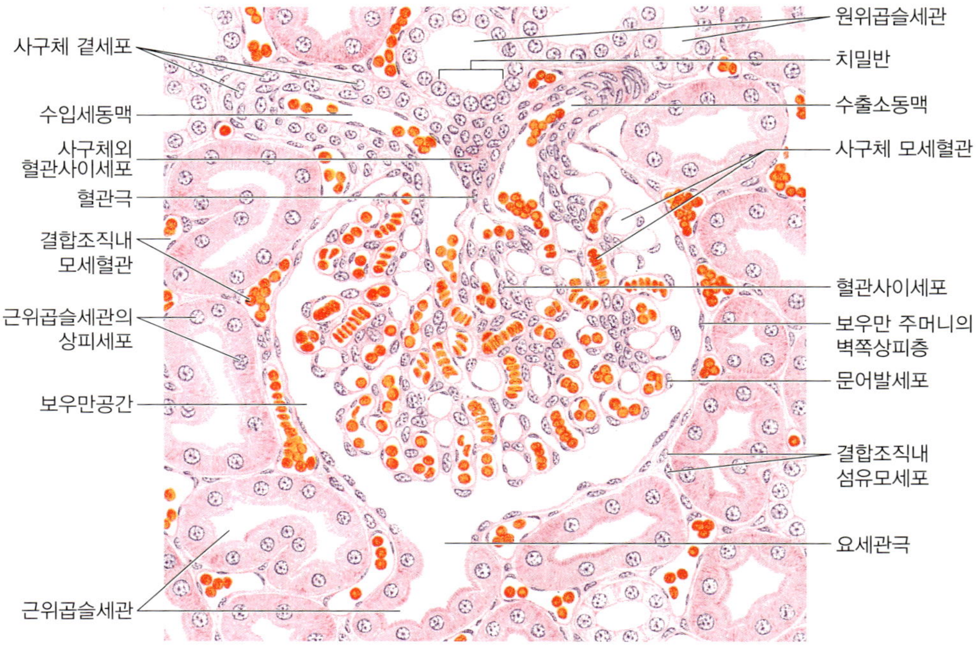

그림 5-3.

① 모세혈관(capillary)

- 사구체 모세혈관은 직경 70~90 nm의 큰 창(fenestra)이 있는 유창내피세포로 이루어져 있다. 다른 조직의 유창내피세포에서 관찰되는 가로막(diaphragm)도 없기 때문에 물질 투과에 적합한 구조이다. 그러나 혈구는 이 창을 통과할 수 없다.

② 기저판(basal lamina)

- 사구체의 기저판은 문어발세포의 기저판과 내피세포의 기저판이 합쳐져 형성된 구조이다. 전자현미경으로 관찰해 보면 이 기저판은 내피와 접하는 내희박층(lamina rara interna)과 치밀층(lamina densa), 문어발세포와 접하는 외희박층(lamina rara externa)으로 이루어져 있는 것을 알 수 있다. 내희박층에는 황산화헤파란(heparan sulfate) 등 단백당이 많이 포함되어 있어, 강한 전하를 띤 혈장분자의 투과를 방해한다. 치밀층은 다른 기저판과 마찬가지로 IV형 콜라겐이 주성분이다.
- 기저판은 문어발세포에 의해 형성된다고 생각된다. 기저판은 분자량 약 6만 이상 또는 3.6 nm 이상의 분자는 투과시키지 않기 때문에, 혈장에는 많이 용해되어 있는 알부민(분자량 약 67,000)이 사구체 여과액 중에는 거의 포함되지 않는다.

③ 혈관사이세포(mesangial cell)

- 섬유모세포와 마찬가지로 콜라겐섬유를 분비해 간질(메산기움 기질)을 만든다. 이 영역은 H-E염색으로는 뚜렷하게 염색되지 않지만, 아잔염색으로는 파랗게 염색된다.
- 혈관사이세포는 세포질 중에 수축단백질을 가지고 있으며, 사구체 여과율 조절에 관여한다. 앤지오텐신II는 혈관사이세포를 수축시켜 심방성 나트륨이뇨펩티드는 이완시킨다. 혈관사이세포의 증식이나 메산기움 기질의 증가는 사구체기능 장해의 지표가 된다.

④ 문어발세포(podocyte)

- 2층의 보우만주머니(Bowman's capsule) 상피 중, 사구체 쪽에 존재하는 상피세포이다. 문어발세포에는 수많은 1차 세포질 돌기와 여기에서 2차로 분지되는 돌기들이 있으며, 실제로 모든 모세혈관은 이들 돌기로 덮여 있다고 생각된다.
- 문어발세포돌기의 세포막에는 음성 전하가 강한 당단백질이 있으며, 혈액의 선택적 여과에 관여하고 있다. 또한, 돌기 사이에는 틈새막(slit membrane) 또는 틈새격막(slit diaphragm)이라고 하는 얇은 막이 존재한다.
- 사구체여과(glomerular filtration)란, 모세혈관의 혈장 성분이 내피세포, 기저판,

문어발세포돌기의 사이를 통과해 보우만공간(사구체를 둘러싼 두 층의 보우만주머니 사이)으로 들어가는 현상을 말한다. 사구체여과는 사구체의 혈압에 의해 일어나며, 보우만주머니 내압과 혈장의 교질삼투압은 사구체여과에 반대하는 힘으로 작용하기 때문에 실제 여과압은 사구체 혈압에서 이들 압력을 뺀 값이 된다. 사구체여과액은 하루 180~190 L 정도 생성되지만, 그 대부분은 요세관과 집합세관에서 재흡수되기 때문에 소변에 의해 몸 밖으로 배설되는 것은 1~1.5 L에 불과하다.

2) 보우만주머니(Bowman's capsule)

- 사구체를 둘러싸는 문어발세포로 이루어진 장측막(visceral layer)과 요세관 상피로 이행하는 벽측막(parietal layer)의 두 편평상피층으로 이루어져 있다. 수입세동맥, 수출세동맥이 출입하는 부분을 보우만주머니의 혈관극(vascular pole), 근위요세관으로 이행하는 부분을 요관극(urinary pole)이라고 한다. 보우만주머니의 벽측상피는 혈관극에서 문어발세포로 이행되어 장측막이 되어 모세혈관을 덮는다. 한편, 요관극에서 벽측 상피는 근위요세관 상피로 이행하게 된다. 이 구조는 다음 그림의 요세관의 발생을 참고로 하면 이해하기 쉬울 것이다.

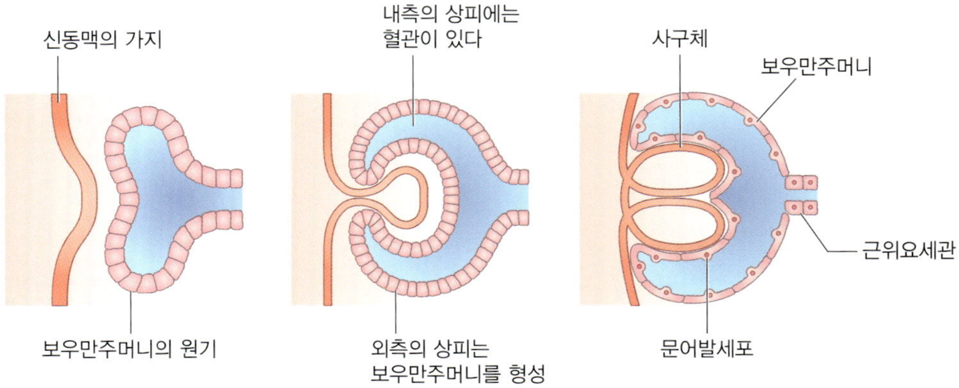

그림 5-4.

3) 사구체곁복합체(juxtaglomerular apparatus)

- 원위요세관은 반드시 자신이 시작된 신소체의 혈관극 근처를 지나 집합세관으로 이행된다. 특히 혈관극의 수입세동맥 부근에서는 원위요세관 상피의 일

부가 원주상피형이 되어 원주형의 핵이 밀집되어 있는 부분이 나타나며, 이를 치밀반(macula densa)이라고 한다. 치밀반은 요세관 내의 Na^+과 Cl^-의 농도를 감지하는 장치이다.

- 치밀반과 가까운 수입세동맥 중 일부에는 중간막의 평활근 세포가 두꺼워져 생성된 사구체곁세포(juxtaglomerular cell)의 집단이 있다. 이는 레닌(renin)을 생산하는 세포로, 전자현미경으로 보면 세포질에서 분비과립을 관찰할 수 있다.
- 사구체곁세포와 이에 부속된 무과립성세포, 사구체 밖에 존재하는 혈관사이세포 및 치밀반을 아울러 사구체곁복합체(juxtaglomerular apparatus)라고 한다. 이들은 협동작용을 통해 사구체여과량을 조절하는 역할을 한다.

5-4 신원(nephron)이란

- 신원은 신소체(renal corpuscle)와 요세관(renal tubule)으로 구성되는 신장의 기능적 단위이다.
- 사구체여과액은 근위요세관 → 헨레고리 → 원위요세관 → 집합세관의 순으로 이동한다.

- 사구체에서 여과된 여과액은 요세관으로 이송되어 수질을 통과하는 동안 대부분 재흡수된다. 수질은 외층과 내층으로 크게 구별되며, 외층은 다시 외대(outer zone)와 내대(inner zone)로 구별된다.
- 신소체에서 원위요세관까지를 신원(nephron)이라고 하며, 신장의 기본적 기능 단위이다. 신장 하나에 약 200만 개의 신원이 존재한다고 생각된다.
- 신원은 신소체의 위치에 따라 요세관의 길이에 차이가 많다. 피질신원(cortical nephron)은 신소체가 피막 바로 아래, 또는 수질에서 먼 위치에 있는 신원으로, 헨레고리가 짧아 수질의 외층까지만 존재한다. 원위요세관의 직부는 헨레고리가 돌아오는 가장 깊은 곳에서 시작되어 상행한다. 수질곁신원(juxtaglomerular nephron)은 수질에 가까운 피질에 신소체가 존재하는 신원으로, 헨레고리가 길어 신장 피라미드의 심부까지 하행한다. 수질곁신원은 전체 신원의 10~15%를 차지한다.

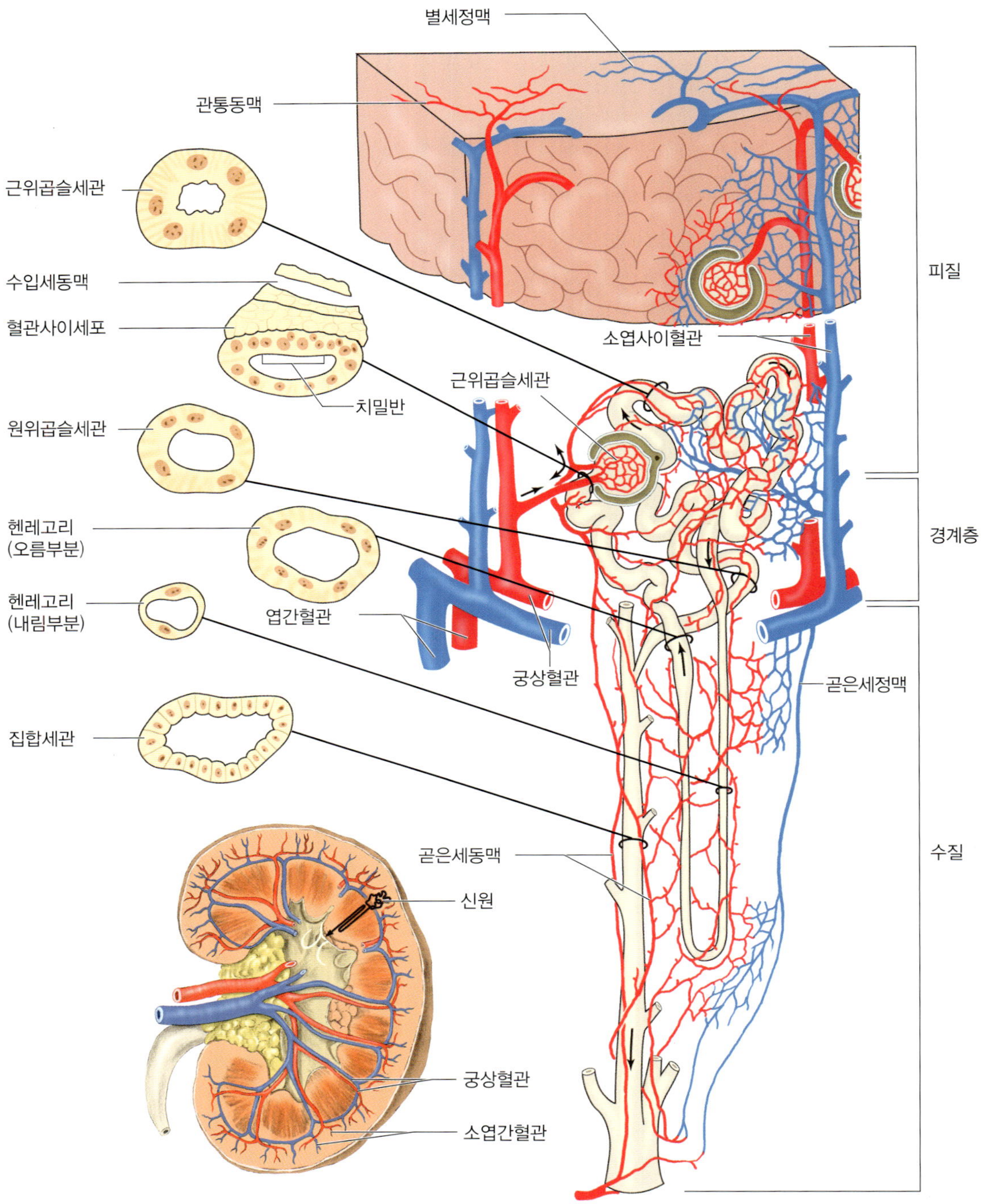

별세정맥
관통동맥
근위곱슬세관
수입세동맥
혈관사이세포
치밀반
원위곱슬세관
헨레고리
(오름부분)
헨레고리
(내림부분)
집합세관
소엽사이혈관
근위곱슬세관
엽간혈관
궁상혈관
곧은세정맥
곧은세동맥
신원
궁상혈관
소엽간혈관
피질
경계층
수질

그림 5-5.

신원(nephron)의 발생. 신원과 신원에 이어진 집합세관 아래의 구조는 발생학적으로 기원이 다르다. 즉, 요관에서 집합세관까지는 중신관(mesonephrotic duct)이 배설강으로 열리는 개구부 부근에 형성된 요관싹(ureteric bud)이 복잡하게 분지되어 형성되고, 신원은 분지된 집합세관의 끝 부분을 둘러싸는 후신모체(metanephrogenic blastema)에서 기원된다.

5-5 요세관(urinary tubule)의 각 부분 및 집합세관의 감별

- 광학현미경을 사용해 근위요세관(proximal tubule), 헨레고리(loop of Henle), 원위요세관(distal convoluted tubule), 집합세관(collecting tubule)을 구별할 수 있다.
- 상피세포의 형태와 염색성의 차이로 감별한다.

- 요세관은 신소체에 가까운 부위에서 뚜렷하게 구불구불해지는 곱슬 부분(곡부 convoluted portion)과 수질에서 볼 수 있는 직선상으로 배열된 곧은 부분(직부 straight portion)으로 나눌 수 있다. 신장 피질에는 근위곱슬세관(proximal convoluted tubule)과 원위곱슬세관(distal convoluted tubule), 피질 집합세관(collecting tubule)이 존재한다. 수질의 외대에는 근위곧은세관(proximal stright tubule), 원위곧은세관(distal stright tubule), 헨레고리, 집합세관이 존재하며, 수질의 내대에는 헨레고리의 가는 부분(thin limb of Henle), 집합세관, 유두관(papillary duct), 곧은 혈관(vasa recta)이 존재한다. 수질방사(medullary ray)는 요세관의 곧은 부분과 집합세관으로 이루어진다.

1) 근위요세관(proximal tubule)

- 광학현미경으로 관찰해 보면 상피의 구조는 균일하고, 핵은 원형이며, 강한 산호성을 나타낸다. 기저부에는 기저주름(basal infolding), 내강 쪽에는 솔모양 가장자리(brush border)가 보인다.
- 전자현미경으로 관찰해 보면, 기저부의 세포막은 깊게 함입되어 있으며 미토

콘드리아가 많이 존재하고 있다. 광학현미경으로 본 기저주름이 바로 이 구조이다. 또한, 줄무늬가장자리를 구성하는 미세융모는 소장 흡수상피의 미세융모보다 길다.

- 근위요세관은 전자현미경 관찰에 의해 S1, S2, S3의 세 부위로 분류할 수 있다. 신소체에 이어지는 S1의 경우, 상피세포의 크기가 크며 미토콘드리아도 크기가 크고 수가 많지만, S3의 경우 미토콘드리아의 크기가 작아지는 등 부위에 따른 형태학적 차이가 나타난다. 근위요세관에서는 사구체 여과액의 거의 모든 당이나 아미노산이 재흡수되며, 특히 S1 부위는 재흡수능력이 우수하다. Na^+과 이에 수반된 Cl^-의 재흡수도 활발하게 이루어지기 때문에 여과액 중에 포함된 물과 전해질 중 65%가 이곳에서 재흡수된다.

2) 헨레고리 가는 부분(loop of Henle, thin limb)

- 헨레고리는 피질신원에서는 짧고, 수질곁신원에서는 길다. 단층편평상피로 이루어지며, 세포질은 세포소기관이 그다지 발달되어 있지 않아 옅게 염색되며, 부위에 따라 상피의 형태가 다르다. 수질곁신원 내림부분(하행부 descending portion)의 상피는 비교적 두꺼우며, 짧은 미세융모가 표면에 산재해 있다. 오름부분(상행부 ascending limb)의 경우 상피가 편평하고 미세융모가 없다.

3) 원위요세관(distal tubule); 곧은 부분(직부 straight portion, 헨레고리의 굵은 부분 thick limb)과 곱슬 부분(곡부 convoluted portion)

- 세포질은 약산호성으로 옅게 염색된다. 미토콘드리아가 풍부하지만, 기저주름은 근위요세관만큼 뚜렷하지 않다. 내강 쪽에는 솔모양가장자리가 없다.
- 부신피질에서 분비되는 알도스테론(aldosterone)은 원위요세관과 집합세관에 작용해 Na^+의 재흡수를 촉진함과 동시에 K^+를 배설한다.

4) 집합세관(collecting duct)

- 전형적인 단층입방상피로, 밝은 세포(light cell)와 어두운 세포(dark cell)로 이루어져 있다. 요세관의 다른 부분과는 달리 세포 경계가 뚜렷하다.
- 전자현미경 관찰에서 밝은 세포는 세포소기관이 잘 발달되어 있지 않다. 소량의 미세융모와 하나의 섬모기 표면에 나타난다. 내강 쪽의 세포막에는 수분 채널 분자인 아쿠아포린 2(aquaporin 2)가 있고, 기저측의 세포막에는 아쿠아포

린3과 4가 존재하며, 항이뇨호르몬(antidiuretic hormone, 바소프레신 vasopressin)의 자극에 따라 물을 재흡수하여 소변량을 저하시킨다.

- 어두운 세포는 밝은 세포에 비해 수가 적으며, H^+를 분비하는 세포와 HCO3-를 분비하는 세포가 있다고 생각된다. 양쪽 모두 미토콘드리아가 풍부하고 세포질은 어둡게 염색된다. 집합세관이 유두와 가까워지면 어두운 세포는 소실되고 밝은 세포가 원주형이 된다.

5-6 요관(ureter), 방광(urinary bladder), 요도(urethra)

- 요관과 방광의 상피는 이행상피(transitional epithelium)이다.
- 이행상피는 다른 조직에서는 볼 수 없다.

- 요관(ureter)과 방광(urinary bladder)의 상피는 이행상피(→ 2-15)이다. 점막이 수축되어 있는 경우에는 상피세포가 약 10층으로 겹쳐져 있지만, 소변이 가득 차 점막이 늘어나면 상피세포의 층수가 줄어들고 상피의 길이도 짧아진다. 이행상피는 콩팥술잔(신배 renal calyx)의 일부, 신우, 요관, 방광, 요도의 일부에 분포되어 있다.
- 평활근은 요관의 위쪽 2/3에서는 내세로층, 외돌림층으로 구성되어 있고, 아래쪽 1/3에서는 내세로층, 중간돌림층, 외세로층의 3층으로 이루어져 있다. 근육층은 연동운동을 하여 소변을 방광으로 운반한다. 방광의 근층은 요관보다 잘 발달되어 있으며, 일정한 주행을 보이지는 않는다. 근층에서는 신경세포가 많이 관찰된다.
- 남성의 요도는 전립샘부(prostatic portion), 격막부(membraneous portion), 해면체부(cavernous portion)로 구별된다. 상피는 방광과 가까운 부분(전립샘부)에서만 이행상피이며, 그 후에는 짧은 위중층원주상피(pseudostratified epithelium) 부위를 거쳐 격막부와 해면체부에서는 중층원주상피(stratified columnar epithelium)가 된다. 여성의 요도는 약 4cm로 남성보다 짧다. 요생식격막(urogenital diaphragm)을 통과하는 부위에는 요도괄약근(urethral sphincter)이 있다. 요도의 점막고유판은 신경섬유가 풍부하며, 그중 일부는 상피 안으로도 들어간다.

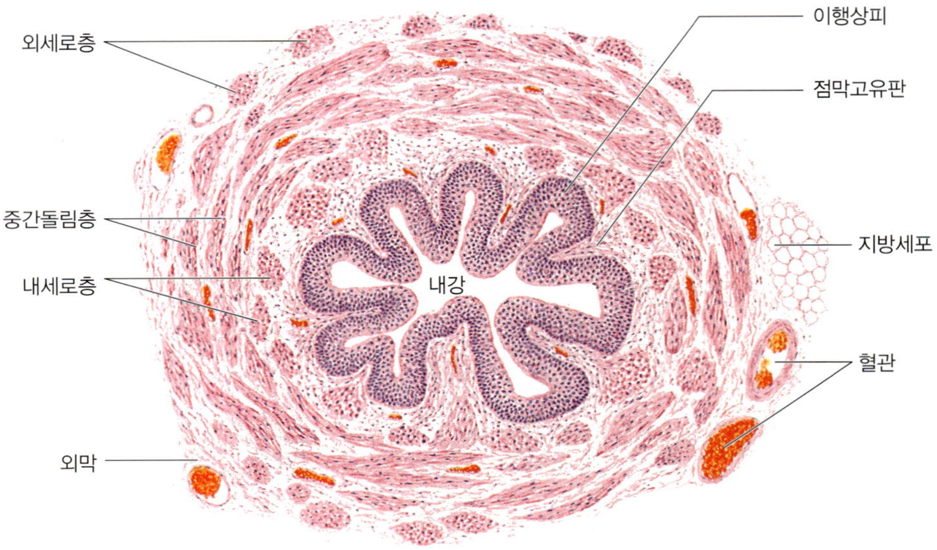
외세로층
이행상피
점막고유판
중간돌림층
지방세포
내세로층
내강
혈관
외막

그림 5-6.

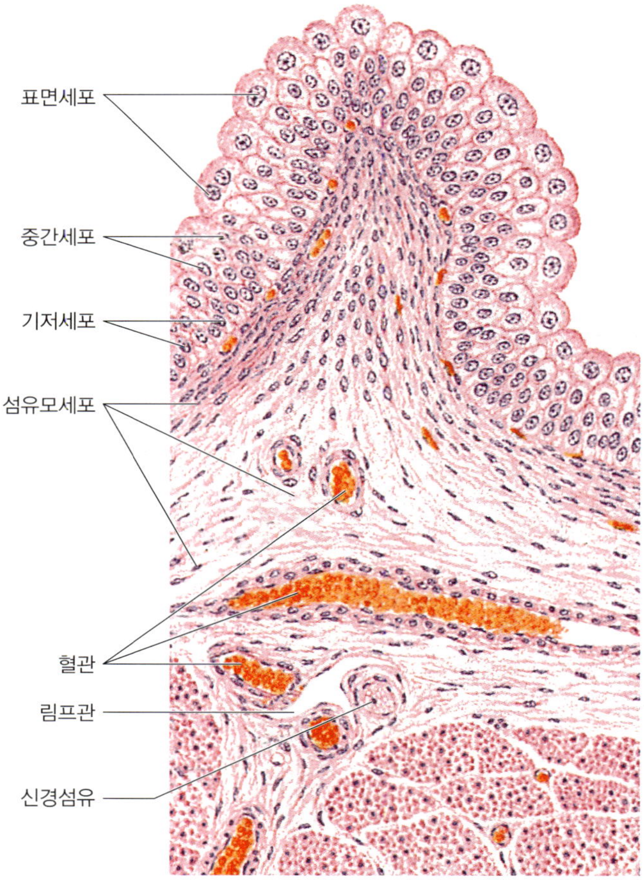
표면세포
중간세포
기저세포
섬유모세포
혈관
림프관
신경섬유

그림 5-7.

Chapter 06

생식계

Reproductive System

6-1 고환(정소 testis)의 구조

- 세르톨리세포(Sertoli cell)는 정세관(seminiferous tubule) 안에 존재하며, 지지세포로서 정자형성에 작용한다.
- 라이디히세포(Leydig cell)는 간질(interstitium)에 존재하며, 남성호르몬을 분비한다.

- 고환(testis)의 가장 바깥층은 복막의 연장인 장막으로, 그 바로 아래에는 치밀한 결합조직으로 이루어진 백색막(tunica albuginea)이 있다. 백색막은 고환 상부에

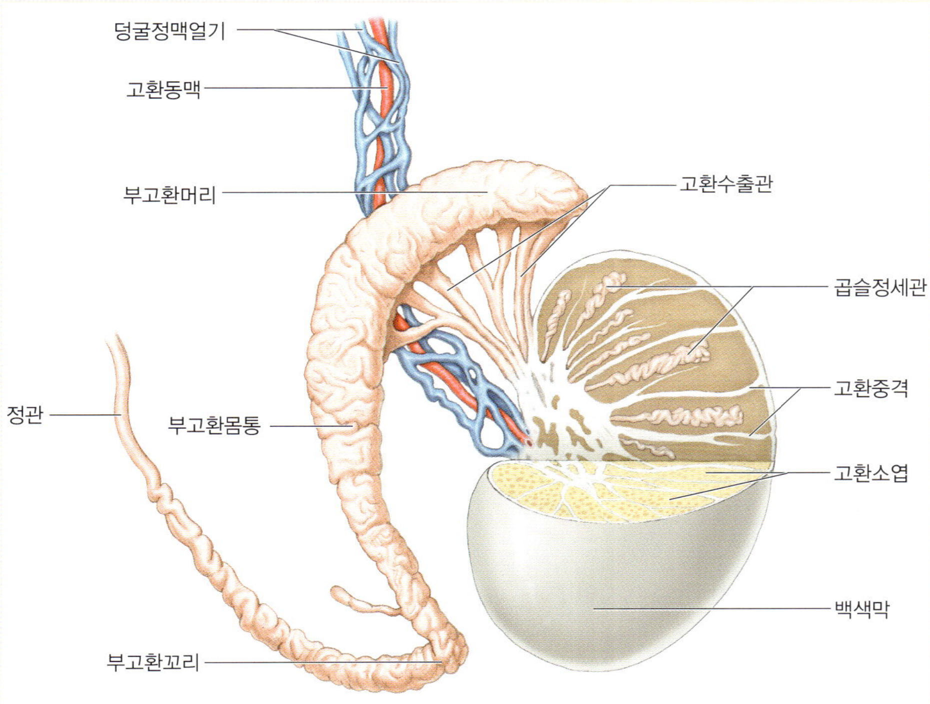

그림 6-1.

서 두꺼워져 고환종격(mediastinum testis)을 형성하고, 이는 더욱 작게 나뉘어 실질로 들어가 고환 중격(septa)을 형성한다.

- 중격에 의해 구분되어 있는 소엽(lobule) 안에는 정세관(seminiferous tubule)이 빽빽이 차 있으며, 정세관의 간질은 성긴결합조직으로 이루어져 있다. 정세관 안에서 형성된 정자는 고환그물(rete testis), 고환수출관(ductuli efferentes)을 지나 고환을 나오게 된다.
- 정세관은 관벽과 평행으로 배열되어 있는 몇 층의 섬유모세포(fibroblast)에 의해 간질과 구분된다. 그 안쪽에는 기저판이 있으며, 이에는 정조세포(spermatogonia)와 세르톨리세포(Sertoli cell)가 접하고 있다. 정세관 안에 존재하는 세포는 다양한 발달 단계의 생식세포와 세르톨리세포이다.

1) 세르톨리세포(Sertoli cell)

- 옅게 염색되는 큰 핵과 넓고 옅게 염색되는 세포질이 있는 긴 세포이다. 핵은 난원형으로, 깊은 함입부가 나타나며, 뚜렷한 핵소체가 있다.
- 세르톨리세포는 발달 중인 생식세포의 지지세포로서 작용한다. 세르톨리세포는 인접한 세르톨리세포와 기저판에 가까운 세포막에서 폐쇄띠(tight junction)와 교통반(gap junction)에 의해 결합된다. 이 결합에 의해 정세관은 기저구획(basal compartment)과 내강구획(adluminal compartment)의 두 구획으로 나누어진다. 기저구획에는 정조세포(spermatogonia)와 초기의 1차 정모세포(primary spermatocyte)가 있고, 내강구획에는 1차 정모세포 이후 발달 단계의 세포들이 존재한다. 즉, 1차 정모세포는 정조세포에서 분화된 직후 세르톨리세포층 사이의 연접을 통과해 내강구획으로 이동한다. 이때 세르톨리세포 사이에 폐쇄연접은 해체, 재구성되게 된다.
- 세르톨리세포는 뇌하수체의 난포자극호르몬(FSH)의 작용에 의해 인히빈(inhibin), 안드로겐 결합단백질(androgen binding protein) 등을 분비한다. 인히빈은 뇌하수체에 작용하여 FSH의 분비를 억제하고, 안드로겐 결합단백은 정자 생성을 촉진한다. 또한, 세르톨리세포는 정자형성과정에서 발생한 정자세포의 잔여소체를 포식, 처리한다.

2) 라이디히세포(Leydig cell)

간질에 존재하는 큰 산호성 세포로, 뇌하수체 황체형성호르몬(LH)의 자극에 따라 남성호르몬(테스토스테론 testosterone)을 분비한다. 전자현미경으로 관찰해 보면 이 세포에는 지방방울이 존재하며 무과립형질내세망(sER)이 잘 발달되어 있다는 것을 알 수 있다.

혈액-고환 관문(blood Testis Barrier). 서로 결합한 세르톨리세포층은 혈장 성분이 정세관으로 침입하는 것을 막는다. 세르톨리세포는 기저구획에서 선택적으로 물질을 흡수해 내강으로 공급한다. 정자를 수송하기 위한 정세관 내의 액체도 세르톨리세포가 분비한다. 또한, 세르톨리세포는 정자세포(유전적으로 항원성이 다르다)가 정세관 밖으로 나와 면역계를 자극하는 것을 방지한다.

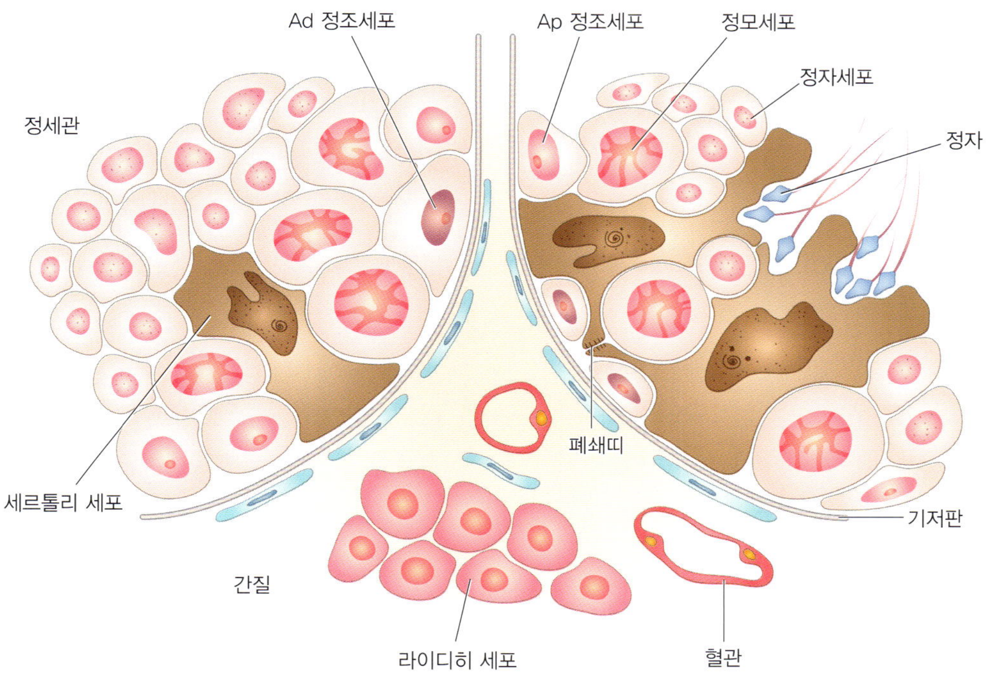

그림 6-2.

6-2 정자의 발생

- 정자형성과정에서 염색체 수의 변화가 일어난다.
- 단일 정조세포에 유래하는 세포는 함께 발생이 진행된다.

- 정세관 안에는 정자로 분화하는 일련의 정자형성세포(spermatogenic cell)가 존재한다. 정조세포(spermatogonia)는 분열해서 수를 늘린 후 정모세포(spermatocyte)가 되고, 감수분열 과정을 통해 정자세포(spermatid)가 된다. 정자세포는 성숙해 정자(spermatozoa)가 된다. 이들 세포는 위의 순서에 따라 정세관의 기저부에서 내강 쪽으로 위치해 있다.

1) 정조세포(spermatogonium)

- 정세관의 기저부에 존재하는 세포로, 체세포분열에 의해 증식한다. 아래 3단계를 거쳐 정모세포가 된다고 생각된다.

① **A [Ad] 정조세포(Type A dark cell, Ad)**: 난원형의 농축된 핵이 있는 세포로, 줄기세포(stem cell)라고 생각된다. 체세포분열을 하며 Ap 정조세포를 발생시킨다.

② **중간 [Ap] 정조세포(Type A pale cell, Ap)**: 핵이 옅게 염색되는 세포로, 자주 체세포분열을 반복한다. 분열의 결과 발생한 두 개의 Ap 정조세포는 세포간교(intercellular cytoplasmic bridge)에 의해 서로 이어진다. 이 세포 사이의 다리는 정자형성 후기까지 유지된다.

③ **B 정조세포(Type B cell)**: 핵이 구형이며, 염색질이 응집되어 핵막에 부착되어 있는 듯이 보인다. 체세포분열에 의해 증식해 1차 정모세포가 된다. 정모세포가 되면 바로 DNA가 복제되어 4배체가 된다.

- 단일 Ad 세포가 분열하여 발생한 Ap 세포는 그 후 체세포분열을 반복한 후에 감수분열 과정을 통해서 정자세포를 다수 생성한다. 이 과정에서 세포들은 모두 세포간교에 의해 서로 연결되어 함께 정자형성과정을 진행하게 된다. 따라서 하나의 정세관에는 서로 다른 발생 단계의 세포집단이 있다. 정세관의 단면을 관찰할 때에는 성숙한 정자가 관찰되는 경우와 관찰되지 않는 경우 등 서로 다른 몇 가지 세포상이 나타난다.

2) 정모세포(spermatocyte)

- 정조세포에서 분화된 지 얼마 안 된 1차 정모세포(primary spermatocyte)는 크기가 작고 정조세포와 구별하기 어렵지만, 기저판에서 점차 멀어지게 되면 DNA의 복제와 함께 세포질도 커져 정조세포보다 더 열게 염색되는 큰 세포가 된다. 핵에는 가는 섬유형 염색질이 나타나며, 이는 감수분열이 시작되었다는 것을 의미한다. 핵막을 유지한 채로 2가염색체가 형성되어 후사기(pachytene stage)에는 더욱 농축된 염색체가 형성된다. 이 감수분열의 1차 감수분열 전기는 시간이 22~23일 정도로 오래 걸리기 때문에, 고환의 조직표본에서는 이러한 뚜렷한 염색체가 특징적인 정모세포가 자주 관찰된다.
- 1차 감수분열 후에 발생한 작은 2차 정모세포(secondary spermatocyte)는 성장하거나 DNA의 복제를 하지 않고 2차 감수분열(secondary meiotic division)을 시작하고, 짧은 기간 안에 이를 완료하여 정자세포(spermatid)가 된다.

3) 정자세포(spermatid)

- 정모세포의 감수분열을 통해 4개의 정자세포가 생성된다. 다만, 정자세포는 세포간교에 의해 서로 연결되어 있기 때문에 엄밀하게는 한 개의 세포에 네 개의 정자세포 핵이 생성된다고 해야 할 것이다.
- 정자세포는 1배체, 즉 염색체 수가 23(22+X 또는 22+Y)이다. X염색체가 있는 정자가 난자에 수정되면 수정란의 염색체는 44+XX가 되어 여자 아이가 태어난다. 반대로, Y염색체가 있는 정자가 수정되면 44+XY가 되어 남자 아이가 태어난다.

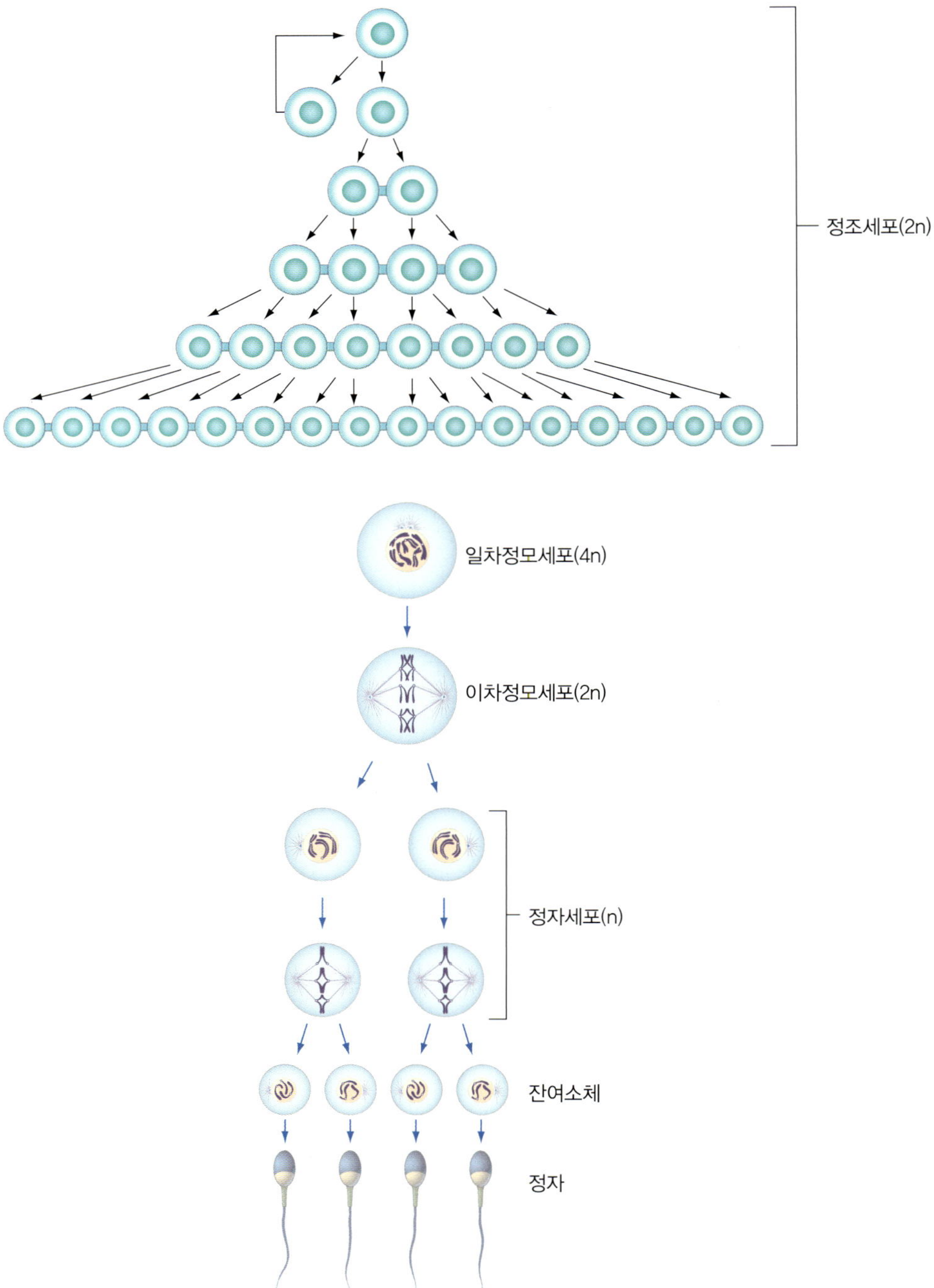

그림 6-3.

4) 정자(sperm)의 형성

- 정자세포는 처음에는 둥근 형태의 세포이지만, 특이한 형태 변화를 거쳐 정자가 된다. 골지체에서 형성된 과립이 합쳐져 큰 첨단체소포(acrosomal vesicle)가 되어 장래 정자의 머리 부분을 형성한다. 편모 형성의 기점이 되는 중심체(centrosome)는 첨단체소포와는 반대쪽 세포질로 이동하여, 미세소관에 의한 축세사복합체(axonemal complex)를 형성하기 시작한다.
- 성숙기의 정자는 불필요한 세포질을 잔여소체(residual body)로 분리시킨다. 이 단계에서 처음으로 각 정자는 세포간교에 의한 연결이 끊기게 된다. 정자는 세르톨리세포에서 풀려나 정세관 안으로 유리된다.

6-3 정자(sperm)의 구조

- 정자는 1배체 세포이다.
- 첨단체(acrosome)는 정자에 특이한 구조로, 난포막 투명층(zona pellucida)을 용해시키는 효소를 포함하고 있다.

- 정자(sperm)는 5 μm 정도의 편평한 타원형의 두부(머리 head)와 50 μm을 넘는 긴 미부(꼬리 tail)로 구성된다.
- 두부는 농축된 1배체의 핵과 이를 둘러싼 첨단체로 구성된다. 첨단체는 골지체에서 유래된 소포에서 생성되는 일종의 용해소체로, PAS반응에서 양성을 나타내는 물질들이 포함되어 있다. 이는 산성인산가수분해효소(acid phosphatase), 하이알루론산가수분해효소(hyaluronidase), 트립신과 비슷한 활성이 있는 단백질분해효소 등으로, 수정 시 정자가 난포막을 통과하기 위해 필요한 효소군이다.
- 미부(tail)는 정자의 편모(flagella)에 해당하는 부분으로, 중간부(middle piece), 주부(main piece), 종말부(end piece)로 구성된다. 미부의 중심에는 9+2형의 축세사(axoneme)가 종말부까지 이어져 있으며, 중간부에서는 그 주위를 9개의 치밀섬유(dense fiber)가, 다시 그 바깥을 미토콘드리아가 둘러싸고 있다. 주부에는 미토콘드리아 없이, 7개의 치밀섬유와 섬유초(fibrous sheath)가 축세사를 둘러싸

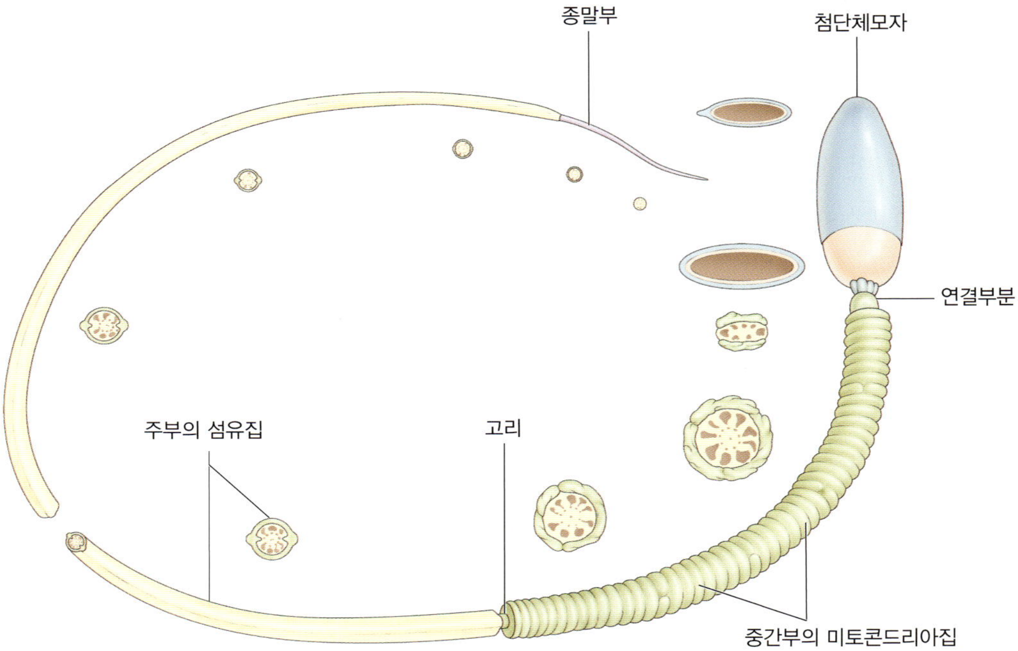

그림 6-4.

고 있다. 끝 부분의 5 μm 정도를 종말부라고 하며 중앙에 축세사만이 존재한다.

6-4 정자의 수송 경로

- 고환그물에서 이어진 수십 개의 고환수출관(ductuli efferentes)이 합류해 하나의 부고환관(ductus epididymis)을 이룬다.
- 정관(ductus deferens)에는 근육층이 잘 발달되어 있다.

① 고환수출관(ductuli efferentes)

고환그물(rete testis)에서 수십 개의 수출관이 나와 부고환관으로 이어진다. 관의 내강은 물결 모양이며, 이는 상피세포가 긴 섬모세포(ciliated cell)와 입방형 무섬모세포(non-ciliated cell)로 이루어져 있기 때문이다. 기저판의 바깥쪽에는 고리형으로 배열된 평활근이 존재하지만 잘 발달되어 있지는 않다.

② **부고환관(ductus epididymidis)**

- 전체 길이가 6 m에 이르는 단일관이다. 매우 구불구불하게 꼬여 있기 때문에 조직표본에서는 많은 원형 또는 타원형의 단면으로 관찰된다. 상피는 높이가 비슷한 위중층상피로 이루어져 있으며, 표면에는 부동모(styereocilia)가 있다. 상피의 아래에는 돌림 방향의 평활근층이 있으며, 정관에 가까워지면 그 안쪽과 바깥쪽에 세로근층이 더해져 두께가 두꺼워진다. 평활근의 수축으로 일어난 연동운동에 의해 정자는 정관 쪽으로 수송된다. 또한, 고환에서 분비된 액체의 90%를 흡수해 정자를 농축시킨다.
- 이 단계의 정자에는 운동능력이 없다. 정자의 운동능이나 수정능(난자와 수정하는 능력)은 사정 후에 획득(capacitation)된다고 생각된다.

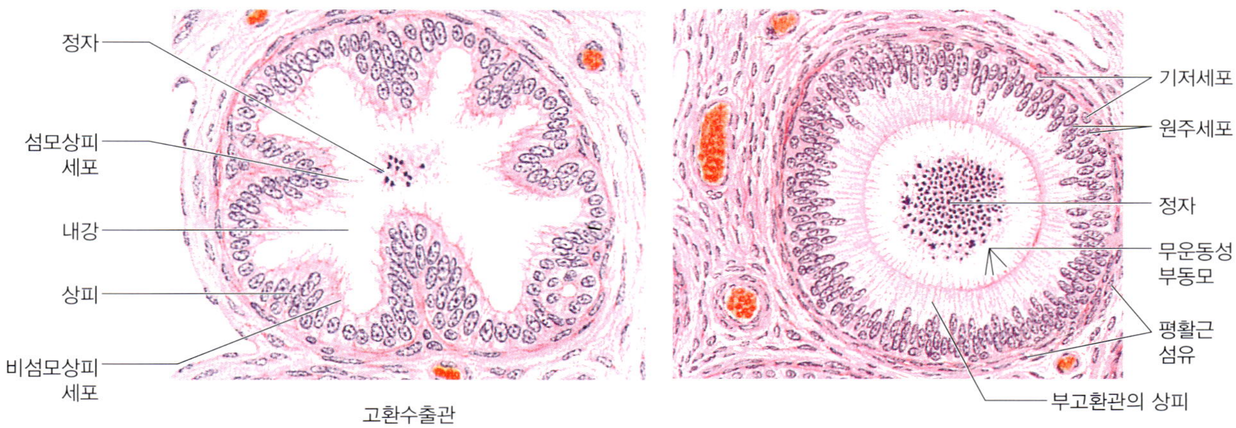

그림 6-5.

③ 정관(ductus deferens)

내강이 커지고 점막은 주름을 형성한다. 상피는 높이가 낮은 위중층상피로, 표면에 부동모가 있다. 근층은 내세로층, 중간돌림층, 외세로층의 3층으로 구성되며 부고환관의 근층보다 더 발달되어 있다.

④ 사정관(ejaculatory duct)

정관에 이어지는 짧고 곧은 관으로, 전립샘을 관통한다. 상피는 위중층 또는 단층원주상피이다.

⑤ 정낭(seminal vesicle)과 전립샘(prostate gland)

- 모두 생식관의 부속샘이다. 정낭은 정관과 구조가 비슷하지만, 내강의 주름이 잘 발달되어 있다. 상피는 위중층원주상피이다.
- 전립샘은 방광의 하면에서 요도(urethra) 기시부를 둘러싸는 복합관상샘으로, 이 샘의 분비물은 전립샘관을 통해 요도로 분비된다. 분비물이 농축되고 석회화되어 전립샘석(prostatic concretion)이 되는 경우가 있으며, 이는 나이가 들면서 점점 증가하게 된다. 상피는 위중층원주상피이다.

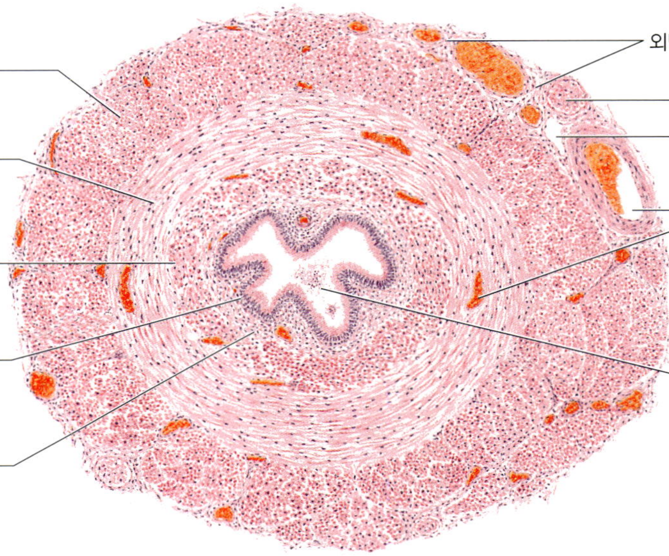

그림 6-6.

6-5 음경(penis)

- 음경은 두 종류의 해면체(cavernous body) 조직을 포함한다.
- 해면체동(cavernous cavity)에는 동정맥문합이 존재한다.

- 음경은 얇은 피부 및 평활근을 풍부하게 함유하고 있는 피하조직, 그리고 음경해면체(corpus cavernosum)와 요도해면체(corpus spongiosum)라는 두 종류의 발기조직(erectile tissue)으로 이루어져 있다.
- 음경해면체는 두껍고 딱딱한 섬유성피막인 백색막(백막 tunica albuginea)으로 덮여 있다. 백색막은 정중부에서 아래쪽으로 내려가 해면체조직을 둘로 나누는 중격(septa)이 된다. 해면체는, 탄력섬유를 포함한 섬유성분과 평활근으로 이루어진 해면체소주(trabeculae)로 형성되는 그물형 뼈대 구조와, 이에 의해 구별되는 해면체동으로 구성된다. 소주는 해면체의 중앙부에서는 비교적 성기게 존재하여, 그 내부의 해면체동도 넓지만, 주변부에서는 치밀한 그물 모양이다. 해면체동에는 해면체 안쪽으로 들어온 나선동맥(spiral artery)으로부터 혈액이 유입되어 음경의 발기(erection)가 일어난다.

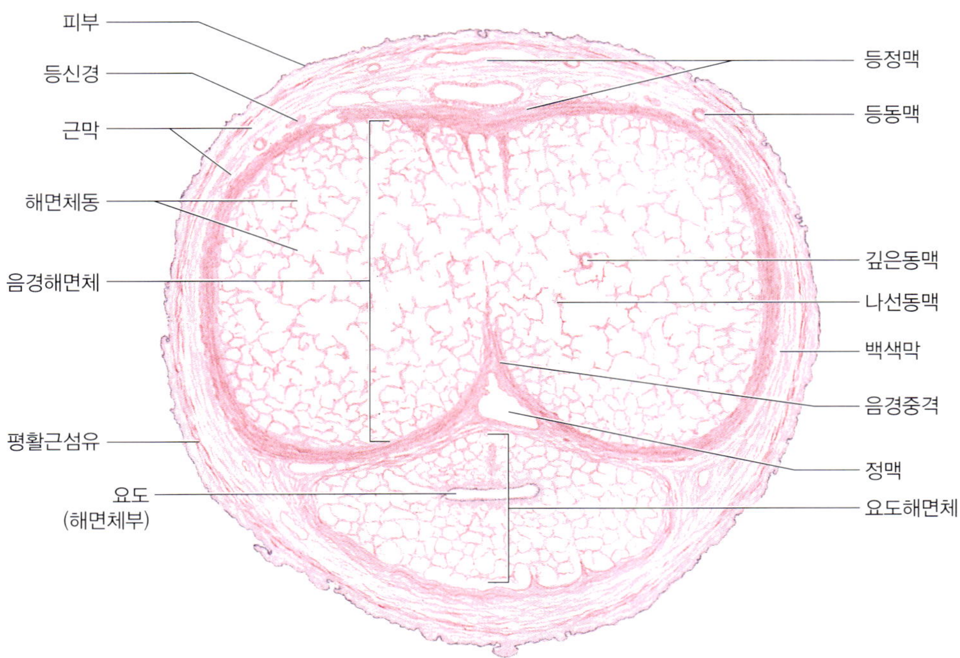

그림 6-7.

• 요도해면체는 음경해면체보다 얇은 백색막에 덮여 있으며, 소주는 가늘고 치밀하다. 요도해면체의 중심부에는 요도(urethra)가 통과한다.

6-6 난소(ovary)의 구조

➲ 여러 발달 단계의 난포(ovarian follicle)가 관찰되며, 난포에는 감수분열(meiosis) 중인 난모세포(oocyte)가 포함되어 있다.

• 난소(ovary)는 혈관과 신경이 출입하는 문(hilus)과 피질 및 수질로 이루어져 있다. 난소의 가장 바깥층은 생식상피(germinal epithelium)라는 단층입방상피로, 그 아래에는 치밀결합조직인 백색막(tunica albuginea)이 존재한다. 예전에는 생식상피에서 생식세포가 생성된다고 생각했기 때문에 이런 이름으로 불리고 있지만, 실제로는 입방상피로 이루어진 복막(peritoneum)의 일부이다.

• 피질과 수질의 경계는 뚜렷하지 않다. 피질에는 여러 발달단계의 난포(follicle)가

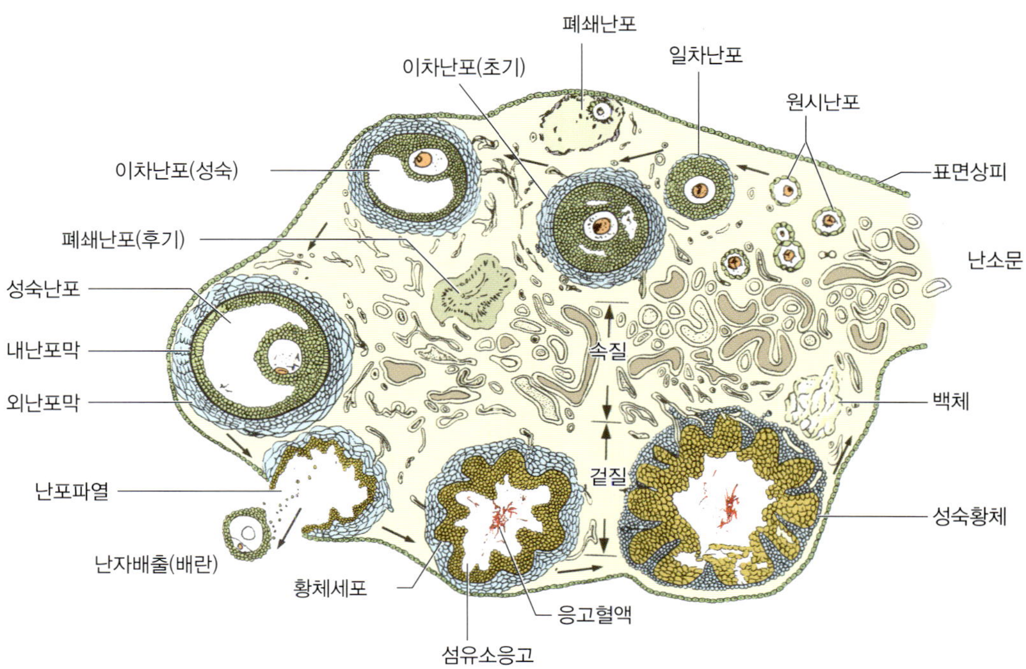

그림 6-8.

존재하며, 수질과 문에는 혈관이 풍부하다. 문에는 문세포(hilus cell)라는 스테로이드 호르몬 생성 세포가 존재한다. 이는 고환의 라이디히세포에 해당하는 세포로, 난소의 테스토스테론 생성 종양은 이 세포에서 기원되는 경우가 많다.

- 난모세포의 기원이 되는 원시생식세포는 배자 바깥의 난황낭(york sac) 내배엽 유래 세포라고 생각된다. 생식세포는 태생 5주까지 생식융기로 이동해 난조세포(oogonia)가 되어 체세포분열에 의해 증식한다. 태생 8주 이후에는 일부 난조세포가 감수분열을 시작해 난모세포가 되지만, 난조세포의 활발한 분열작용은 계속되어 태생 20주에 난조세포의 수는 최대 600~700만 개에 달한다. 그 후, 난포의 폐쇄와 난조세포의 분열능력 저하로 난모세포의 수는 급속히 감소해 출생 무렵에는 100~200만 개, 출생 후에는 더욱 감소하여 사춘기에는 약 30만 개가 남게 된다.
- 난모세포는 출생 시까지 1차 감수분열(meiosis)의 전기(prophase)를 시작한다. 그러나 이 감수분열이 완료되는 것은 배란된 다음이다. 즉, 성인의 난소에는 난조세포가 존재하는 것이 아니라, 감수분열 중의 난모세포만이 존재한다. 난모세포 감수분열의 진행이 중단된 상태(감수분열중단 meiotic arrest)는 폐경기까지 50년 남짓 지속되기도 한다.

6-7 난포(ovarian follicle)의 성숙과정

많은 난포가 성장을 시작하지만, 대부분은 도중에 성장이 정지되어(난포폐쇄 follicular atresia) 백체(백색체 corpus albicans)가 된다.

- 난포는 난모세포(oocyte)와 난포세포(follicular cell; 과립막세포 granulosa cell)로 이루어진 난소의 기능적 단위로, 난자(ovum)의 형성과 스테로이드 호르몬 분비의 두 가지 기능을 갖는다.
- 난포 중 90% 이상은 죽을 때까지 발달기가 시작되기 않지만, 일부 난포는 아래 설명하는 발달기에 들어가 그 중 한 개가 선택되어 성숙난포가 되고, 배란된다. 난포의 성숙이 시작된 후 배란까지는 약 85일이 걸리는데, 이는 난소주기의 약 3회분에 해당한다.

1) 원시난포(primordial follicle)

- 발달과정에 들어가기 전, 한 층의 편평한 난포세포가 난모세포를 둘러싼다. 인위적으로 난포세포를 제거하면 난모세포의 감수분열이 자연스럽게 종료되기 때문에 난모세포의 감수분열 진행을 막고 있는 것은 난포세포라고 생각된다. 원시난포는 백색막 바로 아래의 피질 안에 많이 존재한다.

2) 1차 난포(primary follicle)

- 난포세포가 입방형으로 변화되고 증식하여 중층의 난포막이 된다. 이는 뇌하수체 전엽에서 분비되는 난포자극호르몬(FSH)의 자극에 의해 일어나는 현상이다. 난포세포층의 바깥쪽을 둘러싸는 기저판 주위의 간질에서 난포막세포(theca cell)가 분화된다.
- 난포세포층은 혈관이 풍부하지만, 기저판 안쪽의 과립막(granulosa layer)에는 혈관이 없다. 과립막을 구성하는 난포세포는 서로 교통반으로 밀접하게 결합되어 있기 때문에 전체적으로 일종의 기능적 합포체세포(syncytium)가 된다.
- 난모세포는 당단백질을 포함한 점액 같은 물질을 분비한다. 이는 난모세포 주변에 축적되어 투명대(zona pellucida)라는 난자와 난포세포를 구분하는 구조가 된다.

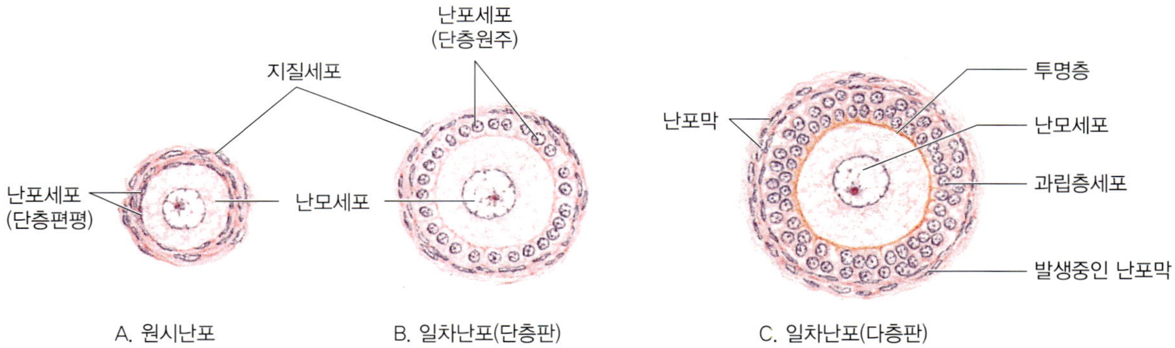

그림 6-9.

황체(corpus luteum)에서의 스테로이드호르몬 생성. 배란(ovulation) 후 황체에서 과립막황체세포(granulosa-lutein cell)는 직접 콜레스테롤을 받아들여 프로게스테론(progesterone)을 분비한다. 난포막황체세포(theca lutein cell)는 안드로스텐디온(androstenedione)을 분비하며, 이는 과립막황체세포로 들어가 방향화되어 에스트로겐(estrogen)으로 변환된다.

3) 2차 난포(secondary follicle)

- 난포세포층이 6~12층까지 증식되면, 난포액을 분비하기 시작하는데, 난포액은 난포세포층 중에 새로 형성되는 공간에 저장된다. 이 공간을 난포동(antrum)이라고 하며, 난포동이 형성된 난포를 2차 난포라고 한다. 이 시기 이전까지 크기가 증가하던 난모세포는 성장을 멈추게 된다.
- 난모세포를 둘러싸는 난포세포에는 난구(난세포더미 cumulus oophorus)라는 두꺼운 부분이 존재한다. 난구를 구성하는 난포세포는 호르몬 생산능력은 떨어지지만 분열능력이 우수하기 때문에 과립막세포층으로 세포를 공급하는 역할을 한다. 난모세포와 인접한 난포세포는 난모세포를 중심으로 방사형으로 배열되어 방사관(corona radiata)이라는 구조를 형성한다. 방사관의 세포는 세포질돌기를 투명대 안으로 뻗어 난모세포와의 사이에 교통반을 형성, 난모세포의 감수분열 진행을 제어한다고 생각된다.
- 내분비기능이 있는 입방형 내난포막세포(theca interna cell)는 증식하며 세포 내에 지방방울이 축적된다. 내난포막세포에는 LH 수용체가 있기 때문에 그 작용에 의해 테스토스테론이나 안드로스텐디온을 합성해 세포 밖으로 방출하게 된다. 과립막세포는 이를 수용하고, 방향화 효소의 작용에 의해 테스토스테론이나 안드로스텐디온을 에스트로겐으로 전환시킨다. 에스트로겐은 혈액 중으로 방출되어 작용하며, 이외에도 과립막세포 자체를 자극해 분열을 촉진하는 기능도 한다. 결합조직성 외난포막세포는 난포의 가장 바깥쪽을 둘러싼다.

4) 성숙난포(mature follicle, 그라프난포 graafian follicle)

- 황체기 후기부터 난포기 초기에 걸쳐 수많은 2차 난포 중 하나가 선택된다. 이 난포가 10~14일에 걸쳐 더 성장해 성숙난포가 된다. 성숙난포에는 큰 난포동이 있지만 기본적인 조직 구조는 2차 난포와 그다지 차이나지 않는다.

- 배란은 뇌하수체 전엽의 황체형성호르몬(LH)의 일과성 대량방출에 의해 일어난다. 난모세포는 난모세포를 둘러싸고 있는 방사관, 난포세포와 함께 난관으로 방출된다.

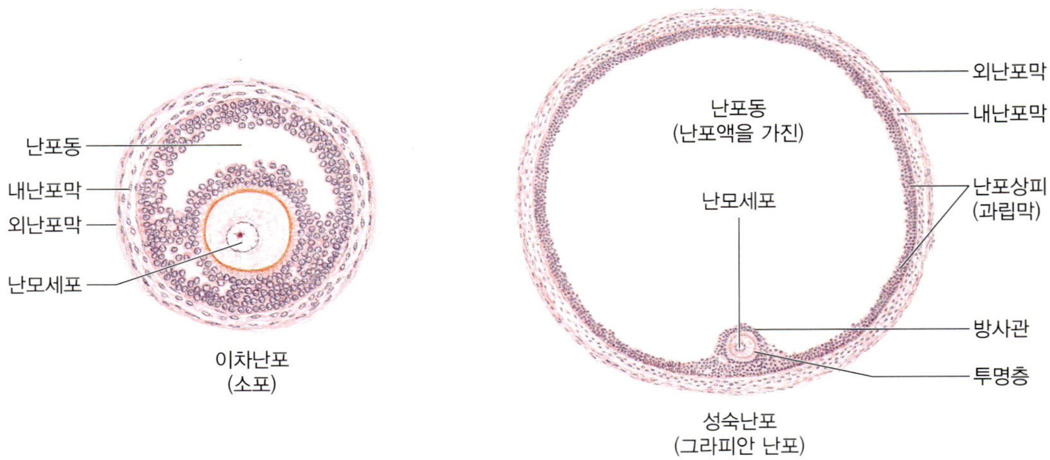

그림 6-10.

6-8 황체(corpus luteum)와 백체(corpus albicans)

- 배란 후 난포는 황체가 되어, 주로 프로게스테론을 분비한다.
- 임신이 되면 황체는 한층 더 커진다.
- 임신이 되지 않은 경우 황체는 약 2주일이면 위축, 퇴화된다.

- 배란 후, 난포세포와 난포막세포층을 구분하고 있던 기저판이 소실되고, 이 두 세포들은 점차 비대해져 황체세포가 된다. 황체(corpus luteum)는 이렇게 만들어진 황체세포의 집단이다.
- 난포세포에서 기원된 과립막황체세포(granulosa-lutein cell)는 지방방울이나 무과립형질내세망(sER)이 풍부하고 내막이 관 모양인 미토콘드리아가 존재하는 등, 스테로이드 호르몬 분비세포로서의 특징을 보인다. 과립막황체세포층은 황체 내부에 위치하지만, 배란 전과는 달리 혈관이 풍부하게 분포하기 때문에, 호르몬

의 전구물질인 콜레스테롤을 직접 들여올 수 있다. 한편, 난포막에서 기원된 난포막황체세포(theca lutein cell)는 과립막황체세포보다 작은 세포로, 황체의 주변부에 존재한다.

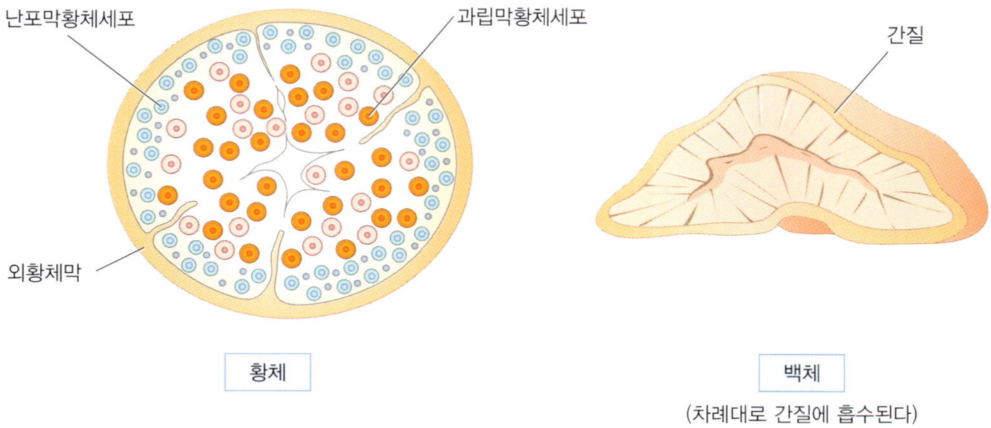

그림 6-11.

- 황체는 약 14일간 유지된 후, 아포토시스(apoptosis)를 일으켜 퇴화된다. 황체 유지에 가장 중요한 것은 LH로, LH는 황체의 호르몬 분비를 자극함과 동시에 황체세포의 아포토시스를 억제하는 역할을 한다고 생각된다.
- 수정(fertilization)이 되면 황체는 더욱 성장해 임신황체가 된다. 과립막황체세포, 난포막황체세포가 모두 비대해 지고, 간질과 혈관이 증식되기 때문에 임신황체의 사이즈는 수정 6주에는 보통의 2배 정도까지 커지지만, 임신 후반에 들어서면 크기가 감소한다. 임신황체의 기능은 태반의 영양막합포체세포(chorionic syncytiotrophoblast)가 분비하는 융모막성샘자극호르몬(chorionic gonadotrophin, hCG)에 의해 유지된다.
- 수정이 되지 않은 경우, 황체는 붕괴되어 점차 결합조직으로 바뀐다. 이를 백체(corpus albicans)라고 한다. 백체에서는 짙게 염색되는 결합조직세포의 핵이 보일 뿐, 세포성분은 적다.
- 일반적으로 많은 원시난포가 성숙과정을 시작해 성장하지만, 배란되는 난포는 대부분 한 개뿐이다. 이는 많은 난포가 여러 단계에서 발달을 멈추고 퇴축되기 때문이다. 퇴축된 난포의 경우, 난모세포가 변성, 소실되고 조직은 백체와 같은 구조를 가지게 된다. 이를 폐쇄난포(atretic follicle)라고 한다.

6-9 난관(oviduct)

- 난관의 상피는 단층상피로, 섬모세포(ciliated cell)와 분비세포(secretory cell)가 존재한다.
- 섬모운동과 평활근의 연동운동이 난자를 수송한다.
- 난관팽대부는 수정이 일어나는 장소로, 점막 주름이 발달되어 있다.

- 난관(oviduct, Fallopian tube)은 배란된 난자를 자궁으로 수송하는 관으로, 수정이 일어나는 장소이기도 하다. 난관의 바깥쪽 끝은 넓어져 난관깔대기(infundibulum)를 형성하고, 그 끝 부분에는 난소를 감싸듯이 뻗어 있는 손가락 모양의 돌기(난관채 fimbria)가 존재한다. 배란 시에 복강 쪽으로 방출된 난자는 난관채에 포착되어 난관 안으로 들어간다.
- 점막에는 주름이 있으며 특히 중앙부의 난관팽대부(ampulla)에 발달되어 있다. 질에서 자궁강, 난관을 거슬러 올라온 정자는 난관팽대부에서 난자와 만나 수정이 일어나게 된다. 자궁과 가까운 난관협부(isthmus)에는 점막주름이 적다.
- 상피는 단층원주상피이며, 팽대부에서 가장 키가 크고, 자궁에 가까워지면서 점차 입방형이 된다. 상피세포에는 섬모가 있는 섬모세포와 섬모가 없고 분비 기능이 있는 세포가 있다. 난관 팽대부의 점막에는 섬모세포가 많고, 반대로 자궁에 가까워지면 분비세포가 많아진다. 섬모의 움직임은 점액을 자궁 쪽으로 밀어내

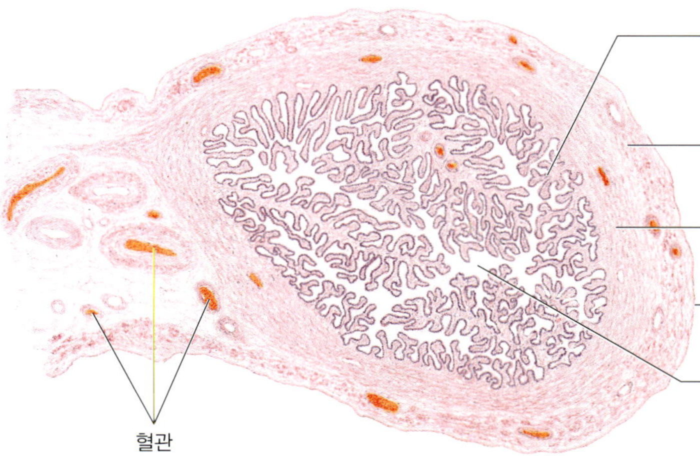

그림 6-12.

어 난자의 수송에 도움을 준다.

- 근층은 2층의 평활근으로 이루어져 있으며, 내층은 돌림, 외층은 세로근이다. 난관은 연동운동을 하며 섬모의 움직임과 함께 난자를 자궁으로 수송한다. 난관의 외막은 자궁광간막(broad ligament)에 연결되는 복막이다.

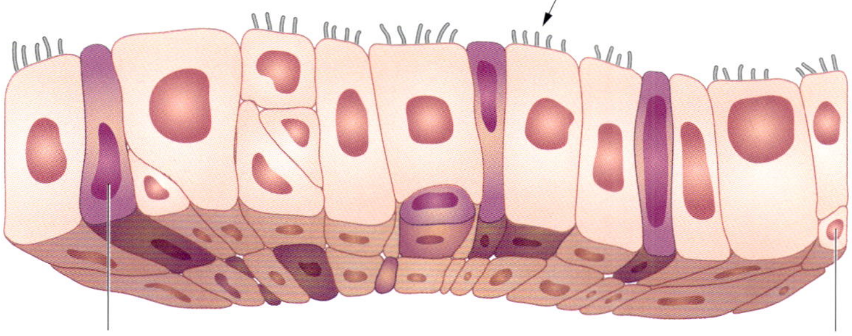

그림 6–13.

6–10 자궁내막의 주기적 변화

- 자궁내막에서는 기능층(functional layer)과 기저층(basal layer)을 구별할 수 있다.
- 내막의 구조와 기능은 자궁체부와 경부에서 다르다.
- 내막의 형태는 월경주기에 따라 크게 변화된다.

- 자궁벽은 자궁내막(endometrium), 자궁근육층(myometrium), 자궁외막(perimetrium)의 3층으로 나눌 수 있다. 그 구조와 기능은 자궁체부(uterine corpus)와 자궁경부(uterine cervix)에서 차이가 난다. 체부의 내막은 월경주기(menstrual cycle)에 따라 변화하지만, 자궁경부의 내막은 큰 변화를 보이지 않는다. 자궁근육층은 체부에 잘 발달되어 있고, 점막 쪽부터 점막하층(submucosal layer), 혈관층(vascular layer), 장막하층(subserosal layer)으로 구분되지만 그 경계가 반드시 뚜

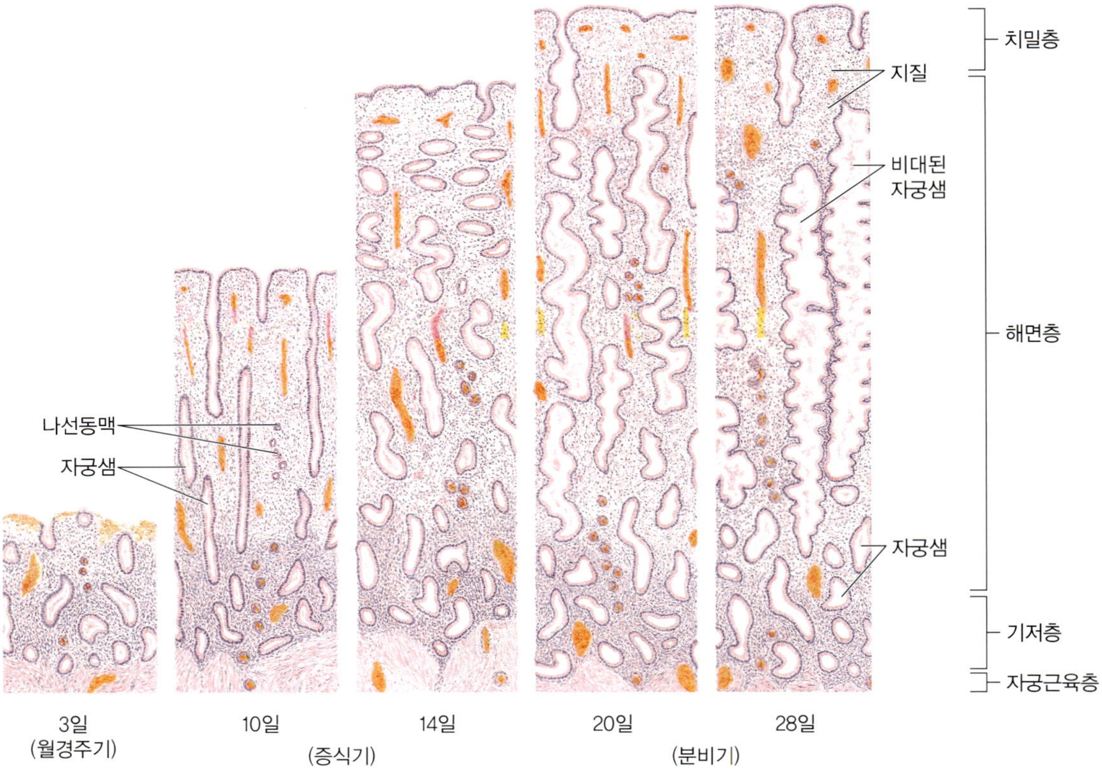

그림 6-14.

렷한 것은 아니다. 자궁외막은 주위의 성긴결합조직 또는 복막으로 이루어진다.

1) 자궁체부(corpus uteri)

- 내막은 자궁샘이라는 단일 관상샘이 있다. 자궁샘의 상피는 점액을 분비하는 단층원주상피이다. 내막은 월경주기에 따라 증식과 탈락을 반복하는 기능층(functional layer)과 주기적 변화를 보이지 않는 기저층(basal layer)으로 구별할 수 있다. 월경으로 소실된 기능층은 다음 주기에 기저층의 세포분열에 의해 재생된다.
- 월경주기에 따른 자궁내막의 변화는 다음의 3기로 나뉜다. 이런 변화는 난소에서 분비되는 에스트로겐과 프로게스테론에 의해 일어나기 때문에, 난소주기와 자궁내막의 변화는 동시에 일어난다.

① 월경기(menstrual phase)

자궁내막의 표층은 탈락해 혈액과 함께 체외로 배출된다. 그 결과 기능층이 소실되어 내막에는 기저층만이 남게 되며, 이 상태가 2~3일 계속되게 된다.

② 증식기(proliferative phase, 난포기 follicular phase)

난소에서 분비되는 에스트로겐에 의해 자궁내막의 표면은 다시 상피로 덮이게 되고 기능층은 증식된다. 이 시기에 자궁샘은 곧게 성장하는 것이 특징이다. 간질의 증식으로 점막이 두꺼워지고, 그 안으로 나선동맥이 들어오지만 아직 표층까지 이르지는 않는다.

③ 분비기(secretory phase, 황체기 luteal phase)

배란(ovulation) 후 약 2주간 계속된다. 이 시기의 난소는 황체기능이 활발하여, 프로게스테론을 분비하며 이는 자궁샘의 점액 분비를 촉진한다. 자궁샘은 나선형으로 꼬이게 되고, 나선동맥이 표층 근처까지 이르게 된다. 분비기의 마지막 며칠을 허혈기라고 하며 점막에 부종(edema) 현상이 나타나며 백혈구도 관찰된다.

2) 자궁경부(cervix uteri)

- 자궁체부에서 단일 관상샘이던 자궁샘이 자궁경부에서는 복잡하게 분지되어 자궁경부샘(cervical gland)을 형성한다. 이 부위의 내막은 월경주기에 따라 변동되지 않으며, 월경 시에 탈락되지 않지만, 점액의 분비량과 성상은 변한다.
- 경부의 점액은 점성이 커 자궁경부 내강은 점액에 의해 막힌 상태가 된다. 배란기에는 에스트로겐의 영향으로 점액의 분비량이 증가되고, 점도가 저하되며, 알칼리성을 띤 점액이 분비된다. 이러한 변화는 자궁 안으로 정자의 진입을 촉진한다고 생각된다. 황체기가 되면 프로게스테론의 작용에 의해 다시 점액의 점도가 증가하게 된다.
- 자궁의 단층원주상피는 질(vagina)과의 경계에서 중층편평상피로 변화한다.

질상피(vaginal epithelium)의 주기적 변화. 질의 상피는 두꺼운 중층편평상피로, 상피의 두께나 각질화 정도는 월경주기에 따라 변화한다. 이는 상피의 신생이나 각화가 에스트로겐의 영향하에 있기 때문이다. 난포기에는 에스트로겐의 작용에 의해 상피층이 두꺼워지고 표면층에 각질화가 일어나지만, 배란 후 황체기에 들어가게 되면 에스트로겐의 농도가 저하되기 때문에 상피가 얇아지고 각질화되지 않는다. 질점액의 도말표본을 광학현미경으로 관찰해 보면 이러한 상피의 변화가 나타난다. 또한, 이를 근거로 월경주기를 판정하거나 난소의 기능을 추측할 수도 있다.

6-11 월경주기(menstrual cycle)에 따른 난소와 자궁내막의 형태변화

- 난포의 성숙과정은 뇌하수체 호르몬의 혈중농도 변화와 관련되어 있다.
- 난소의 주기적인 변화는 자궁내막의 형태 변화를 일으킨다.

- 난소는 뇌하수체 유래의 성샘자극호르몬(FSH, LH)의 작용으로 난포의 성장(난포기) → 배란 → 황체의 형성(황체기)을 주기적으로 반복한다.

1) 난포기(follicular phase)

- 난포기 초기에 2차 난포 중 하나가 선택되고, 난포자극호르몬(FSH)의 작용으로 배란되기 위한 성장을 시작한다. 이 난포의 발달에 따라 증가된 난포세포에서 에스트로겐 분비가 점차 많아진다.
- 에스트로겐은 월경에 의해 기능층이 탈락된 자궁내막을 재생시키고 자궁내막에서의 프로게스테론 수용체의 생성을 촉진한다. 에스트로겐이 자궁내막의 간질세포에 작용해 간질세포가 2차적으로 상피를 증식시킨다고 생각된다.

2) 배란(ovulation)

- 에스트로겐의 혈중 농도 상승은 포지티브 피드백(positive feedback)에 의해 시상하부에서 LHRH 분비를 자극하고, 뇌하수체에서 황체형성호르몬(LH)이 일과

성으로 대량 방출되도록 자극한다. 이 자극에 의해 배란이 이루어지고, 황체가 형성된다.

3) 황체기(luteal phase)

- 황체기가 시작되면 난소의 프로게스테론 분비가 증가한다. 프로게스테론은 에스트로겐에 의해 감수성이 높아진 자궁내막에 작용하여 상피의 점액 분비를 촉진하고, 간질세포의 일부를 탈락막화시킨다. 난포기에 직선으로 성장했던 자궁샘은 황체기에 눈에 띄게 구불구불해진다.
- 배란 후 7~8일 경과하면 황체의 기능이 점차 저하되고, 프로게스테론 농도도 저하된다. 그 결과, 월경 직전에는 나선동맥의 혈류가 막혀 허혈기가 시작된다. 또한, 동맥의 붕괴로 점막이 파괴되어 월경이 시작되게 된다.

액티빈(activin). 난포세포에서 분비되는 호르몬으로, 인히빈(inhibin)과는 반대되는 작용을 한다. 뇌하수체의 성샘자극호르몬(gonadotropin) 분비세포로 작용해 FSH의 분비를 촉진한다. 시상하부의 LHRH 자극만으로는 설명을 할 수 없는 FSH 분비를 제어하는 호르몬이라고 생각된다.

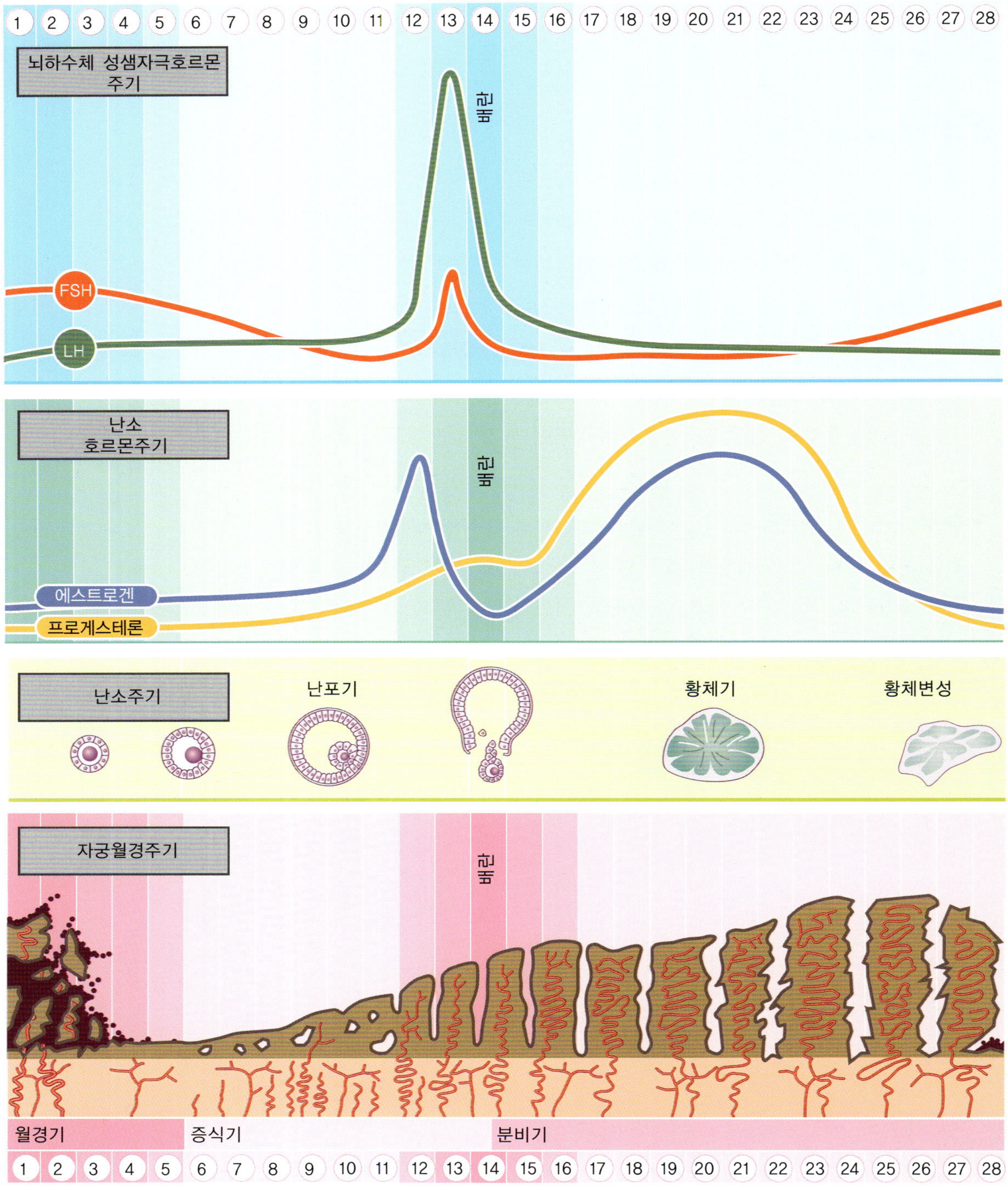
뇌하수체 성샘자극호르몬 주기
FSH
LH
배란
난소 호르몬주기
에스트로겐
프로게스테론
난소주기
난포기
황체기
황체변성
자궁월경주기
월경기
증식기
분비기
1 2 3 4 5 6 7 8 9 10 11 12 13 14 15 16 17 18 19 20 21 22 23 24 25 26 27 28

그림 6–15.

6-12 태반(placenta)

- 모체 측 조직과 태아 측 조직은 서로 다르다.
- 융모(villi)의 미세구조는 임신 초기와 후기에 차이가 뚜렷하다.

• 태반(placenta)은 ① 양막에 둘러싸여 탯줄과 연락하는 융모막판(chorionic plate)과 이곳에서 시작되는 수많은 태반융모(placental villi)로 구성되는 태아 유래의 조직과, ② 기저탈락막(decidua basalis)과 태반중격(placental septum)으로 구성되는 모체 측 조직으로 이루어진다. 복잡하게 분지된 태반융모와 모체 측 조직으로 둘러싸인 조직을 융모간공간(intervillous space)이라고 하며, 모체의 혈액은 이 공간으로 유입되어 태아조직과 사이에서의 가스교환과 영양공급이 일어난다.

1) 태아 측 조직

• 융모막판의 태반융모를 특히 융모줄기(stem villi)라고 하며, 여기에서 수많은 가지가 나와 융모간공간으로 돌출되어 있다. 이 때문에 태반의 조직표본을 보면 융모간공간은 융모의 단면들로 채워져 있는 듯이 보인다. 임신 후기의 태반인 경우, 융모의 표면이 합포체영양막층(syncytiotrophoblast)으로 덮여 있으며, 그 안쪽으로는 태아 측 혈관이 거의 간질을 통하지 않고 접하고 있기에 태반에서의 물질수송은 얇게 펴진 합포체영양막층과 내피세포를 경유해 일어나게 된다.

• 모체 혈액으로부터 물질을 흡수하는 합포체영양막층의 표면에는 미세융모(microvilli)가 관찰되며, 이는 흡수 면적을 늘리는 구조이다. 당이나 아미노산은 능동수송 또는 촉진확산에 의해 들어오지만, 가스교환은 단순한 확산작용에 의해 일어난다. 또한, 면역글로불린 중 적어도 IgG는 포음작용(pinocytosis)에 의해 들어온다.

• 임신 전기(20주 정도까지)에는 합포체영양막 안쪽에 한 층의 세포영양막(cytotrophoblast; 랑한스세포 Langhans cell)이 존재하며, 이 세포의 세포질은 서로 융합되어 있지 않다. 영양막세포는 점차 감소하며, 합포체영양막층의 바로 안쪽으로 모세혈관이 접하게 된다. 융모 중 일부는 모체 측에 이르러 탈락막과 융합되며, 이를 부착융모(anchoring villi)라고 한다.

2) 모체 측 조직

- 태반융모의 형성과 함께 모체 측 자궁내막의 간질세포는 분열과 분화과정을 거쳐 탈락막세포(decidual cell)가 된다. 탈락막은 배자 전체를 둘러싸고 있으며, 완성된 태반에 속하는 부분을 기저탈락막(decidua basalis), 그 밖의 부위를 피막탈락막(decidua capsularis; 양막과 융모막의 외측), 벽측탈락막(decidua parietalis; 그 밖의 자궁벽)이라고 한다.
- 탈락막세포는 크기가 크고 세포질이 옅게 염색되는 세포로, 이들 사이에는 강한 산호성을 나타내는 피브리노이드(fibrinoid)가 나타난다. 기저탈락막의 일부는 융모간공간으로 돌출되어 태반중격을 형성하지만, 태아 측 융모막판(chorionic plate)까지 이르지는 않는다. 태반중격의 표면은 합포체영양막세포층으로 덮여 있다.

소변 중 hCG에 의한 임신판정. 태반이 분비하는 호르몬은 인체융모막성생자극호르몬(hCG, human chorionic ganadotrophin), 태반락토겐(placental lactogen), 에스트로겐, 프로게스테론 등으로 다양하다. 인체융모막성샘자극호르몬(hCG)은 수정 2주 후, 즉 착상되면 바로 분비되기 시작해 모체 혈액으로 들어가 소변으로 배설되기 때문에 소변 중의 hCG 검출은 임신판정에 효과적인 방법이다.

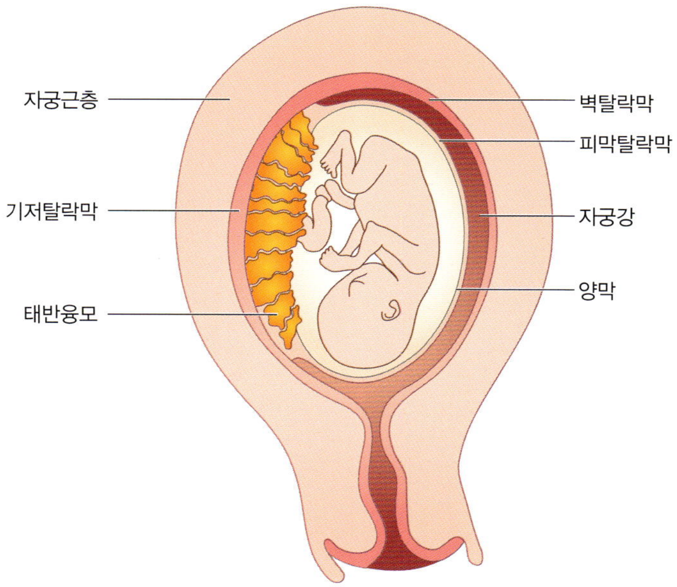

그림 6-16.

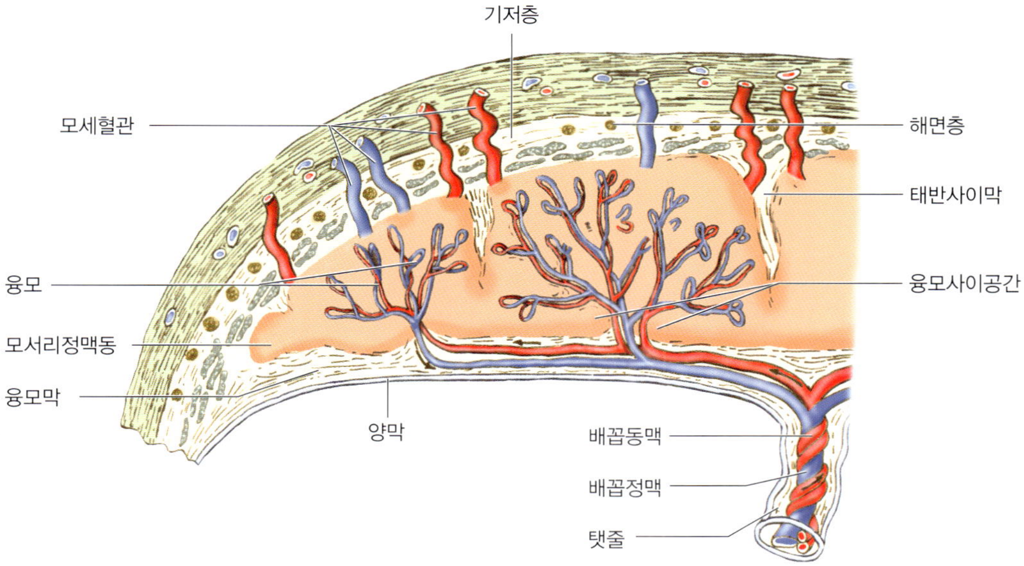

기저층
모세혈관
해면층
태반사이막
융모
융모사이공간
모서리정맥동
융모막
양막
배꼽동맥
배꼽정맥
탯줄

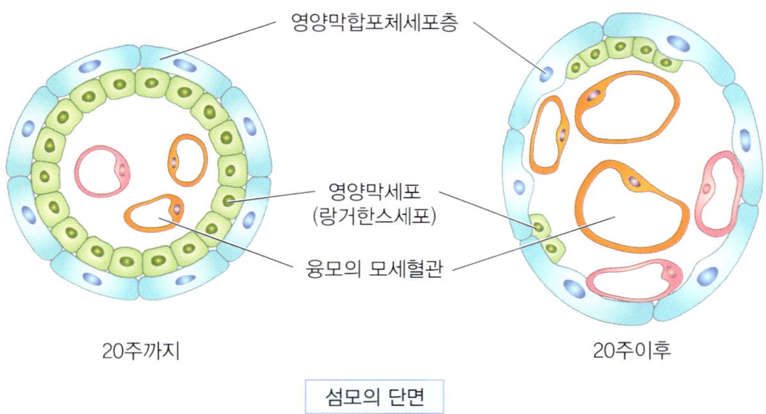

영양막합포체세포층
영양막세포
(랑거한스세포)
융모의 모세혈관
20주까지
20주이후
섬모의 단면

그림 6-17.

Chapter 07 내분비계

Endocrine System

7-1 세포 사이의 화학적 정보 전달 기구

➲ 자가분비(오토크린), 곁분비(파라크린), 내분비(엔도크린), 시냅스 등이 있다.

- 화학 전달물질에 의한 세포 사이의 정보전달 양식에는 다음 네 가지 방법이 있다.
  ① **자가분비(오토크린 autocrine)**: 정보를 보내는 쪽과 받는 쪽이 같은 세포인 경우. T 림프구는 항원자극에 의해 인터류킨 2(interleukin 2)라는 사이토카인(cytokine)을 생성한다. 이 물질은 가까운 T 림프구에 작용(파라크린)하고, 또한 자기 자신에게도 작용(오토크린)하여 림프구의 증식을 유도한다.
  ② **곁분비(파라크린 paracrine)**: 정보를 받는 쪽 세포가 보내는 쪽 세포와 가까운 경우. 췌장 랑게르한스섬의 D 세포에서 분비되는 소마토스타틴(somatostatin)은 같은 섬 내의 A 세포나 B 세포에 작용해 글루카곤(glucagon)이나 인슐린(insulin)의 분비를 억제한다.
  ③ **내분비(엔도크린 endocrine)**: 정보를 보내는 쪽과 받는 쪽 세포가 멀리 떨어져 있어 정보전달물질이 혈액를 통해 수송되는 경우. 예를 들어 뇌하수체전엽 호르몬과 신체 표적조직의 관계가 이에 해당된다.
  ④ **시냅스(synapse)**: 신경세포의 축삭 종말부가 다른 신경세포의 수상돌기나 세포체 사이에 형성하는 시냅스결합, 또는 근섬유와의 사이에 형성되는 운동종말판(motor end plate) 등에서 관찰된다. 정보전달물질(신경전달물질이라고 한다)은 좁은 시냅스틈새를 지나 다음 세포로 전송된다.
- 일반적으로 내분비 정보전달물질을 ‘호르몬(hormone)’이라고 하며, 오토크린이나 파라크린 정보전달물질을 ‘국소호르몬(local hormone)’이라고 하는 경우가 있다.

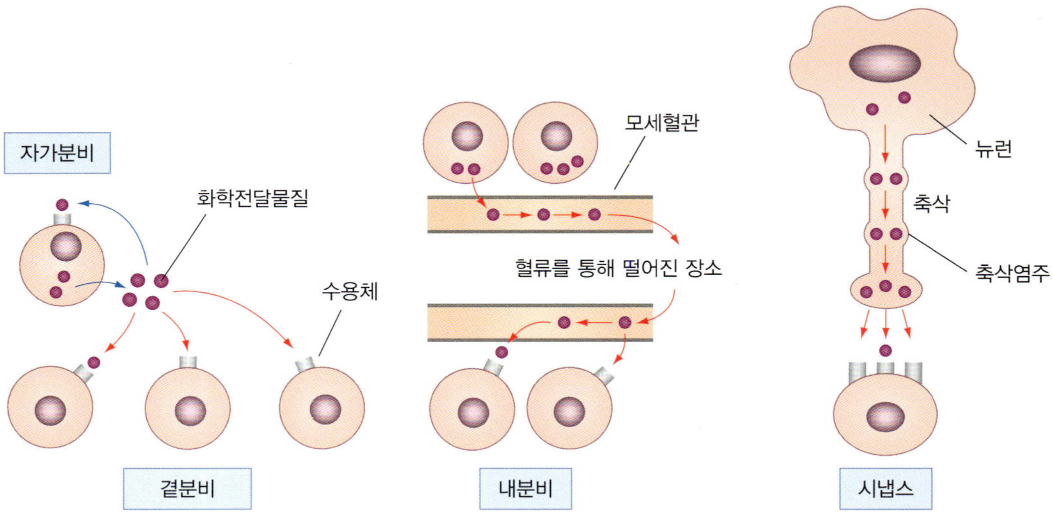

그림 7-1.

세포 사이의 정보전달물질은 화학적으로 펩티드, 아민, 아미노산 유도체, 스테로이드 등으로 분류된다.

7-2 점막상피(mucosal epithelium) 내의 내분비세포

- 점막상피 안에 산재하는 내분비세포를 장내분비세포(enteroendocrine cell)라고 한다.
- 분비되는 호르몬으로는 펩티드 호르몬, 아민 등이 있다.
- 분비과립은 세포의 기저측으로 분비된다.

- 위장관(위, 대장, 담관, 췌관)이나 호흡관(특히 세기관지)의 점막상피 내에는 기저부의 세포질에 작은 과립을 가지고 있는 기저과립세포(basal granular cell; 소과립세포 small granule cell)라는 한 무리의 세포가 산재해 있다. 기저과립세포는 상피세포 사이에 산재성으로 분포하는 내분비세포로, 특수한 환원은염색을 하거나 과립 내의 호르몬 분자를 면역염색하면 다른 상피세포와 구분할 수 있다. 이 세포들을 장내분비세포 또는 산재성신경내분비계(diffuse neuroendocrine system, DNES)라고 한다.

- 전자현미경으로 보면 펩티드 호르몬이나 아민 생성세포의 특징인 전자 밀도가 높은 내용물이 있는 분비과립(secretory granule)이 관찰된다. 같은 종류의 세포라도 세포의 표면이 내강에 닿아 미세융모를 뻗고 있는 세포와, 내강에까지 이르지 않는 세포가 있다.
- 분비와 연관된 골지체와 분비과립은 기저측 세포질에 존재하며, 분비과립은 기저부의 세포막을 통해 분비된다. 분비된 호르몬은 기저판을 지나 결합조직으로 확산되어, 주위의 세포에 작용하거나(파라크린), 근방의 모세혈관으로 들어가 혈액을 통해 멀리 떨어져 있는 표적세포에 작용한다(내분비).
- 위의 가스트린세포(gastrin cell), 소장의 세크레틴세포(secretin cell), 소장이나 기관지의 세로토닌세포(serotonin cell) 등이 유명하다.

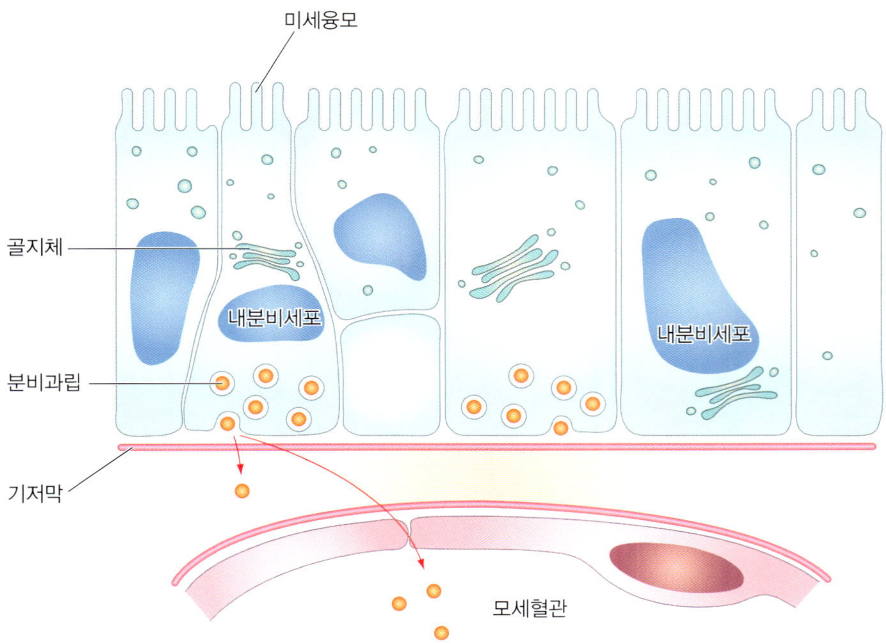

그림 7-2.

7-3 감상샘(thyroid gland)

- 감상샘에서 호르몬을 분비하는 세포에는 소포세포(follicular cell)와 소포곁세포(parafollicular cell)가 있다.
- 소포세포는 아미노산 유도체 호르몬인 T_3, T_4를 분비한다.
- 소포 내에 축적된 타이로글로불린은 T_3, T_4의 전구물질이다.

- 감상샘(thyroid gland)의 표면은 결합조직 피막(capsule)으로 둘러싸여 있으며, 여기에서 나온 결합조직 중격(septa)은 혈관, 림프관, 신경섬유와 함께 내부로 들어가, 갑상샘의 실질을 여러 소엽(lobule)으로 나눈다. 소엽 내에는 크고 작은 수많은 소포(follicle)가 모여 있다. 소포 사이에는 모세혈관이 발달된 소량의 소포 간 결합조직이 있다.
- 소포는 단층편평 또는 입방상피(소포상피)와 그 기저판에 의해 싸여있으며, 내부 공간에는 콜로이드가 포함되어 있다. 콜로이드는 당단백질질인 타이로글로불린으로 구성되어 있으며 PAS 양성으로 염색된다.

1) 소포세포(follicular cell)

- 소포세포는 전자현미경으로 관찰하면 외분비샘의 상피세포와 동일한 특징을 나타낸다. 즉, 세포끼리는 외측 표면의 위쪽에서 연접복합체에 의해 결합되며, 소포 내강 쪽의 자유표면에는 많은 미세융모가 존재한다. 세포질에는 과립형질내세망(rER), 골지체가 잘 발달되어 있으며 이외에, 용해소체, 분비과립, 포음소포, 포식공포 등이 관찰된다.
- 소포세포는 혈관에서 들어온 아미노산으로 타이로글로불린을 합성하여 소포 내강으로 분비한다. 또한, 요오드(I^-) 수송체를 통해 혈액 중에서 요오드 이온을 흡수하여 소포 내강으로 방출한다. 소포 안에서는 타이로글로불린의 티로신잔기가 과산화효소(peroxidase)에 의해 요오드화되어, 요오드화 타이로글로불린으로 중합이 일어난다.
- 이러한 단계를 거친 요오드화 타이로글로불린은 다시 포음작용에 의해 상피세포로 흡수되고 용해소체 효소에 의해 T_3(트리요오드타이로닌), T_4(테트라요오드타이로닌)가 생성된다. 갑상샘에서 분비되는 T_3와 T_4의 비는 대략 1:20이다. 이

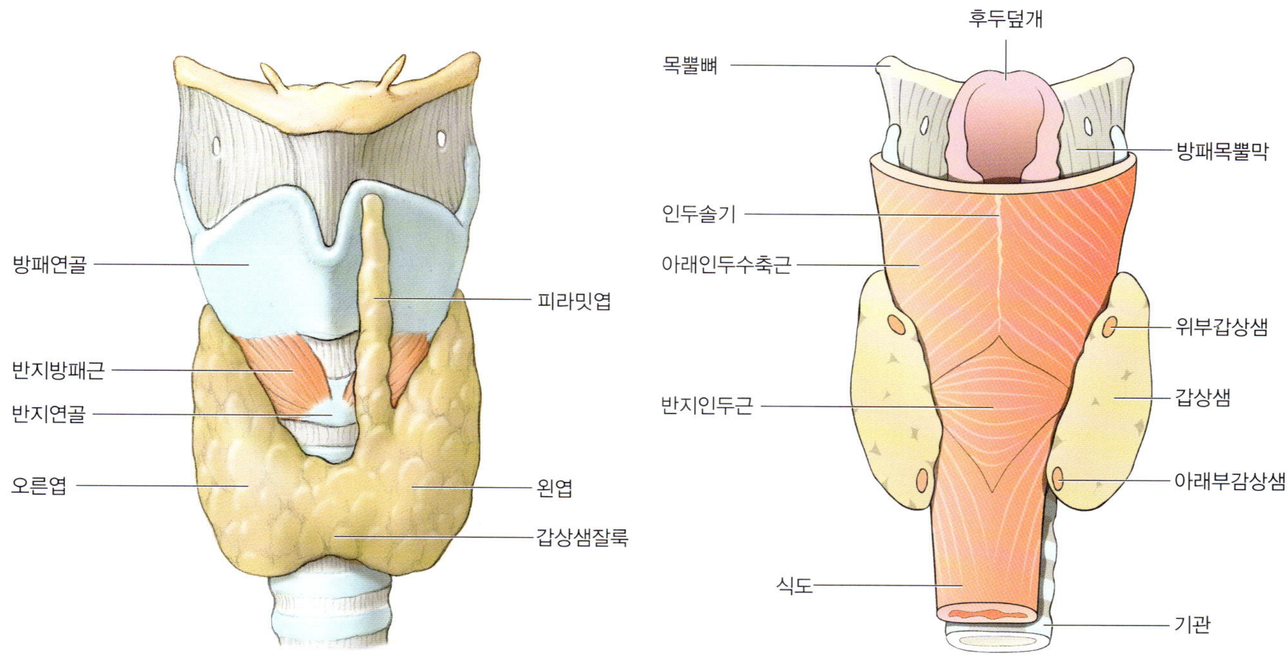

그림 7-3.

들 갑상샘 호르몬은 소수성이기 때문에 혈액 중에서는 티록신결합단백질 등과 결합하여 수송된다.

- 소포 사이의 결합조직에는 유창 내피세포로 이루어진 모세혈관 그물이 발달되어 있다. 모세혈관 내강의 굵기나 창의 크기는 감상샘의 기능 상태에 따라 변화한다. 또한, 흉관 안의 감상샘 호르몬 농도가 높은 것은, 이 호르몬들이 림프관을 통해서도 유출된다고 생각되고 있다.
- 감상샘 호르몬은 인간의 정상적인 발달과 성장에 없어서는 안 되는 물질이다. 태생기에는 태반을 경유해 모체로부터 공급되고, 14주 이후에는 태아 자체에서 호르몬이 생산된다. 감상샘 호르몬이 결손되면 뉴런의 감소, 수초 형성부전에 의한 정신발달지체가 일어나게 된다.

2) 소포곁세포(parafollicular cell)

소포상피의 기저부에는 소포곁세포(parafollicular cell, C 세포)라는 또 다른 내분비세포가 존재한다. 이 세포는 H-E염색을 하면 세포질이 옅게 염색되며, 전자현미경으로 관찰해 보면 작은 분비과립이 세포질에 가득 차 있다. 소포곁세포는 펩티드호르몬인 칼시토닌(calcitonin)을 분비한다.

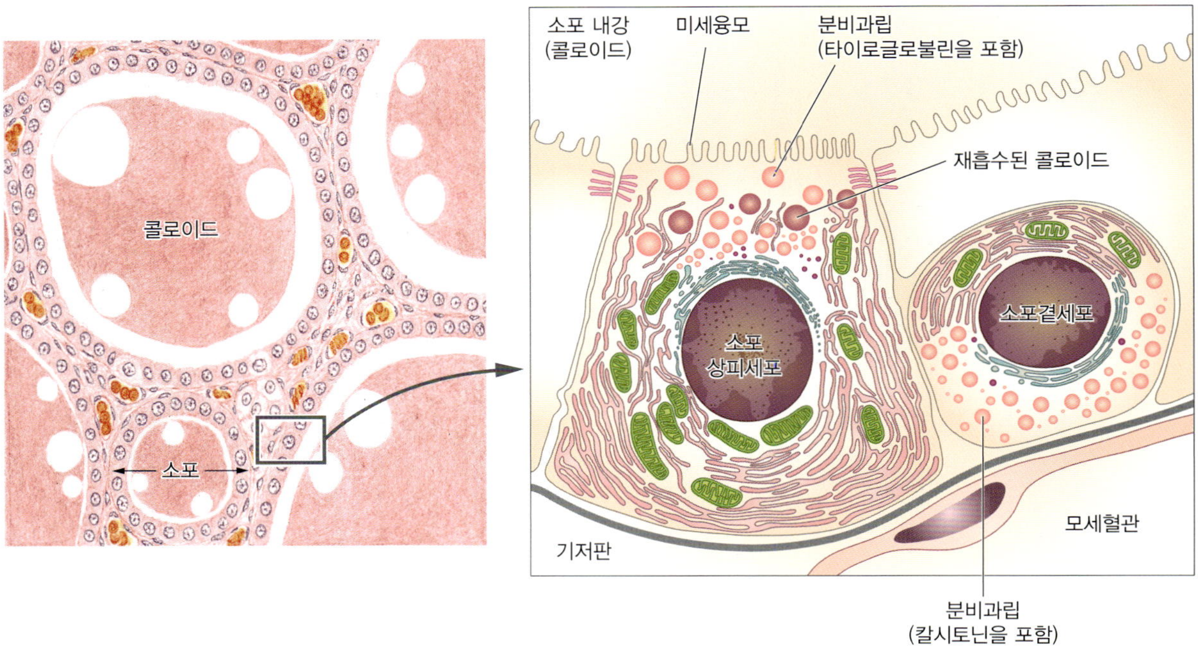

그림 7-4.

7-4 부갑상샘(parathyroid gland)

- 부갑상샘의 실질세포에는 주세포(chief cell)와 산호성세포(oxyphil cell)가 있다.
- 부갑상샘호르몬(parathyroid hormone, parathormone, PTH)은 주세포에서 분비된다.

- 부갑상샘(parathyroid gland)은 갑상샘 뒤쪽에 존재하는 작은 내분비샘으로, 보통 상하좌우 하나씩 모두 네 개가 있는 경우가 많지만, 드물게 세 개 이하 또는 다섯 개 이상 존재하는 경우도 있다. 또한, 위치에 이상이 관찰되는 경우도 많다.
- 바깥은 섬유성 피막으로 싸여 있으며, 피막으로부터 혈관, 신경, 림프관이 포함된 지주(trabeculae)가 들어가 실질을 여러 소엽(lobule)으로 나눈다. 실질세포는 열을

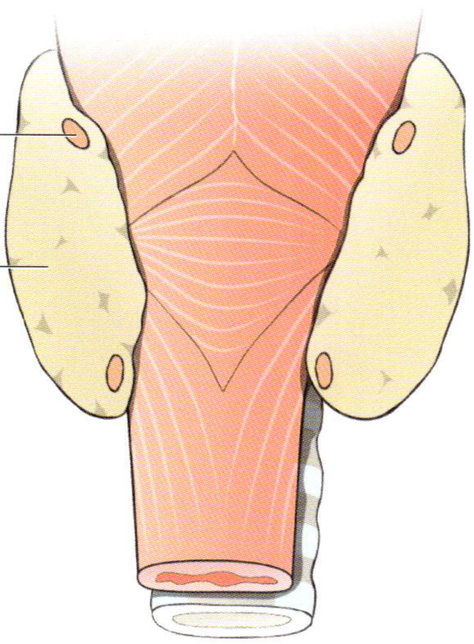

그림 7-5.

지어 있거나, 둥근 세포집단을 구성하거나 드물게는 작은 소포로 나타나기도 한다. 실질세포의 주위에는 모세혈관그물이 둘러싸고 있다. 고령자의 표본에서는 지방세포의 침윤이 관찰되는 경우가 많다.

- 실질세포에는 주세포와 산호성세포가 있다. 주세포는 세포질이 약산호성으로 엷게 염색되며, 골지체와 과립형질내세망이 발달되어 있고, 분비과립이 많이 존재한다. 또한, 펩티드호르몬인 부갑상샘호르몬(parathyroid hormone, parathormone, PTH)을 분비한다.
- 산호성세포는 주세포보다 출현 빈도는 낮지만 크기가 큰 세포로, 소집단을 이루는 경향이 있다. 산호성세포의 세포질은 강한 산호성을 띠며, 전자현미경으로 보면 미토콘드리아가 매우 풍부하고, 그 분비기능은 아직 잘 알려져 있지 않다.
- 부갑상샘호르몬은 뼈의 흡수를 촉진하여 혈액 내 칼슘을 증가시키고, 신장의 칼슘 배출은 억제한다. 또한, 신장에서의 수산화효소(1α-hydroxylase) 합성을 촉진해 25-OH-비타민 D_3가 활성형 1,25-$(OH)_2$-비타민D_3로 전환되는 것을 촉진한다. 활성형 비타민D_3는 소장에서 칼슘 흡수를 촉진한다. 이와 같은 작용으로 부갑상샘호르몬은 혈액 중의 칼슘농도를 상승시킨다. 갑상샘에서 분비되는 칼시토닌은 부갑상샘호르몬과 길항작용을 하여 혈중 칼슘 농도를 낮춘다. → 2-27

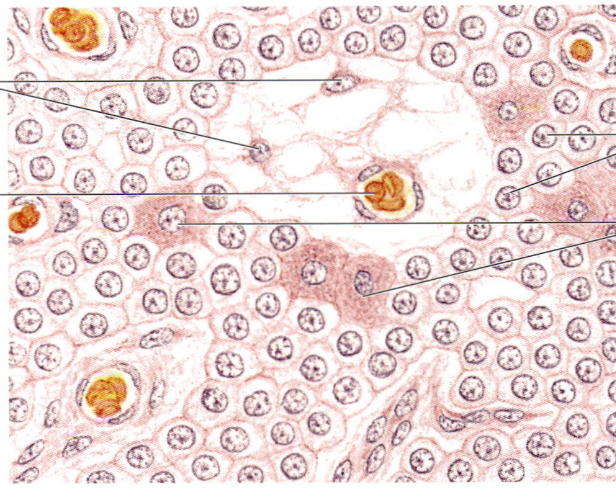

그림 7-6.

7-5 부신피질(adrenal cortrex)과 부신수질(adrenal medulla)

- 부신은 기원과 기능이 다른 피질(cortex)과 수질(medulla)로 구성된다.
- 피질은 스테로이드 호르몬, 수질은 아민 및 펩티드 호르몬을 생산한다.

1) 피질(cortex)

- 중배엽에서 기원된 조직으로, 스테로이드 호르몬을 생성한다. 피질세포는 스테로이드 호르몬 생성세포로서의 형태적 특징, 즉 무과립형질내세망(sER), 미토콘드리아(능선이 소관형 또는 소포형이다), 지방방울(스테로이드 호르몬의 원료가 되는 콜레스테롤을 포함한다)이 발달되어 있다.
- 부신피질은 세포의 배열상태에 따라 다음의 3층으로 구별된다.

① 사구층(사구대 zona glomerulosa)

피막 바로 아래. 피질세포가 실타래 모양의 세포덩어리를 형성하고 있다. 피질의 약 15%를 차지한다. 세포에는 수많은 무과립형질내세망과 미토콘드리아가 있다. 사구대에서는 미네랄로코르티코이드(mineralocorticoid; 알도스테론 aldosterone)를 분비한다. 알

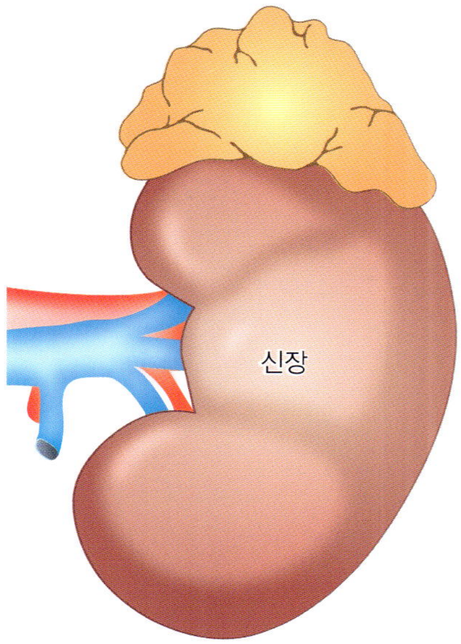

그림 7-7.

도스테론은 신장의 원위요세관, 위샘, 타액샘 등에서 Na^{+}의 재흡수를 촉진한다. 알도스테론의 분비는 주로 앤지오텐신 II(angiotensin II)에 의해 촉진된다.

② 다발층(속상대 zona fasciculata)

구상대의 바로 안쪽에 있는 층으로. 비교적 크기가 큰 피질세포가 띠 모양으로 배열되어 있으며, 그 사이에는 수질로 향하는 내강이 넓은 유창모세혈관(fenestrated capillary)이 있다. 다발층은 뇌하수체에서 분비되는 부신피질자극호르몬(corticotropin)의 자극에 의해 글루코코르티코이드(glucocorticoid; 코르티솔 cortisol)를 분비한다. 글루코코르티코이드는 지방분해를 촉진하고, 당신생(gluconeogenesis)을 자극한다. 또한, 면역계를 억제하며 염증반응을 억제한다.

③ 그물층(망상대 zona glomerulosa)

수질에 접한 피질의 가장 안쪽 층으로, 이 층의 세포는 복잡하게 교차하는 그물 모양으로 배열되어 있다. 남성호르몬(androgen)을 분비한다. 그물층에서 분비되는 남성호르몬은 주로 디하이드로에피안드로스테론(dihydroepiandosterone)으로, 고환에서 분비되

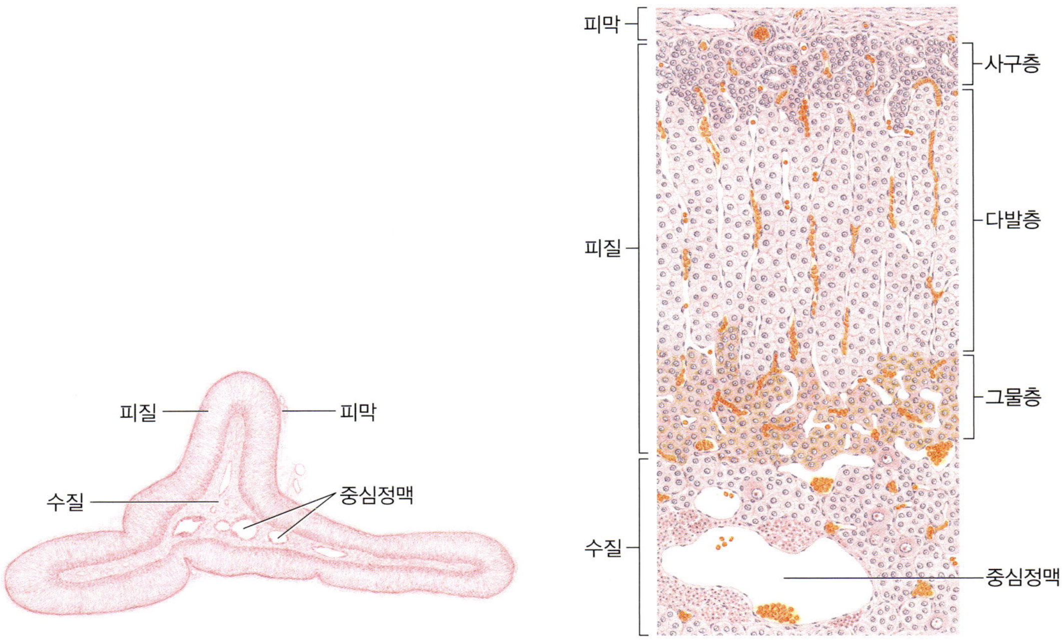

그림 7-8.

는 테스토스테론의 약 1/5 정도의 활성을 가진다. 그물층의 세포의 세포질에는 리포푸신과립(lipofuscin granule)이 흔히 관찰된다.

2) 수질(medulla)

- 신경외배엽(neuroectoderm; 신경능선 neural crest)에서 기원된 아민 및 펩티드 호르몬 생성 조직이다. 수질에서는 두 종류의 세포, 즉 아드레날린세포(adrenergic cell, A 세포)와 노아드레날린세포(noradrenergic cell, NA 세포)가 모세혈관 주위에 세포집단을 형성하고 있다. 부신을 중크롬산염(dichromate)이 함유된 고정액으로 고정하면 수질세포의 세포질은 갈색을 띤다(크롬친화반응 chromaffin reaction).
- 수질세포는 아민 및 펩티드 호르몬 생성세포의 형태적 특징이 나타난다. 즉, 분비과립이 세포질에 가득 차 있으며 약간의 과립형질내세망과 골지체가 관찰된다. 분비과립 내에는 아민(아드레날린, 노르아드레날린) 이외에도 엔케팔린(enkephalin) 등의 펩티드 호르몬이나 크로모그라닌(chromogranin), AIP의 존재를 확인할 수 있다.

- 수질에는 풍부한 교감신경섬유(sympathetic nerve fiber)가 분포하며, 그 신경종말은 수질세포와의 사이에 시냅스를 형성한다. 즉, 수질세포는 발생학적으로 교감신경의 신경절 이후 뉴런에 해당하는 세포로, 교감신경 자극에 의해 수질호르몬을 분비한다. 또한, 수질 내에서 교감신경절 뉴런도 자주 관찰된다.

3) 부신의 혈관 분포

- 피막의 세동맥 그물은 내강이 넓은 유창모세혈관이 되어 피질을 거쳐 수질에 이르게 되며, 동맥 중 일부는 그대로 피질을 관통해(수질동맥) 수질에 분포한다. 전자의 혈류는 많은 피질 호르몬을, 후자의 혈류는 풍부한 산소를 수질에 공급한다. 피질에서 분비되는 글루코코르티코이드에는 수질에서 노르아드레날린을 아드레날린으로 전환할 때 필요한 페닐에탄올아민-N-메틸전환효소(phenylethanolamine-N-methytransferase)를 유도하는 기능이 있다.
- 수질의 혈액은 중심정맥으로 모인다. 중심정맥의 경우, 수질호르몬의 작용으로 정맥이 과도하게 수축되어 협착을 일으키지 않도록 세로근이 발달하였다고 생각된다. 림프관은 피막, 지주, 정맥 주위에 존재한다.

곁신경절(paraganglion). 부신수질과 마찬가지로 신경능선(neural crest)에서 발생해 자율신경절이나 부신 부근에 분포하는 소체. 경동맥소체(carotid body)나 대동맥소체(aortic body)는 곁신경절의 일종이다. 조직학적으로는 풍부한 모세혈관 그물에 둘러싸인 세포판으로 구성되어 있다. 실질세포는 크롬친화성이며, 카테콜아민을 분비하는 내분비세포이다. 곁신경절의 생리학적 의의는 경동맥소체와 대동맥소체를 제외하고는 명확하지 않은 부분이 많다.

7-6 송과샘(pineal gland, 송과체 pineal body)

- 송과샘 실질은 송과체세포(pinealocyte)와 간질세포(interstitial cell)로 이루어진다.
- 송과체세포는 아민성 호르몬인 멜라토닌(melatonin)을 분비한다.
- 송과체에서는 뇌모래(brain sand)라고 하는 석회화된 구조가 관찰되는 경우가 많다.

- 송과샘(pineal gland)은 제3뇌실의 뒤쪽 끝, 간뇌의 후상부에 존재하는 내분비샘이다. 송과샘을 둘러싸는 연막(pia mater)에서 안쪽으로 결합조직의 중격이 뻗어 나가 송과샘 실질을 여러 소엽으로 나눈다.
- 송과체세포(pinealocyte)는 상피형 세포로, 뚜렷한 핵소체가 있는 큰 핵과, 비교적 풍부한 세포질이 특징적이다. 가는 세포돌기를 혈관 주위로 뻗고 있지만, 일반적인 염색 표본에서는 관찰하기 어렵다. 전자현미경으로 보면 송과체세포의 주위를 간질세포의 돌기와 수많은 무수신경종말이 둘러싸고 있는 것을 알 수 있다. 송과체세포는 아민성 호르몬인 멜라토닌을 분비한다.

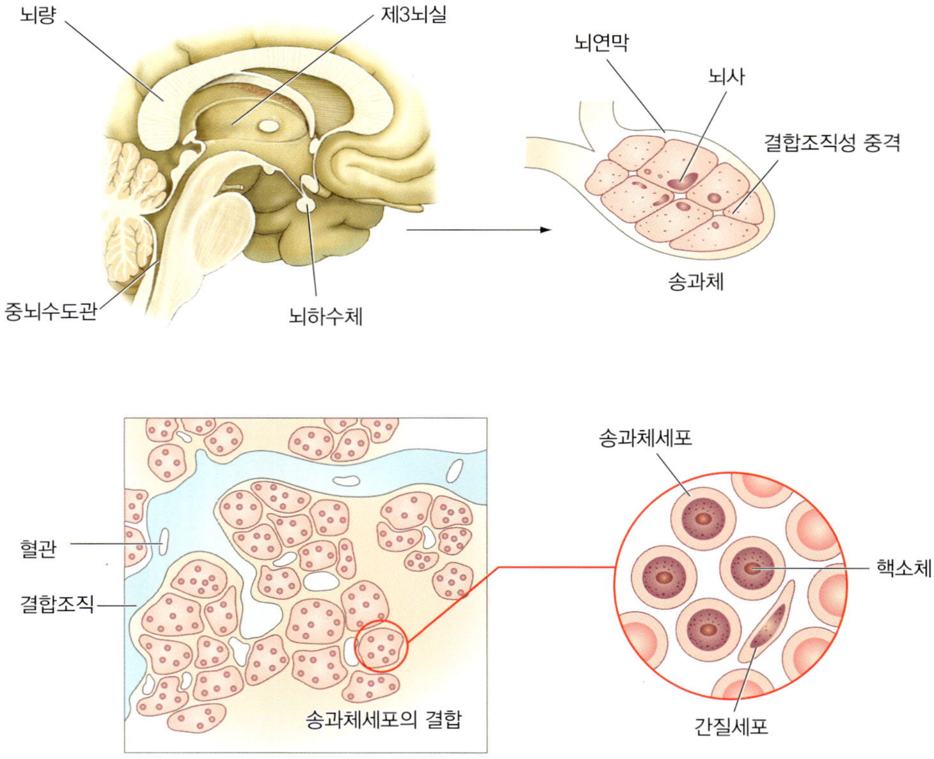

그림 7-9.

멜라토닌(melatonin)의 기능. 송과샘의 멜라토닌 분비는 일조시간에 좌우되며 일일 주기성(circadian rhythm)을 나타낸다. 어류, 양서류, 파충류, 조류의 송과샘은 망막과 유사한 구조로 나타나며 직접 빛을 감수할 수 있지만, 포유류는 그런 능력을 가지지 않다. 포유류의 경우, 망막에서 감수된 광자극정보가 뉴런(망막시상하부로 retinohypothalamic tract)을 통해 시각교차상핵(suprachiasmatic nucleus), 교감신경절을 거쳐 송과샘으로 전달되며, 멜라토닌 분비에 억제적으로 작용한다. 멜라토닌은 성샘기능 억제작용을 하기 때문에 동물이 어두운 장소에 있게 되면 멜라토닌의 분비가 촉진되어 성샘기능이 억제되게 된다. 인간의 경우에도 송과샘이 파괴되면 성조숙증(precocious puberty)이 일어난다는 것이 알려져 있다.

- 간질세포(interstitial cell)는 실질세포의 5%를 차지하는 세포로, 신경아교세포의 일종이라고 생각된다. 핵은 길고 가늘며 짙게 염색되고, 세포질은 적다.
- 송과샘 조직 안에는 뇌모래(brain sand)라는 칼슘염이 침착된 석회화된 구조가 흔히 관찰된다. 뇌모래의 확인은 X선 검사에서 중요하다, 송과샘 위치의 이상을 비롯한 두개내출혈, 뇌종양의 위치를 간접적으로 파악할 수 있다.

7-7 샘뇌하수체(adenohypophysis)

- 샘뇌하수체는 라트케주머니(Rathke's pouch)에서 기원된 상피성 조직이다.
- 뇌하수체 전엽(anterior lobe)의 실질세포는 산호성세포(acidophilic cell), 염기호성세포(basophilic cell), 혐색성세포(색소안듬세포 hromophobe cell)로 이루어진다.
- 중간엽(intermediate lobe)은 크고 작은 소포(follicle)로 이루어진 구조이다.

- 뇌하수체(pituitary gland, hypophysis)는 발생학적으로 기원이 다른 두 부분으로 구성된다. 전엽과 중간엽은 원시구강 상피가 위쪽으로 들어가 만들어진 라트케주머니(Rathke's pouch)에 기원되며, 샘뇌하수체(adenohypophysis)라고 한다. 후엽(posterior lobe)은 시상하부가 계속되는 부분으로 신경뇌하수체(neurohypophysis)라고 한다.

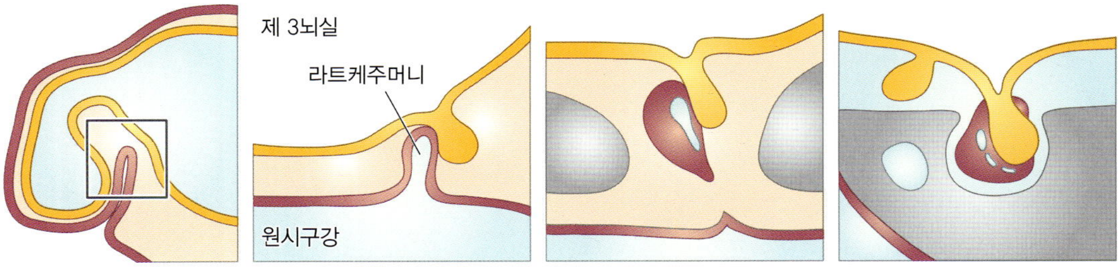

그림 7–10.

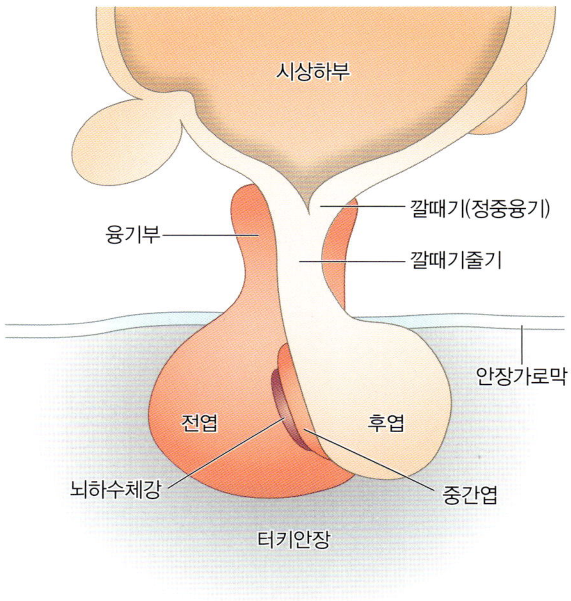

그림 7–11.

1) 전엽(anterior lobe)

- 뇌하수체 전엽은 실질세포(전엽세포)로 이루어진 세포판과 그 사이를 주행하는 내강이 넓은 유창모세혈관으로 구성된다. 실질세포는 거의 호르몬을 생성하는 세포로, 분비하는 호르몬의 종류에 따라 분류된다. 조직 표본에서 각 세포를 구별하기 위해서는 면역조직화학염색을 이용해야 한다. H-E염색 등 일반적인 염색표본으로는 산호성세포, 염기호성세포, 혐색성세포로 분류할 수 있다. 산호성

세포와 염기호성세포는 펩티드 호르몬 분비세포이며, 전자현미경으로 관찰해 보면 많은 분비과립과 발달된 과립형질내세망(rER) 및 골지체가 있는 것을 알 수 있다.

- 각 전엽호르몬은 기본적으로 다른 세포에서 분비되지만, 성샘자극호르몬분비세포는 대부분은 FSH와 LH를 모두 분비한다. 전엽세포의 분비기능은 시상하부(hypothalamus)의 신경분비세포에서 생성되는 전엽호르몬 방출 촉진/억제호르몬이 혈관을 따라 전엽으로 들어가 조절되게 된다. 이를 시상하부-뇌하수체문맥계(hypothalamo-hypophyseal portal system)라고 한다. 뇌하수체전엽은 후엽과는 달리, 시상하부의 신경지배를 받지 않는다.

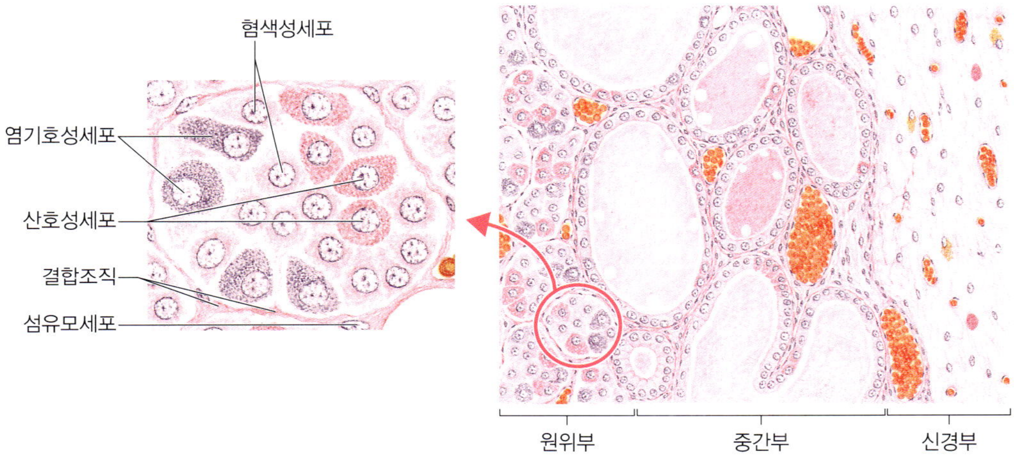

그림 7-12.

표 7-1. 뇌하수체전엽호르몬 생성세포의 분류

호르몬 생성세포		분비되는 호르몬	주된 방출 촉진 / 억제호르몬(시상하부)
산호성세포	성장호르몬 분비세포	성장호르몬 growth hormone (GH)	↑ 성장호르몬 분비촉진호르몬 ↓ 소마토스타틴
	젖샘자극 세포	프롤락틴 prolactin (PRL)	↓ 도파민 ↑ 갑상샘자극호르몬 분비촉진호르몬
염기호성세포	갑상샘자극 세포	갑상샘 자극호르몬 thyroid stimulating hormone (TSH)	↑ TRH
	부신피질 자극세포	부신피질 자극호르몬 adrenocorticotropic hormone (ACTH)	↑ 부신피질자극호르몬 분비촉진호르몬
	성샘자극 세포	성샘자극호르몬 gonadotropins ① 황체형성호르몬 luteinzing hormone (LH) ② 난포자극호르몬 follicle-stimulating hormone (FSH)	↑ 성샘자극호르몬 분비촉진호르몬 ↑ 황체형성호르몬 분비촉진호르몬

주) GnRH와 LHRH는 같은 물질이다.

생샘자극세포(gonadotrope)와 성장호르몬-젖샘자극호르몬분비세포(mammo-somatotrope).

전엽 호르몬인 FSH와 LH는 같은 세포(성샘자극호르몬)에서 분비된다는 것은 잘 알려져 있는 사실이다. 또한, 인간의 뇌하수체종양 중에는 성장호르몬(GH)과 젖샘자극호르몬(prolactin, PRL)을 동시에 생산하는 것이 많고, 두 호르몬을 동시에 분비하는 종양세포가 존재한다는 것도 알려져 있다. 하지만, 정상적인 전엽조직에도 GH와 PRL을 모두 분비하는 세포인 성장호르몬-젖샘자극호르몬분비세포(mammosomatotrope)가 존재한다는 보고가 있다.

- 시상하부에 세포체가 있는 신경분비세포의 축삭은 정중융기(median eminence)에서 신경종말을 형성하고, 여러 가지 전엽호르몬 방출 촉진/억제 인자를 모세혈관으로 방출한다. 정중융기의 모세혈관 그물은 몇 개의 뇌하수체문맥으로 이어지고 다시 전엽에서 모세혈관그물을 형성한다. 정중융기에서 혈액 중으로 방출된 인자는 뇌하수체문맥을 통해 전엽세포에 작용하게 된다. 전엽의 모세혈관 중 일부는 다른 부위의 모세혈관과 이어지지만, 대부분은 모여서 정맥이 된 후 주위의 해면정맥동

(cavernous sinus)으로 들어가게 된다.

- 혐색성세포(chromophobe)에는 ① 세포질에 호르몬이 아직 저장되지 않는 미숙세포나 탈과립상태인 세포, ② 소포별세포(folliculo-stellate cell), ③ 미분화세포(undifferentiated cell)가 포함되어 있다고 생각된다. 소포별세포는 분비과립이 없는 세포로, 호르몬생성세포의 지지 및 대사조절에 관여한다고 생각된다.

2) 중간엽(intermediate lobe)

- 어류와 양서류에 발달되어 있다. 포유류에서는 설치류와 소의 경우 중간부의 발달이 뚜렷하고, 뇌하수체강(라트케주머니가 일부 남아 있는 구조)의 후벽을 덮는 상피와 접하는 중층상피로 이루어진다. 인간의 경우에는 염기호성세포와 혐색성세포에 의해 형성되는 크고 작은 소포(follicle) 또는 낭포(cyst) 구조로 이루어져 있으며, 전엽과의 경계가 뚜렷하지 않다. 염기호성세포가 후엽 쪽으로 들어가 후엽과의 경계가 불분명해지는 경우도 있다.
- 중간엽에서는 ACTH, 엔돌핀(endorphin), 엔케팔린(enkephalin), 멜라닌세포자극호르몬(melanocyte stimulating hormone; MSH) 등 펩티드 호르몬이 분비된다고 생각된다.

3) 융기부(pars tuberalis)

- 성샘자극호르몬 분비세포가 많이 분포하고 있어 생식기능과의 관계가 시사되고 있지만 아직 그 기능은 명확하게 밝혀지지 않았다. 중간엽과 같은 소포 구조도 관찰된다.

뇌하수체문맥(hypophyseal portal vein). 두 모세혈관 그물 사이를 잇는 정맥을 문맥(portal vein)이라고 하며, 일반적으로는 소화관 모세혈관의 혈액을 모아 간의 모세혈관으로 보내는 정맥 혈관을 가리킨다. 뇌하수체문맥은 상하수체동맥이 정중융기 부위에서 형성하는 모세혈관 그물과 뇌하수체 전엽의 모세혈관 그물을 잇는 역할을 한다.

7-8 신경뇌하수체(neurohypophysis)

- 신경뇌하수체는 신경외비엽 유래로, 시상하부에서 연속되는 무수신경조직이다.
- 내분비조직이지만 분비세포의 세포체는 없다.

- 신경뇌하수체(neurohypophysis), 즉 후엽(posterior lobe)은 중추신경계인 시상하부의 일부로, 무수신경섬유와 신경뇌하수체세포(pituicyte)로 이루어진다. 후엽세포는 글리어세포의 일종으로 식작용을 하며 리포푸신과립이 풍부하다.
- 후엽에는 시상하부의 시각교차상핵(supraoptic nucleus)과 뇌실옆핵(paraventricular nucleus)에 존재하는 신경내분비세포의 축삭이 연결되어, 세포체에서 만들어진 분비과립이 축삭형질이동에 의해 후엽으로 수송된다. 신경섬유의 곳곳에는 수송 중인 분비과립에 의해 팽창된 부위인 헤링소체(Herring's body)가 존재한다.

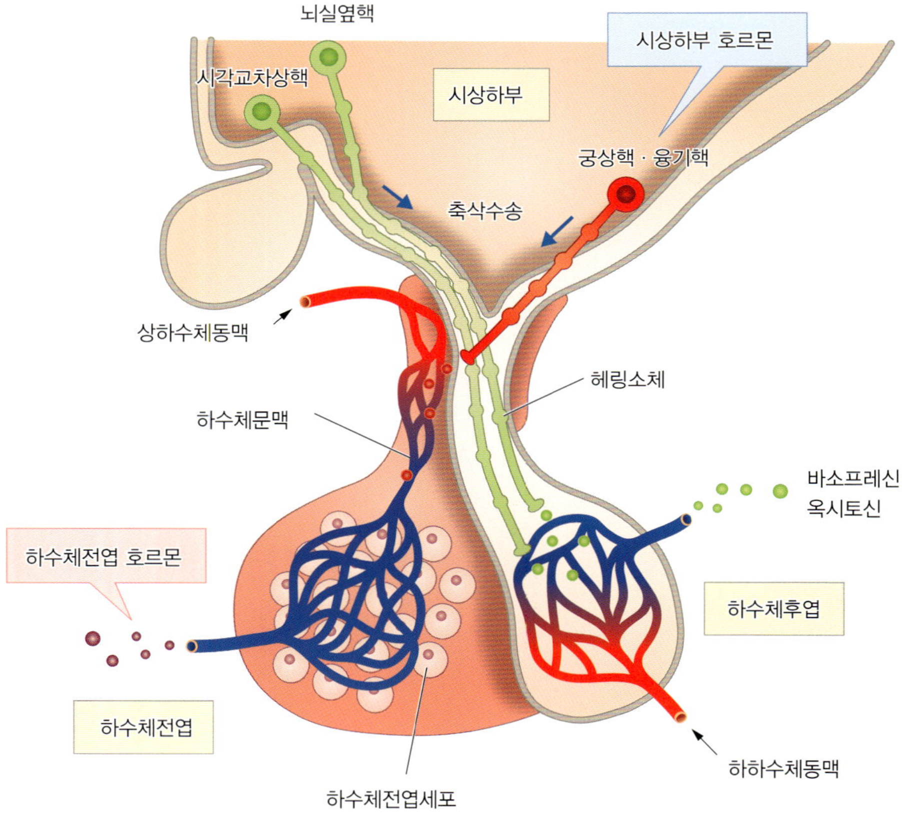

그림 7-13.

- 분비과립에는 옥시토신(oxytocin; 자궁근육 수축작용, 모유 분비작용을 한다)과 바소프레신(vasopressin, 항이뇨호르몬 antidiuretic hormone, ADH; 항이뇨작용을 한다)이 있으며 후엽의 모세혈관으로 방출된다. 바소프레신은 아르기닌바소프레신(AVP), 항이뇨호르몬(ADH) 등으로 불리기도 한다.

요붕증(diabetes insipidus). 바소프레신이 생성되지 않거나 분비에 이상이 있는 경우 요붕증이 일어나 1일 5~20L의 소변이 배설되게 된다(정상인 경우 1~1.5L). 원인은 대부분 두부 외상, 종양 등에 의한 시상하부 또는 뇌하수체 후엽의 손상이다. 요붕증 환자에게는 합성 바소프레신 유도체가 투여된다. 시상하부의 종양으로 고농도의 바소프레신이 분비되는 경우도 있으며, 이 경우에는 농도가 높은 소변이 배설된다.

7-9 췌장(pancreas)의 랑게르한스섬(Islet of Langerhans)

인슐린(insulin)을 분비하는 B 세포, 글루카곤(glucagon)을 분비하는 A 세포 외에 여러 종류의 호르몬 생성세포가 함께 존재한다.

- 랑게르한스섬(islets of Langerhans)은 췌장의 외분비부(→ 3-18) 안에 섬 모양으로 떠 있는 듯이 보이는 내분비조직으로, 췌도(pancreatic islet)라고도 한다. 외분비부와는 좁은 세망섬유층에 의해 구분된다. 췌장 용적의 1~2%를 차지하며, 췌장의 두부(head)보다 미부(tail)에 많이 분포되어 있다.
- 풍부한 모세혈관 그물과 이를 둘러싸는 실질세포로 이루어져 있으며, 실질세포는 대부분 호르몬 생성세포이다. 췌도를 구성하는 주요 내분비세포로는 다음 세 종류를 들 수 있다.

① A 세포(α 세포)

산호성 과립이 있으며, 전체 췌도세포의 10~15%를 차지한다. 섬의 가장자리에 주로 분포하며 혈당상승작용을 하는 글루카곤을 분비한다.

② B 세포(β 세포)

가장 수가 많아 전체 췌도세포의 70~80%를 차지한다. 섬의 중심부에 분포하며 혈당 강하작용을 하는 인슐린을 분비한다.

③ D 세포(δ 세포)

수가 적고 A 세포와 B 세포 사이에 산재하고 있는 세포로, 소마토스타틴(somatostatin)을 분비한다. 소마토스타틴은 A 세포, B 세포의 기능을 억제하는 작용을 한다.

- 일반적인 H-E염색이나 아잔염색을 하면 A 세포가 산성색소에 의해 붉게 염색되기는 하지만 다른 세포와 감별하기가 어렵다. 위의 세 가지 세포가 분비하는 호르몬은 다양한 방법으로 확인할 수 있지만, 최종적으로는 최근 발달한 면역조직화학적 방법이 사용된다. 면역조직화학적으로는 이 밖에 췌장폴리펩티드(pancreatic polypeptide)를 분비하는 PP 세포. VIP(vasoactive intestinal polypeptide)를 분비하는 D1 세포, 세크레틴(secretin), 모틸린(motilin) 등을 분비하는 장크롬친화성세포(enterochromaffin cell, EC cell) 등 여러 호르몬 생성세포의 존재를 확인할 수 있다.
- 랑게르한스섬의 호르몬 분비는 혈장 글루코스 농도 이외에도 자율신경에 의해 조절된다. 췌도세포의 약 10%는 세포막에 신경종말이 연접하고 있으며, 신경자극은 세포 사이에 발달되어 있는 교통반(gap junction)을 통해 주변의 세포로 전달된다. 교감신경 자극은 A 세포와 B 세포의 분비를 증가시키고, 부교감신경은 A 세포는 자극하지만 B 세포의 인슐린 분비는 억제한다.

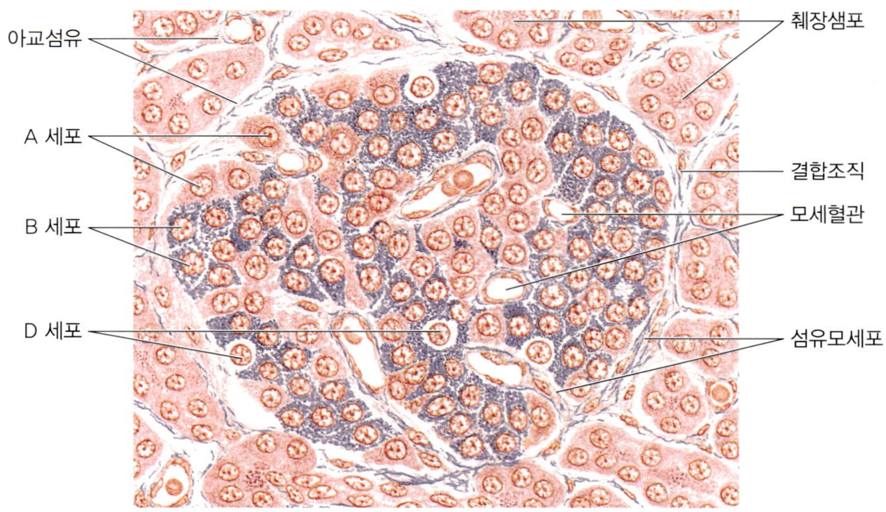

그림 7-14.

혈당 조절(blood glucose regulation)에 관여하는 호르몬.

식사를 하거나 단 것을 먹으면 일과성으로 혈당치가 기준치를 넘어 상승하지만, 몇 시간 후에는 원래 상태로 돌아온다. 이는 혈당치 상승에 따라 분비가 증가한 인슐린의 작용에 의한 것이다. 인슐린은 여러 조직의 세포막에 존재하는 글루코스 수송체의 수를 증가시켜 혈액 중의 글루코스를 세포 내로 들여보내는 역할을 한다. 이와 같은 작용을 하는 호르몬은 인슐린뿐이기 때문에 인슐린이 부족하면 혈당치가 내려가지 않아 당뇨병(diabetes mellitus)이 발병한다.

이와는 반대로 혈당상승작용을 하는 호르몬은 아드레날린, 글루카곤, 코르티솔, 성장호르몬 등 여러 가지가 존재한다. 저혈당으로 의식을 잃게 되면 생명이 위험해지기 때문에 혈당치 유지는 생명 유지를 위해 중요하다. 이 때문에 혈당상승호르몬들은 여러 가지가 발달되었지만 혈당강하작용을 하는 호르몬은 인슐린 외에는 발달되지 않았다고 생각된다. 항상 충분하게 영양을 섭취할 수 있어 고혈당이 될 여지가 있는 것은 인간과 애완동물 정도이기 때문이다.

Chapter 08

심혈관계

Cardiovascular System

8-1 심장벽의 층구조

- 심장벽은 심장내막(심내막 endocardium), 심장근육층(심근층 myocardium), 심장외막(심외막 pericardium)으로 구성된다.
- 심장내막 아래에는 특수심장근섬유로 이루어진 자극전달계(impulse conducting system)가 존재한다.

1) 심장내막(endocardium)

- 단층편평상피인 내피(endothelium)와 내피 아래의 결합조직으로 이루어져 있다. 심장판막(heart valve)은 심내막조직이 돌출된 주름 모양의 조직이다.
- 심장내막 아래에는 특수심장근섬유가 자극전도계[동방결절 sinoatrial node-방실결절 atrioventricular nodule-히스다발 bundle of His-푸르키니에섬유 Purkinje's fiber]를 형성하고 있다. 특수심장근섬유는 근원섬유가 없고 횡문의 형성이 분명하지 않지만, 글리코겐이 풍부해 PAS염색에 강한 양성을 나타낸다. 자극전도계에는 특수심장근섬유와 함께 많은 무수신경섬유가 주행하고 있다.

2) 심장근육층(myocardium)

심장근섬유로 이루어진다. 심실벽이 심방벽보다 훨씬 두꺼운 것은 심장근육층이 크게 발달되어 있기 때문이다. 근섬유 사이에 모세혈관 그물이 발달되어 있고, 특히 심장외막 쪽에는 영양혈관인 동·정맥이 많이 존재한다.

3) 심장외막(epicardium)

지방세포를 포함한 성긴결합조직으로 이루어져 있으며, 가장 바깥층을 단층편평상피인 중피(mesothelium)가 덮고 있다. 심장외막의 결합조직 내에는 심장의 영양혈관이나 심장근육에 분포하는 신경섬유가 풍부하게 관찰된다.

> **나트륨이뇨펩티드(natriuretic peptide).** 심장근세포는 이뇨, 혈압 강하작용을 하는 펩티드호르몬을 분비한다. 심방나트륨이뇨펩티드(atrial natriuretic peptide, ANP)는 심방 심장근세포의 분비과립에 함유되어 있다. 뇌성나트륨이뇨펩티드(brain natriuretic peptide, BNP)는 주로 심실의 심장근세포(분비과립은 없다)에서 분비된다. 또한, 이 둘 모두 심장 이외에 뇌에도 함유되어 있다고 알려져 있다. 심부전(heart failure) 시에 이 두 펩티드의 분비가 증가되기 때문에 최근 임상적으로 주목받고 있다.

8-2 동맥(artery)과 정맥(vein)의 감별점

- 혈관의 기본구조는 내막(tunica intima), 중간막(tunica media), 외막(tunica adventitia)으로 이루어진 3층 구조이다.
- 동맥의 기능적 · 형태적 특징은 중간막에 있어, 탄력형(elastic type)과 근육형(muscular type)으로 구별된다.
- 정맥의 경우 세로근이 발달되어 있는 경우도 있다.

1) 동맥의 기본구조

- 동맥(artery)은 지름의 크기에 따라 대형동맥, 중간동맥, 소형동맥(세동맥 arteriole)으로 분류되지만, 대형동맥은 탄력형(elastic type), 중간동맥 이하는 근육형(muscular type)이라고 생각해도 문제없을 것이다. 탄력동맥에는 상행대동맥(ascending aorta), 폐동맥(pulmonary artery), 흉대동맥(thoracic aorta), 복대동맥(abdominal aorta), 쇄골하동맥(subclavian artery), 완두동맥(brachiocephalic artery), 총장골동맥(common iliac artery) 등, 심장과 가까워 높은 혈압을 견뎌야 하는 굵은 동맥이 포함된다. 근육동맥은 중간막의 평활근 수축에 의해 내경의

크기가 변해, 능동적으로 혈압조절을 한다.

① 내막(tunica interna)

단층편평상피인 내피(endothelium)와 내피 아래의 얇은 결합조직층으로 구성된다.

② 중간막(tunica media)

- 돌림방향으로 배열된 평활근(smooth muscle)과 그 사이에 존재하는 탄력층판(elastic lamella)으로 이루어진다. 근육동맥에는 평활근이 발달되어 있고, 탄력동맥에는 탄력판이 발달되어 있다. 조직표본에서는 탄력층판이 평활근층을 사이에 두고 여러 겹으로 배열되어 있는 섬유형 구조로 보이지만, 입체적으로 보면 탄력섬유로 구성된 판상 구조로, 곳곳에 구멍이 뚫려 있기 때문에 유창탄력판(fenestrated elastic lamina)이라고도 한다.
- 즉, 중간막은 탄력판과 평활근층을 교대로 놓고 이를 말아서 관 모양으로 만든 것이라고 생각하면 이해하기 쉬울 것이다. 인접한 2층의 평활근은 유창탄력판의 구멍을 통해 교통한다.
- 근육형동맥의 경우, 내막, 외막의 경계부에 유창탄력판(fenestrated elastic lami-

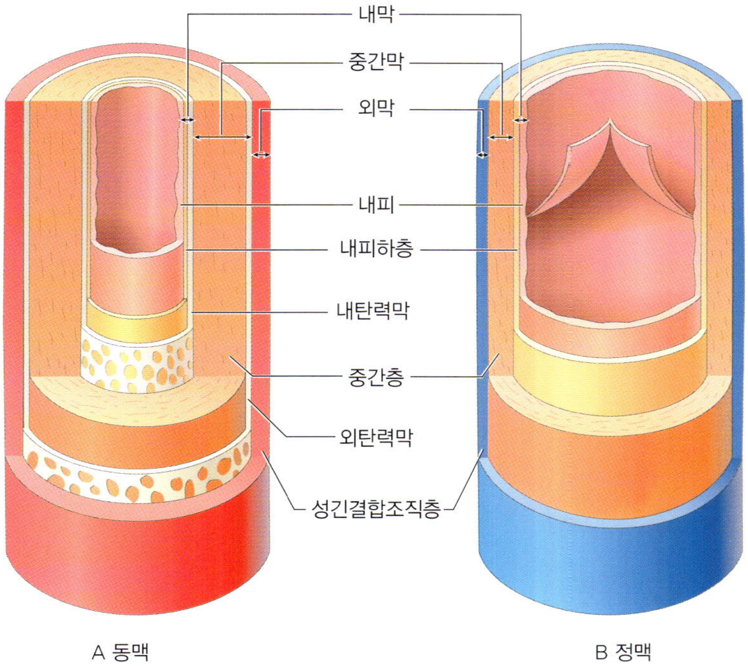

그림 8-1.

na)이 특히 발달되어 있어, 각각 내탄력막(internal elastic membrane)과 외탄력막(exteranl elastic membrane)을 형성한다. 표본 단면에서 평활근의 수축에 의해 내강이 좁아지고 탄력막은 물결무늬로 나타나는 경우가 많다.

- 탄력형동맥(elastic artery)에서는 내 · 외탄력판이 뚜렷하게 관찰되지 않는다. 소동맥(세동맥 arteriole)의 경우 중간막은 몇 층의 평활근만으로 이루어져 있으며, 탄력판은 관찰되지 않는다.
- 모세혈관으로 유입되기 직전 가장 얇은 동맥을 모세혈관이전세동맥(precapillary arteriole)이라고 한다. 모세혈관이전세동맥의 경우, 평활근도 드물다. 하지만 모세혈관으로 연결되는 부분에는 평활근이 존재하는데, 이 평활근이 괄약근으로 작용해 모세혈관의 혈류를 조절하게 된다.
- 근육형동맥 중간막의 가장 바깥층 평활근은 신경의 지배를 받지만, 안쪽의 평활근은 신경지배를 받지 않는다. 하지만 중간막의 평활근 사이에는 교통반이 발달되어 있기 때문에, 신경으로부터의 흥분이 안쪽의 세포로 전달되며, 중간막의 평활근 전체가 기능적합포체를 형성하고 있다고 생각된다.

③ 외막(tunica externa)

중간막 바깥쪽의 성긴결합조직이다. 혈관을 지배하는 신경섬유, 영양혈관(대형 혈관인 경우)을 포함한다.

2) 정맥의 기본구조

- 정맥(vein)의 조직 형태는 동맥보다 다양하여 혈관의 위치에 따른 형태의 차이가 크다.

① 내막(tunica interna): 내피와 내피 아래의 결합조직으로 이루어져 있으며, 세로로 주행하는 평활근섬유가 존재하는 경우가 많다. 대형 정맥에서 관찰되는 판막(valve)은 내막이 특수하게 분화된 구조이다.

② 중간막(tunica media): 돌림 방향의 평활근층과 그 사이의 결합조직층으로 이루어진다. 동맥과 같은 탄력막은 관찰되지 않는다.

③ 외막(tunica adventitia): 중간막의 돌림근 바깥에 존재하는 결합조직층이다. 굵은 정맥인 경우 결합조직이 풍부하며, 그 속에 세로 방향으로 주행하는 평활근이 발달되어 있는 경우가 있다.

• 조직표본에서 혈관의 횡단면을 관찰했을 경우, 동맥과 정맥의 감별점을 표에 정리하였다.

표 8-1. 횡단면으로 본 동맥과 정맥의 감별점

	동맥	정맥
혈관의 크기	작다	크다
내강의 넓이	좁다	넓다
혈관벽의 윤곽	둥글다	부정형
혈관벽의 내용물	아무것도 없을 때가 많다.	혈구를 포함하는 경우가 많다.
혈관벽의 두께	두껍다	얇다
혈관벽의 구조	중간막의 돌림근이 발달	중간막의 발달은 약하며 세로로 주행하는 근이 발달해 있는 경우가 있다.
특수한 구조	탄력막의 발달	판막의 존재

8-3 모세혈관의 기본구조와 특수형

- 모세혈관은 내피세포(endothelium), 기저판(basal lamina), 혈관주위세포(pericyte)로 이루어진다.
- 모세혈관의 내피세포나 주위조직의 형태는 그 조직 · 기관의 종류에 따라 다양하게 변화된다.

• 모세혈관(blood capillary)은 기본적으로는 하나의 적혈구가 통과할 수 있을 정도의 굵기로, 내피세포, 기저판, 혈관주위세포만으로 구성되는 혈관이다.

• 혈관주위세포(pericyte; 외막세포라고도 한다)는 일종의 미분화세포로, 손상조직이 재생될 때 증식해 근섬유모세포형 세포로 분화한다는 설이 있다. 근섬유모세포(myofibroblast)란 콜라겐을 분비하는 섬유모세포와 형태적으로 비슷하고 평활근의 액틴(actin)이나 데스민(desmin)을 함유하고 있는 세포이다. 평상시에는 활성화되지 않은 상태로 지지조직 안에 산재하고 있지만, 조직이 손상되면 활성화되어 활발하

게 콜라겐을 분비하는 동시에 혈관주위세포의 수축 능력을 통해 손상조직을 수축시키는 작용을 한다고 생각된다.

- 모세혈관의 투과성은 형태적으로는 ① 내피세포 사이 연접복합체의 종류와 강도, ② 물질수송을 위한 소포의 존재, ③ 유창성 여부 등에 의해 결정된다. 예를 들어, 뇌의 모세혈관에는 내피세포 사이에 견고한 폐쇄연접이 발달해 물질이 자유롭게 통과할 수 없으며, 내피세포 안에 소포가 거의 존재하지 않는다. 때문에 단백질 같은 크기가 큰 친수성분자는 내피를 통과할 수 없고, 포도당, 지용성물질, 전해질 등만을 선택적으로 투과시킨다. 이러한 장벽을 뇌혈관장벽(blood brain barrier, BBB)이라고 한다. 이와 같은 장벽은 안구나 고환에도 존재한다.
- 근육 등 일반조직의 모세혈관은 내피세포 사이의 결합이 그다지 견고하지 않으며, 세포 내부에 소포가 존재한다. 또한, 내분비조직의 모세혈관에서는 내피에 창(fenestra)이 많아, 이를 통해 활발한 물질교환이 이루어지고 있다. 일반적인 유창성내피의 창에는 격막(diaphragm)이 있지만, 신장의 사구체(glomerulus)나 간의 동모양모세혈관(sinusoid)에서 볼 수 있는 유창성 내피의 창에는 격막이 존재하지 않는다.

표 8-2. 각 부분의 모세혈관 비교

종류	지름	내피세포	창	기저판	혈관주위세포	특수구조
일반적인 모세혈관	작음	단층편평	–	+	+	
뇌의 모세혈관	작음	단층편평	–	+	+	
폐포 모세혈관	작음	단층편평	–	+	+	폐포
사구체 모세혈관	작음	단층편평	+ (격막–)	+	–	문어발세포 혈관사이세포
내분비샘 모세혈관	소~대	단층편평	+ (격막+)	+	+	
간의 동모양모세혈관	큼	단층편평	+ (격막–)	–	–	디세공간 이토세포 쿠퍼세포
비장의 동모양모세혈관	큼	가늘고 긴 방추형 세포간의 틈	+ (격막–)	–	–	비장끈

동정맥연결[문합](arteriovenous anastomosis). 손발 끝의 피부나 소화관에는 모세혈관을 거치지 않고 동맥 혈액을 직접 정맥으로 보내는 일종의 지름길이 존재한다. 이를 동정맥연결 또는 동정맥문합이라고 한다. 연결부 또는 연결부에 이르기 직전의 동맥에는 혈류량을 조절하기 위한 평활근이 발달되어 있다. 이들 평활근은 자율신경의 지배를 받고 있으며, 평활근의 수축 · 이완은 신경에 의해 조절된다.

분비세포로서의 내피세포 혈관 내피세포는 강력한 혈관수축작용을 하는 펩티드인 엔도텔린(endothelin)을 비롯한 혈관확장작용을 하는 프로스타사이클린(prostacyclin), 혈소판응집 촉진/저지인자, 혈소판활성화인자(platelet activating factor) 등을 분비해 국소순환을 조절하는 작용을 한다.

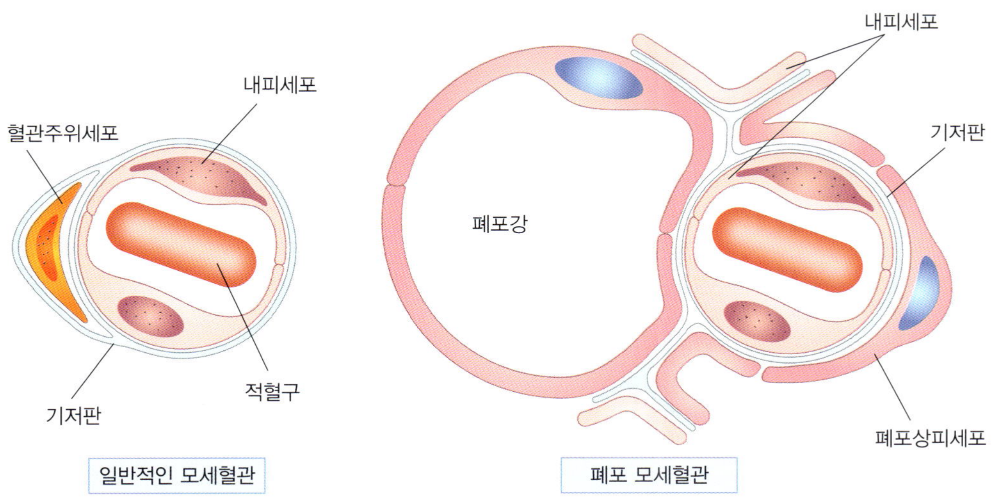

그림 8-2.

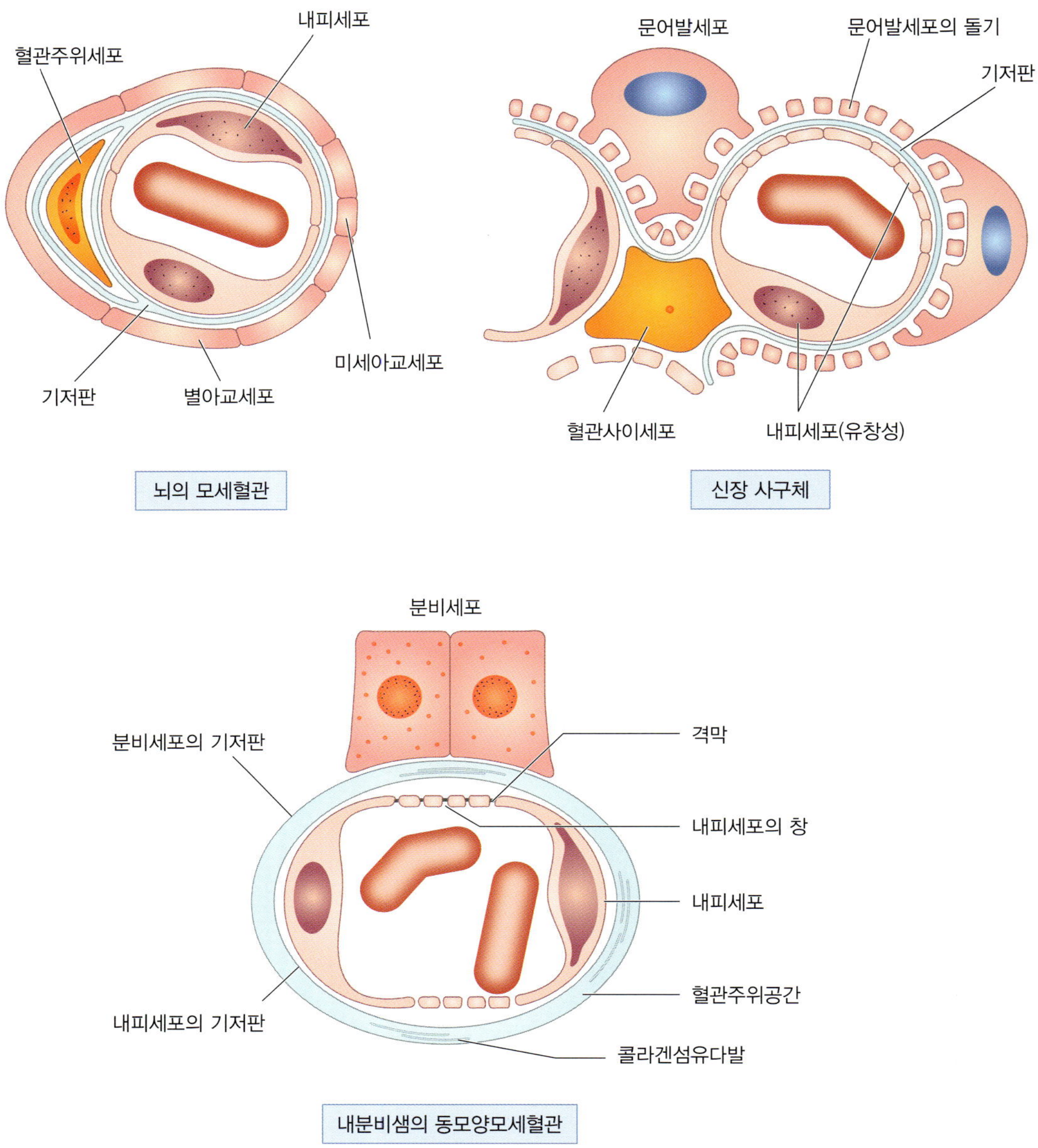

혈관주위세포
내피세포
기저판
별아교세포
미세아교세포
뇌의 모세혈관
문어발세포
문어발세포의 돌기
기저판
혈관사이세포
내피세포(유창성)
신장 사구체
분비세포
분비세포의 기저판
격막
내피세포의 창
내피세포
혈관주위공간
내피세포의 기저판
콜라겐섬유다발
내분비샘의 동모양모세혈관

그림 8-3.

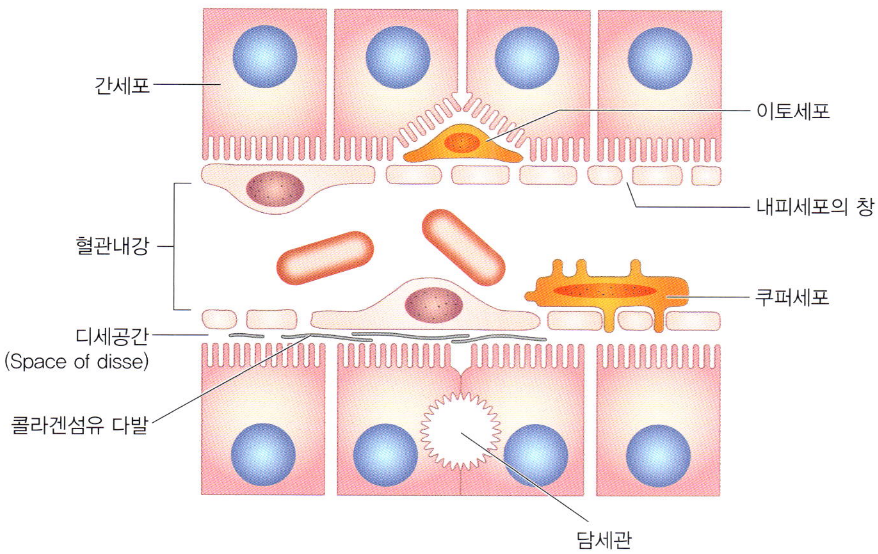

간의 동모양 모세혈관

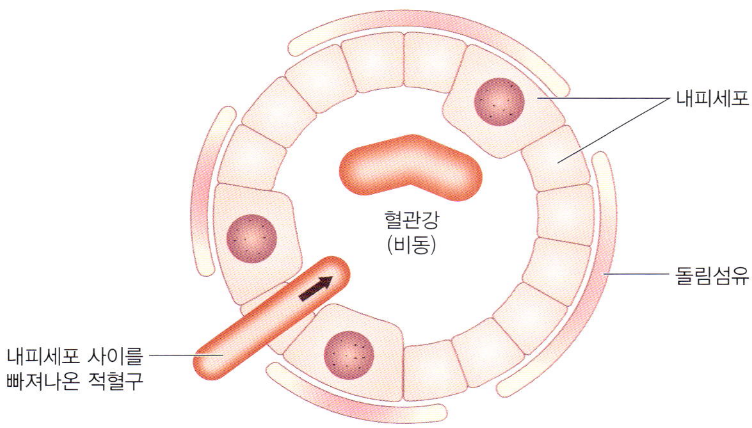

비장 동모양 모세혈관

그림 8-4.

Chapter 09

림프계

Lymphatic or Lymphoid System

9-1 림프관(lymphatic duct)의 구조

- 림프관은 정맥과 비슷한 구조로, 판을 가지고 있다.
- 모세림프관벽은 대부분 내피세포만으로 구성된다.

- 림프관(lymphatic vessel)은 정맥과 비교할 경우, 내강의 크기에 비해 벽의 상대적 두께가 더 얇고, 평활근도 덜 발달되어 있다. 모세림프관인 경우 관 벽은 내피와 그 바깥을 둘러싸는 소량의 섬유다발만으로 이루어진다. 하지만 내경이 커짐에 따라 평활근이나 그 바깥에 세로 방향으로 배열된 섬유다발이 나타나, 내막 · 중간막 · 외막으로 구성되는 3층 구조가 형성된다. 그렇지만 평활근의 주행이 정맥보다 더 다양하게 변화되고, 층구조가 분명하지 않은 경우가 많다. 림프관의 내강에서는 내막이 주름 모양으로 성장해 판막(valve)이 형성되게 된다. 림프관의 판막은 정맥보다 더 많다. 흉관(thoracic duct)처럼 큰 림프관의 경우에는 관 벽에 영양혈관이나 신경이 분포되어 있다.
- 모세혈관은 동맥과 정맥의 사이를 잇는 역할을 하지만, 모세림프관(lymphatic capillary)은 조직 중에서 끝이 막힌 맹관으로 시작된다. 내피세포 사이의 결합은 약하고, 기저판도 발달되지 않았으며, 혈관주위세포는 존재하지 않는다. 내피세포의 기저측 세포막에서는 주위의 결합조직으로 이어지는 섬유가 뻗어 있다. 이를 부착세사(anchoring filament)라고 하며, 모세림프관이 주위 조직의 압박에 의해 막히는 것을 막기 위한 장치라고 생각된다.

모세림프관의 물질흡수. 모세림프관에서는 물질흡수는 포음소포에 의해서도 이루어지지만, 연접복합체가 잘 발달되어 있지 않은 내피세포 사이의 틈새로 물질이 가장 많이 흡수된다. 때문에 모세혈관에서는 흡수할 수 없는 크기가 큰 입자도 모세림프관에서는 흡수할 수 있다.

9-2 림프조직(lymphatic or lymphoid tissue)의 분류

- 림프구를 생성하고 분화하게 하는 1차 림프조직과 특이적 면역반응이 이루어지는 2차 림프조직이 있다.

1) 1차 림프조직(primary lymphatic tissue): 항원이 없어도 림프구가 생성 · 분화되는 곳

① 골수(bone marrow)

뼈의 혈관에서 분지된 동모양모세혈관(sinusoidal capillary)과 그 사이를 채우는 세망조직(reticular tissue)으로 이루어진다. 세망조직의 내부는 조혈세포(hemopoietic cell)로 이루어져 있다. 골수를 육안으로 보면 적색(적색골수 red marrow)으로 나타난다.

골수에서는 지방세포가 자주 관찰되며, 조혈능력이 저하된 골수인 경우에는 지방세포가 증가해 육안으로 보면 황색을 띠기 때문에 이를 황색골수(yellow marrow)라고 한다.

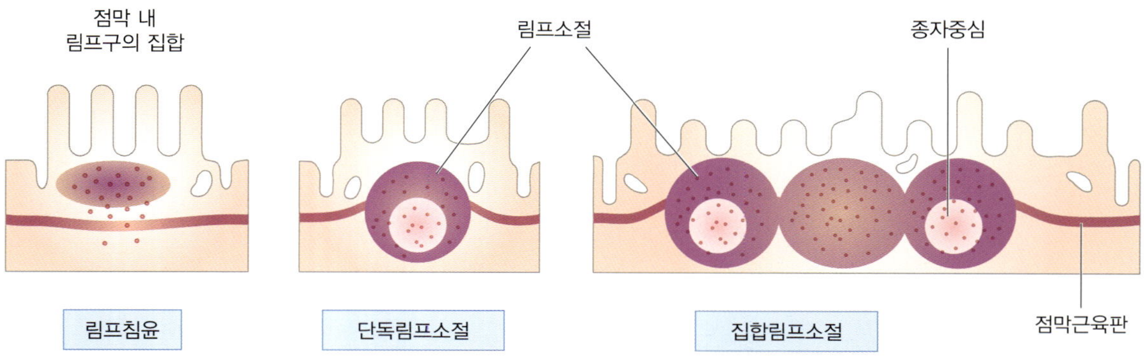

그림 9-1.

② 가슴샘 → 9-5

2) 2차 림프조직(secondary lymphatic tissue): 항원과 면역세포가 접촉한 후 시작되는 특이적 면역반응의 장소

① 림프침윤(lymphocyte infiltration)

점막고유판 등의 결합조직 안에 국소적으로 림프구가 집합되어 있는 부분을 림프침윤이라고 한다. 림프소절에 비해 윤곽이 뚜렷하지 않고, 종자중심(germinal center)이 나타나지 않는다.

② 림프소절(lymph nodule)

림프구가 구형으로 밀집되어 있는 부분으로, 소화관이나 기도의 점막, 림프절, 췌장에 존재한다. 림프침윤보다 윤곽이 뚜렷하고, 중심부에는 종자중심(germinal center)이 형성된다. 종자중심이 형성되지 않은 림프소절을 1차 림프소절, 종자중심이 있는 림프소절을 2차 림프소절이라고도 한다. 림프소절의 내부에는 모세혈관이나 모세혈관이후세정맥이 분포하고 있으며, 주위에는 모세림프관 그물이 발달되어 있다. 단독으로 존재하는 것을 단독[고립]림프소절(solitary lymph nodule), 많은 림프소절이 집합을 이루고 있는 것을 집합림프소절(aggregated lymph nodule)이라고 한다.

③ 점막연관림프조직(mucosa associated lymphoid tissue; MALT)

기도나 소화관 등 점막에 존재하는 집합림프조직을 점막연관림프조직이라고 하며, 림프절이나 비장과는 독립된 국소면역의 중추라고 생각된다. 소화관의 장관련림프조직(gut associated lymphoid tissue, GALT), 기관지의 기관지연관림프조직(bronchus associated lymphoid tissue; BALT) 등도 여기에 속한다. 편도(tonsil), 파이어소절(Peyer's patch), 충수(appendix)는 모두 규모가 큰 MALT라고 생각할 수 있다.

④ 림프절 → 9-3

⑤ 비장 → 9-4

편도(tonsil)의 구조. 구개편도(palatine tonsil), 혀편도(lingual tonsil), 인두편도(pharyngeal tonsil) 등이 있으며, 상피와 점막고유판 내의 집합림프소절로 이루어진다. 상피에는 편도움(tonsilar crypt)이라는 깊게 움푹 들어간 부분이 존재하는 것이 특징이다. 상피와 편도움 내에서는 많은 림프구가 관찰된다.

M 세포(M cell). 파이어소절(Peyer's patch)이나 편도를 덮는 점막상피에 위치하는 특수한 세포. 세포의 아래쪽은 동굴 모양의 구조를 형성하여, 그곳으로 림프구나 대식세포가 들어가게 된다. M세포는 고분자 항원물질을 받아들여 림프구나 대식세포로 전달하는 역할을 한다고 생각된다.

9-3 림프절(lymph node)의 내부구조

- 피질(cortex)에는 많은 림프소절(lymph nodule)이 존재한다.
- 종자중심(germinal center)에서는 B 림프구가 증식 · 분화된다.

- 림프절(lymph node)은 림프관의 주행을 따라 나타나는 강낭콩 형태의 기관으로, 림프 내 이물질의 여과와 림프구 생성 등 생체방어에 중요한 역할을 한다.
- 림프절의 실질은 림프소절(lymph nodule)이 존재하는 표층의 피질(cortex)과, 수질동(medullary sinus)과 수질끈(medullary cord)이 뒤엉켜 있는 내부의 수질(medulla)로 나뉜다. 또한, 피질에서 수질 쪽의 경계구역에 림프구가 많이 집합되어 있는 부분을 곁피질(paracortex)이라고 한다. 피질, 곁피질, 수질의 경계는 반드시 뚜렷한 것은 아니다.
- 표면은 콜라겐섬유, 탄력섬유, 평활근으로 이루어진 피막(capsule)으로 덮여 있으며, 피막에서 분리된 지주(trabecula)가 피질을 여러 구역으로 나눈다. 지주와 지주에서 분리되어 나온 세망섬유의 그물 및 이를 둘러싼 세망세포(reticular cell)가 실질의 조직 골격(지질 stroma)을 이룬다.
- 피질의 각 구역에는 각각 림프소절이 있으며, 서로 다른 수입림프관에서 들어오는 림프를 받는다. 림프소절에는 종자중심이 있는 소절과 없는 소절이 존재한다. 종

자중심은 그 림프소절로 들어오는 수입림프관 내의 림프에 포함된 항원의 자극에 반응해 형성되며, B 림프구의 증식과 항체생성세포인 형질세포로의 분화가 일어나는 부위이다. 종자중심을 둘러싼 소형 림프구가 집합해 형성된 층은 피막 쪽이 더 두꺼우며 이를 관(cap, 암부 dark region)이라고 한다.

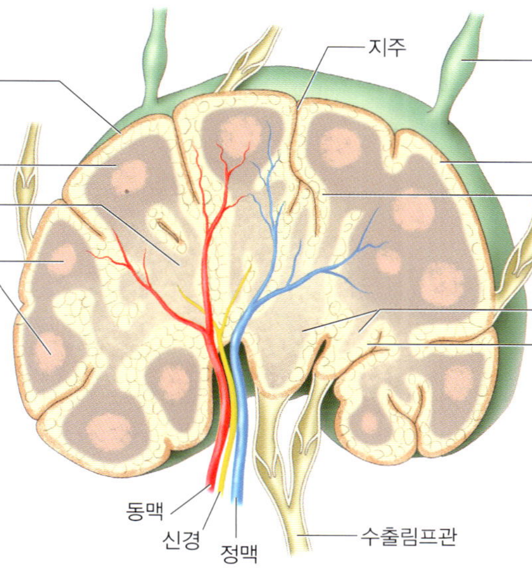

그림 9–2.

1) 림프(lymph, lymphatic fluid)의 흐름

- 수입림프관(afferent lymphatics)에서 피막 바로 아래의 피막하동(subcapsular sinus; 변연동 marginal sinus)으로 들어간 림프액은 지주 옆의 피질동(cortical sinus; 지주주위동 peritrabecular sinus)을 거쳐 수질의 수질동(medullary sinus)으로 이동한다. 수질은 수질동과, 수질동으로 둘러싸인 끈 모양의 실질조직인 수질끈(medullary cord)으로 이루어진다. 수질동의 내강에는 드문드문 세망섬유의 그물이 관찰되며, 표면은 세망세포로 덮여 있다. 수질동의 내피는 세망세포를 포함한 여러 종류의 세포로 이루어진 한 층의 편평한 세포들로 구성된다.
- 수질동의 림프액은 문(hilum) 부위에 있는 수출림프관(efferent lymphatics)을 거쳐 림프절 밖으로 나온다.

2) 혈액의 흐름

- 림프절의 문(hilum)으로 들어간 동맥은 세동맥이 되어, 수질에서 피질까지 분포한다. 림프소절의 모세혈관은 모세혈관이후세정맥(postcapillary venule, PCV)으로 모인 다음 곁피질(paracortex)을 거쳐 정맥이 되어 다시 문으로 나오게 된다.
- 모세혈관이후세정맥은 길이가 긴 내피로 덮여 있는 것이 특징이다. 림프구는 이 내피세포의 표면에 존재하는 특수한 부착분자를 인식해 모세혈관이후세정맥에서 림프절의 실질로 들어간다.
- 림프절에 존재하는 림프구의 대부분은 혈관을 따라 림프절로 들어가게 된다. 피질과 수질에는 B 림프구가, 곁피질에는 T 림프구가 많이 분포한다.

3) 림프절에서의 항원제공(antigen presentation)

- 림프절 안에는 대식세포(macrophage) 외에, 수상돌기세포(dendritic cell)라는 림프구의 분화·기능조절에 중요한 역할을 하는 세포 집단이 존재한다. 수상돌기세포는 림프조직을 비롯한 신체의 조직에 넓게 분포된 항원제공세포(antigen presenting cell)로, 나무 모양의 돌기가 있기 때문에 이러한 이름으로 불린다. 항원제공이란 포식작용이나 포음작용을 통해 포획한 항원을 림프구에 제공해주는 기전이다. 수상돌기세포는 주로 항원제공을 하는 세포로, 포식작용이 주 기능인 대식세포와는 구별된다.
- 특수한 영역에서 관찰되는 수상돌기세포로는 림프소절의 소절수상돌기세포(follicular dendritic cell), 피부의 랑게르한스세포(Langerhans cell), 림프절이나 가슴샘의 깍지낀손가락세포(interdigitating cell), 림프관의 두건세포(veiled cell) 등이 알려져 있다. 이들은 대부분 골수에서 기원한다고 생각된다.

부착분자(adhesion molecule). 세포막에 존재하는 막관통 단백질로, 세포를 다른 세포, 또는 콜라겐이나 라미닌(laminin) 등의 세포외기질에 부착시켜 세포 밖의 정보를 세포 안으로 전달하는 기능을 한다. 카데린(cadherin), 인테그린(integrin), 셀렉틴(selectin), 면역글로불린 등의 분자군으로 분류되어 발생학이나 면역학, 종양학 영역에서 활발하게 연구되고 있다.

9-4 백색수질(white pulp)와 적색수질(red pulp)

- 백색수질은 림프소절(lymph nodule)을 포함하는 림프조직이고, 적색수질은 혈관이 풍부한 세망조직(reticular tissue)이다.
- 비장동맥에서 비장정맥으로 이어지는 사이에 여러 종류의 혈관이 존재한다.

- 비장(spleen)은 복강 내 장기로, 가장 바깥층은 장막(serous membrane)으로 싸여 있다. 장막 아래에는 탄력섬유와 평활근이 풍부하게 포함된 섬유성 피막이 존재한다. 피막에서는 결합조직성인 비장지주(splenic trabecula)가 내부를 향해 혈관, 신경과 함께 뻗어있다.
- 비장의 기능으로는 ① 적혈구 파괴, ② 혈구 · 혈소판 저장, ③ 태생기의 조혈, ④ 림프구 · 항체 생산, ⑤ 혈액 여과를 들 수 있다.

1) 백색수질(white pulp)

- 비장문(hilum)으로부터 들어간 비장동맥은 분지되어, 비장 지주 안을 주행하는

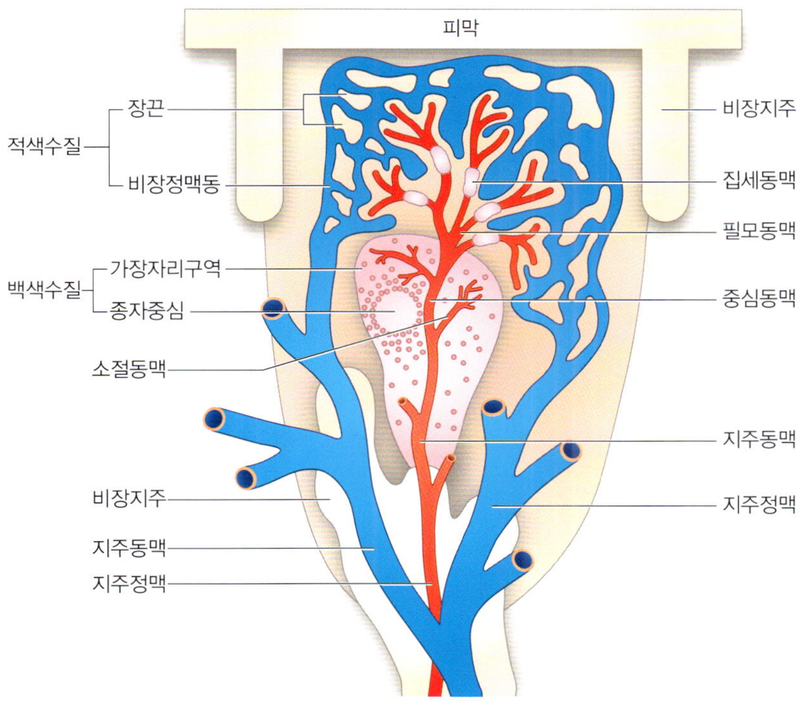

그림 9-3.

지주동맥(trabecular artery)이 된다. 동맥이 지주를 나와 실질로 들어가게 되면, 그 주위를 림프조직(동맥주위림프집 periarterial lymphatic sheath, PALS), 즉 백색수질이 둘러싸게 되고, 동맥은 중심동맥(central artery)이라 불리게 된다.

- 동맥주위림프집(PALS)에는 종자중심이 형성된 림프소절(lymph nodule)이 붙어 있다. 이 림프소절은 중심동맥의 주행에서 조금 벗어난 부분에 위치하며, 중심동맥이 림프소절의 중심을 통과하지 않는다. 림프소절에는 B 림프구가 많고, 동맥주위림프집에는 T 림프구가 많다.
- 중심동맥에서는 림프소절로 들어가는 혈관이 나오며, 그 일부는 가장자리구역으로 들어간다. 이 부위는 비장에서 면역세포와 외부 항원이 처음으로 접촉하는 장소이며, 수많은 대식세포와 수상돌기세포가 있어, 이들 세포에 포획된 항원은 림프소절의 B 림프구에 제공된다.

2) 적색수질(red pulp)

- 중심동맥은 동맥주위림프집(PALS)을 나올 때 작은 세동맥으로 분지되어 필모[붓털]세동맥(penicillar arteriole)이 된 후, 적색수질에서 슈바이거-자이델집(Schweigger-Seidel sheath)에 둘러싸인 집세동맥(sheathed arteriole)이 된다.
- 적색수질의 대부분은 비장정맥동(splenic sinus)과 비장끈(splenic cord, 빌로트끈 cord of Billroth)으로 구성된다. 비장정맥동은 길고 가는 방추형 내피세포와 이를 둘러싸고 있는 고리형 세망섬유로 이루어진 혈관이며(→ 8-3), 비장끈은 비장정맥동 사이에 있는 림프조직이다. 비장정맥동의 내피세포 사이에는 연접복합체가 없고, 넓은 세포 사이 공간이 존재하기 때문에 적혈구는 이 사이를 통과하여 비장정맥동과 비장끈 사이를 이동하게 된다.
- 중심동맥으로부터의 혈류의 대부분은 필모세동맥과 집세동맥을 통해 일단 비장끈으로 들어간 후, 비장정맥동으로 들어가게 된다(개방순환계). 이때, 오래된 적혈구는 신선한 적혈구처럼 유연하게 고리형 세망섬유와 내피세포 사이를 통과해 비장정맥동 안으로 들어갈 수 없기 때문에 비장끈의 대식세포에 의해 포식되어 처리된다.
- 한편, 중심동맥과 비장정맥동을 이어주는 혈관계도 있기 때문에 일부 혈류는 이 경로를 통해 직접 비장정맥동으로 들어간다고 생각된다(폐쇄순환계). 비장정맥동의 혈류는 비장수질정맥(pulp vein)으로 들어가고, 비문의 비장정맥(splenic vein)을 거쳐 비장 밖으로 나가게 된다.

슈바이거-자이델집(Schweigger-Seidel). 집모세혈관(sheathed arteriole)을 둘러싸는 집(sheath)에 해당하며, 혈관을 고리 모양으로 둘러싸는 세망조직과 세망세포, 대식세포로 구성된다.

9-5 가슴샘(thymus)

- 가슴샘은 T 림프구의 분화가 일어나는 1차 림프기관이다.
- 실질은 소엽(lobule) 구조를 이루며, 각 소엽은 피질(cortex)과 수질(medulla)로 나누어 진다.
- 수질에는 하살소체(Hassall's corpuscle)가 존재한다.

1) 가슴샘의 조직구조

- 가슴샘(thymus)은 종격(mediastinum) 내 흉골(sternum)의 뒤쪽에 존재하는 1차 림프기관이다. 전체가 섬유성피막에 싸여 있으며, 피막에서는 가슴샘에 분포하는 혈관, 신경과 수출림프관이 관찰되며, 수입림프관은 존재하지 않는다.
- 가슴샘 실질은 피막에서 연속된 소엽간 결합조직에 의해 여러 개의 소엽(lobule)으로 나뉜다. 각 소엽은 표층의 피질과 내부의 수질로 이루어진다. H-E염색표본을 관찰해 보면 피질은 작은 림프구가 밀집되어 있기 때문에 헤마톡실린에 짙게 염색되어 어둡게 보이고, 수질은 상대적으로 세포 밀도가 낮아 옅게 염색된다.
- 가슴샘의 조직골격은 제3인두주머니(3rd pharyngeal pouch)의 상피(내배엽)에서 기원된 세포가 주위로 돌기를 뻗어 서로 결합해 만들어진 그물 구조로 이루어진다. 이 세포는 림프절이나 비장에 존재하는 중간엽 유래의 세망세포와 구별하기 위해 상피성세망세포(epithelial reticular cell)라고 한다. 상피성세망세포의 돌기에 의해 형성된 그물 안에 림프구가 들어가 있으며 이를 가슴샘세포(thymocyte)라고 한다.
- 가슴샘수질에는 하살소체(Hassall's body)라는 크기가 다양한 동심원형 구조가 존재한다. 하살소체는 상피세포가 변화해 형성되며, 태생기에도 이미 존재하지만, 나이가 들면서 점차 수가 많아진다. 그 기능적 의의에 대해서는 밝혀진 바

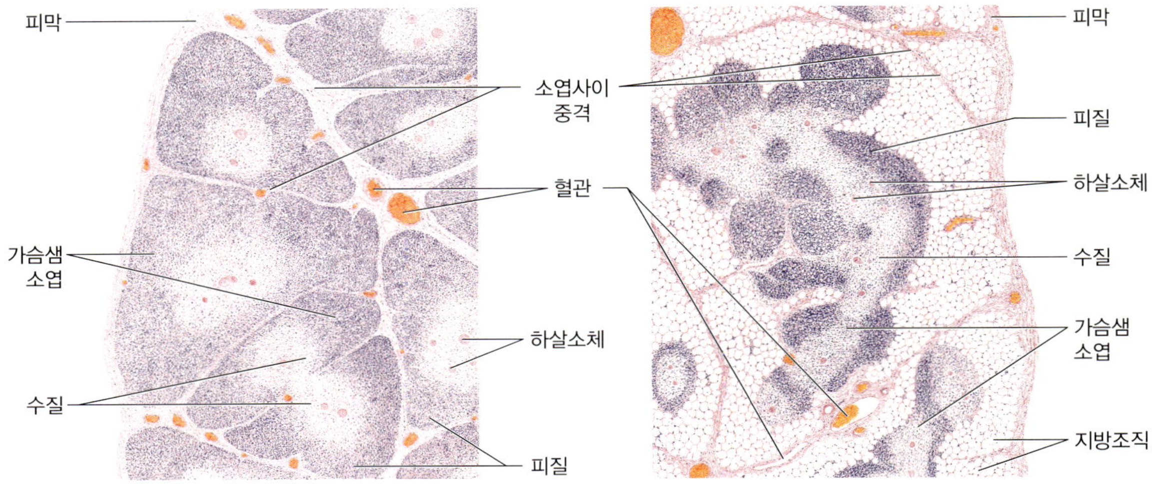

그림 9-4.

가 없다.

2) 가슴샘에서의 T 림프구 분화

- 상피세포에서는 가슴샘 호르몬이라는 여러 종류의 펩티드가 분비되어 T 림프구의 분화 · 성숙을 조절한다. 이들 중에는 타이모포이에틴(thymopoietin), 타이모신(thymosin), 타이뮬린(thymulin), 가슴샘체액인자(THF) 등이 알려져 있다. 가슴샘 실질 안에는 그 밖에도 많은 대식세포와 깍지낀손가락세포(interdigitating cell) 등의 수상돌기세포(→ 9-3)가 존재한다.
- 골수에서 생산된 T 림프구의 전구세포는 혈관을 타고 가슴샘으로 이동한 후, 모세혈관이후세정맥을 통해 가슴샘 내부로 들어간다. 전구세포는 피질의 표층에서 활발하게 분열, 증식하고, 일부 세포는 피질의 심부에서 수질을 통과하는 사이에 가슴샘호르몬 등 상피성세망세포가 만들어 내는 미소환경의 작용으로 T 림프구로 분화된다. 이 중, 많은 세포는 아포토시스(apoptosis)에 의해 사멸되고, 사멸한 세포는 대식세포가 처리한다.
- 분화를 완료한 성숙 T 림프구는 다시 모세혈관이후세정맥을 지나, 신체를 순환하여 모든 조직에 분포한다. 가슴샘은 사춘기 이후 점차 퇴화되어 피질의 대부분은 지방조직에 의해 대체되지만, 남은 실질조직은 평생 동안 T 림프구를 계속 공급하게 된다.
- 가슴샘피질의 모세혈관 내피세포는 부착반(desmosome)에 의해 결합되어, 주위

의 기저판, 모세혈관을 둘러싸는 상피세포, 대식세포와 함께 장벽을 형성해 미숙한 T 림프구가 혈액 중의 항원과 접촉하는 것을 막고 있다. 이를 혈액-가슴샘장벽(blood-thymus barrier)이라고 한다.

아포토시스(apoptosis)와 네크로시스(necrosis)

조직 발생의 과정에서 발생한 불필요한 세포나, 면역세포에게 공격받은 병적세포 등은 세포 내부에 이미 프로그램되어 있는 기전에 의해 사멸한다. 이를 아포토시스(세포자연사 apoptosis)라고 한다. 아포토시스 과정에서는 세포 크기가 작아지고, 핵의 염색질(chromatin)이 노출되며, 염색체 DNA가 단편화되는 등의 과정을 거쳐 결국 세포 자체가 작게 단편화되어, 대식세포에 의해 처리된다.

반대로 물리적 또는 화학적 스트레스에 의해 세포의 막체계에 장애가 발생해 세포 전체나 세포소기관이 팽창 · 단열되어 내용물이 누출됨으로써 세포사 하게 되는 것을 네크로시스(세포괴사 necrosis)라고 한다. 네크로시스는 조직의 염증 등에서 주로 일어나는 세포사멸이다.

Chapter 10

피부

skin

10-1 피부(skin)의 기본구조

- 표피(epidermis), 진피(dermis), 피하조직(subcutaneous tissue)의 3층 구조로 구성된다.
- 표피에는 각질세포(keratinocyte), 멜라닌세포(melanocyte), 메르켈세포(Merkel's cell), 랑게르한스세포(Langerhans cell)가 존재한다.

1) 표피(epidermis)

- 각질중층편평상피(keratinized stratified squamous epithelium)로 이루어지며, 상피세포를 표피세포라고 한다. 심층으로부터 다음 5층으로 구별된다.

① 기저층(stratum basale, basal layer)

- 진피와 기저판을 사이에 두고 접하는 한 층의 입방 또는 원주세포층으로, 이 층에 있는 기저세포(basal cell)의 분열·증식에 의해 새로운 상피세포가 공급된다. 기저층에서 새로 생성된 각질세포(keratinocyte)는 케라틴(keratin)이라는 단백질을 생산하면서 점차 표층으로 이동한다. 표피세포의 대부분은 각질세포이다. 표층으로 이동하면서 각질세포는 점차 편평해진다. 기저세포 사이에는 멜라닌세포와 메르켈세포가 존재하고 있다.
- 멜라닌세포(melanocyte)는 많은 돌기가 있는 세포로, 멜라닌색소(melanin pigment)를 합성해 멜라노좀(melanosome) 내에 저장한다. 멜라노좀은 세포질돌기의 끝 부분으로 운반되며, 인접한 각질세포에 의해 주위의 세포질과 함께 포식된다. 이와 같이 멜라닌세포는 주변의 각질세포에 멜라닌색소를 공급한다. 멜

라닌색소는 빛을 흡수하여 자외선으로부터 피부를 지키는 작용을 한다. 멜라닌세포는 신경외배엽(신경능선 neural crest)에서 기원된 세포로, 각질세포와는 발생학적으로 기원이 다르다.

- 메르켈세포(Merkel cell)는 주변 상피세포와 부착반(desmosome)에 의해 결합하며, 세포 내에 케라틴세사가 있기 때문에, 각질세포와 비슷하지만 직경 약 80 nm의 중심치밀질이 있는 소포(dense-core vesicle)를 가지고 있다는 특징이 있다. 메르켈세포는 기계적 자극을 수용하는 세포로, 세포의 기저부에 구심성 섬유가 시냅스한다. 기저층 세포의 기저부에는 자유신경종말도 관찰된다.

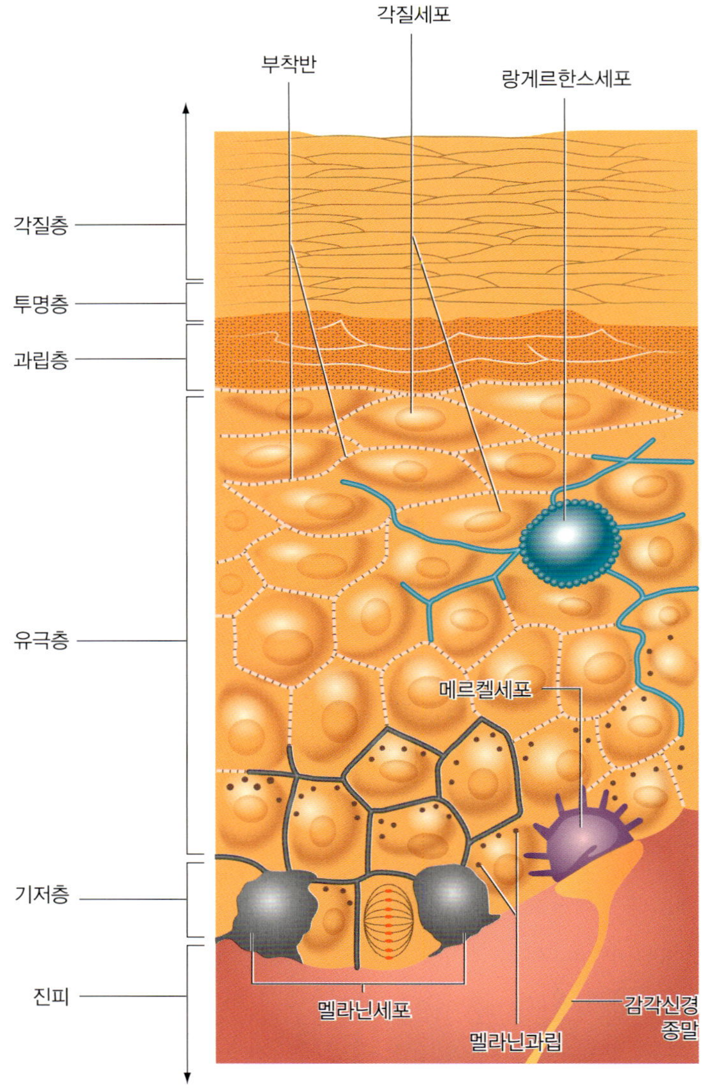

그림 10-1.

피부의 색(skin colour). 멜라닌세포에서 생성된 멜라노좀(melanosome)을 함유한 각질세포(keratinocyte)의 멜라노좀은 용해소체에 의해 분해되기 때문에 표층의 각질세포에서는 점차 소실되게 된다. 피부색이 진하지 않은 사람인 경우 이 과정이 빠르다. 인종에 따라 피부색이 다른 것은 멜라노좀 대사 속도에 차이가 있기 때문이며, 멜라닌세포 수의 차이는 아니다. 멜라닌색소에는 암갈색인 진정멜라닌(eumelanin)과 적갈색인 페오멜라닌(pheomelanin)이 있으며, 피부색, 특히 모발의 색에 크게 영향을 미친다.

② 유극층(stratum spinosum, prickle cell layer)

- 각질세포가 서로 세포간교(intercellular bridge; 전자현미경으로 관찰했을 때의 부착반 desmosome)에 의해 견고하게 결합하고 있는 층. 각질세포의 세포질에는 장세사(tonofilament)가 발달되어 있으며, 이 세사는 부착반에 부착되어 있다.
- 전자현미경으로 보면, 세포 내에 층판소체(lamellar body)라는 작은 과립이 많이 포함되어 있다. 층판소체는 골지체에서 만들어지며, 내용물에는 인지질(phospholipid), 글리코스핑고리피드(glycosphingolipid), 세라마이드(ceramide) 등의 지질이 풍부하다. 이런 지질은 다음 과립층에서 세포 밖으로 분비되어 세포 사이를 채워 체표면에서 물이 증발되는 것을 방지하는 역할을 한다.
- 유극층의 각질세포 사이에는 랑게르한스세포(Langerhans cell)가 존재한다. 랑게르한스세포는 수상돌기를 주위로 뻗고 있으며, 세포질에 비르벡과립(Birbeck granule)이라는 특수과립이 있다. 랑게르한스세포는 골수에서 기원된 항원제공세포 중 하나로, 표피에서 포착된 항원을 T 림프구로 제공하는 역할을 한다. 멜라닌세포와 랑게르한스세포는 주변 세포와의 사이에 연접복합체를 형성하지 않는다.

표피내림프구(intraepidermal lymphocyte). 표피에는 세포 표면에 Thy-1 분자를 가지고 있으며, 수상돌기를 주위로 뻗고 있는 T 림프구가 존재한다. 이를 피부표피내림프구(cutaneous intraepithelial lymphocyte) 또는 Thy-1 수상돌기표피세포(Thy-1 dendritic epidermal cell)라고 한다. 피부의 방어반응이나 알러지반응에 중요하다.

③ 과립층(stratum granulosum, granular layer)

헤마톡실린에 짙게 염색되는 커다란 케라토하이알린과립(keratohyalin granule)이 나타나는 세포층(2~3층)이다. 케라토하이알린과립은 케라틴의 응집을 도와 표피세포의 각질화를 촉진한다.

④ 투명층(stratum lucidum)

손바닥이나 발바닥의 피부에서 볼 수 있는 층으로, 완전히 각질화되기 전단계의 투명한 세포층이다. 각질층과 구별하기 어려운 경우도 있다.

⑤ 각질층(stratum corneum, horny layer)

에오신에 짙게 염색되는 핵이 소실된 편평한 세포층으로 각질화된 각질세포는 케라틴으로 가득 차게 되며 핵과 세포소기관이 소실된다. 가장 바깥층부터 떨어져 나간다.

2) 진피(dermis)

- 치밀결합조직으로 이루어지며, 진피유두(dermal papilla)를 형성하는 유두층(papillary layer)과 심부의 세망층(reticular layer)으로 구별된다. 진피가 상피 쪽으로 들어가 있는 부위를 진피유두라고 한다. 진피유두에는 모세혈관이나 신경종말이 분포한다. 세망층에는 풍부한 혈관 그물과 림프관 그물, 신경 그물이 발달되어 있기 때문에 물질 수송과 정보 전달에 중요한 의미가 있다.

3) 피하조직(subcutaneous tissue)

- 성긴결합조직으로 이루어지며, 진피와 경계가 뚜렷하지 않다. 지방세포가 풍부해 피하지방조직을 형성한다. 피하지방은 신체의 에너지 저장부위로서 중요한 의미를 가진다.

표피내 신경종말(intraepidermal nerve endings). 정상 피부인 경우에도 표피 기저세포의 기저부에 자유신경종말(free nerve endings)이 존재한다. 아토피성 피부염 등인 경우에는 각질세포에서 분비된 신경성장인자의 작용에 의해 진피 측의 감각 신경종말이 상피 안으로 깊게 들어간다는 보고가 있다. 이러한 신경종말에 의해 상피에 가해진 물리적 · 화학적 자극이 쉽게 감지된다고 생각된다. 자극을 받으면 축삭 반사에 의해 신경종말에서 섭스탄스 P(substance P) 등의 신경펩티드가 분비되어 비만세포(mast cell)를 자극하게 되기 때문에 피부가 가려워 진다.

10-2 피부에서 관찰되는 특수한 신경종말

- 피부는 신체의 표면을 덮어 신체를 보호하는 역할을 하지만, 감각기관으로서의 기능도 중요하다.
- 체성감각(somatic sensation)의 수용기에는 메르켈촉각소체(Merkel's disk), 파치니소체(Pacinian corpuscle), 마이스너소체(Meissner's corpuscle), 루피니소체(Ruffini corpuscle) 등이 있다.

- 체성감각을 전달하는 신경종말에는 피막(capsule)이 없는 자유신경종말과 결합조직 피막으로 싸여 있는 신경종말이 있다. 후자에는 메르켈촉각소체, 마이스너소체, 파치니소체, 루피니소체 등이 속한다.

1) 자유신경종말(free nerve endings)

- 피부의 감각신경 중에서 가장 많은 종말로, 진피에 복잡한 가지를 뻗고 있으며 표피의 과립층까지 들어가 기계적 자극과 온도감각을 수용한다. 모낭(hair follicle)의 바깥뿌리상피집(외근초 external root sheath)에도 분포하며 기계적 자극의 수용기로 작용한다.

2) 메르켈촉각소체(Merkel's disk)

- 표피 기저층에 있는 메르켈세포와 이에 시냅스되는 신경종말. 반응은 피부가 변형되는 크기에 비례하며, 느린 적응 수용기이다. 국소적이고 지속적인 접촉, 즉 압각을 감지한다.

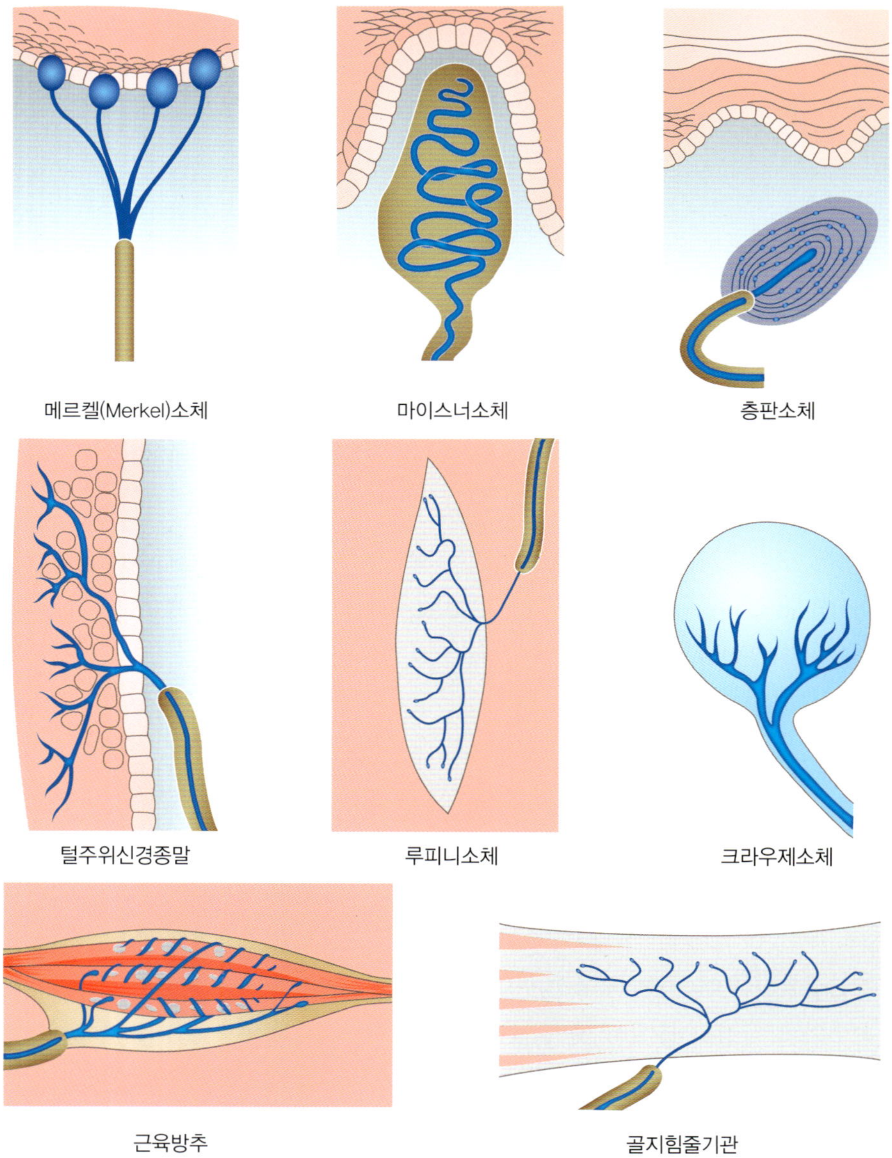

그림 10-2.

3) 파치니소체(Pacinian corpuscle)

- 손가락 끝 등의 진피에서 많이 볼 수 있는 예민한 촉각 수용기. 많지는 않지만 관절, 골막, 내장에도 분포한다. 슈반세포와 결합조직에 의해 형성된 층판형 피막에 싸여 있으며, 광학현미경으로는 마치 양파의 단면처럼 보인다. 층판을 어긋나게 하는 압각과 진동감각을 수용한다.

4) 마이스너소체(Meissner's corpuscle)

- 피부에서 체모(hair)가 없는 부위의 진피유두에 존재하며, 특히 저주파수 자극을 수용한다. 신체의 피부에 넓게 분포하지만, 특히 감각이 예민한 손끝의 볼록한 부분, 손바닥, 입술, 외음부 등에 많이 분포한다. 100~150 μm 정도의 타원형 구조로, 피부와 직각 방향으로 위치한다.
- 소체의 내부에는 편평한 슈반세포가 불규칙한 층판을 형성하고 있으며, 유수신경의 종말부가 수초가 소실된 후 나선형으로 층판 내에 들어간다. H-E염색표본에서는 슈반세포의 층판형 배열이 주위의 결합조직과 다르기 때문에 관찰 가능하다.

5) 루피니소체(Ruffini's corpuscle)

- 진피 하층이나 피하조직에 있는 1~2 μm의 단순한 구조의 수용기이다. 피막 안에 액체가 차 있으며, 그 안으로 수초가 소실된 유수신경 종말이 들어가 여러 가지로 분지된다. 주위의 조직으로부터 콜라겐섬유가 피막을 관통해 들어가 있으며 콜라겐섬유의 위치를 어긋나게 하는 지속적인 기계적 자극을 수용한다.

10-3 체모(hair)와 모낭(hair follicle)

- 모낭(hair follicle)의 중앙에는 체모가 있고 속뿌리상피집(internal root sheath)과 바깥뿌리상피집(external root sheath)이 이를 감싸고 있다.
- 체모는 모근(hair root)에서 생성된다.
- 체모의 부속기에는 피지샘(sebaceous gland)과 입모근(arrector pili muscle)이 있다.

1) 모간(털줄기 hair shaft)

① **수질(medulla)**: 모간의 중심부로, 멜라닌색소의 양이 적고 각질화 정도가 약하다.

② **피질(cortex)**: 모간의 표층 부분으로, 멜라닌색소가 풍부하고 각질화되어 있다.

③ **모소피(cuticle)**: 모간의 가장 바깥층으로, 얇고 편평한 각질화된 세포가 겹쳐있다.

2) 모낭(털주머니 hair follicle)

- 모낭은 상피에서 연속되는 세포층으로, 진피와 피하조직까지 뻗어 있다. 모낭의 끝부분(가장 깊은 부분)에 공 모양으로 부풀어 오른 부분을 모구(털망울 hair bulb)라고 한다. 그 끝은 술잔 모양으로 안쪽으로 함입되어 있으며, 모세혈관이 풍부한 결합조직(모유두 hair papilla)이 들어가, 모근으로 산소와 영양분을 공급한다. 모근(모유두를 둘러싼 모낭상피)의 세포는 활발하게 세포분열을 하여 체모와 내뿌리상피집(내근초 inner root sheath)을 형성하는 세포를 생성한다.
- 내뿌리상피집은 다음 3층으로 이루어진다.

  ① **뿌리집소피(근초소피 root sheath cuticle)**: 한 층의 편평한 각질세포로 이루어지며, 모소피와 맞물려 배열된다. 모소피와 뿌리집소피 세포의 세포질은 H-E 염색으로는 뚜렷하게 나타나지 않는다.

  ② **헉슬리층(Huxley's layer)**과 ③ **헨레층(Henle's layer)**: 전자는 둥근 형태, 후자는 약간 편평한 세포로 이루어져 있고, 헉슬리층의 세포에는 에오신에 짙게 염색되는 거칠고 큰 과립(트리코하이알린과립 trichohyaline granule)이 있다.
- 내뿌리상피집의 바깥층을 외뿌리상피집(outer root sheath)이라고 하며, 표피와 비슷한 구조이다. 외뿌리상피집의 두꺼운 기저막을 유리막(glassy membrane)이라고 한다.

3) 뿌리진피집(dermal root sheath)

돌림 방향(안쪽)과 세로 방향(바깥쪽)으로 배열된 콜라겐섬유 다발로 구성된 결합조직으로 이루어져 있다. 많은 감각신경종말이 뿌리집을 나선형으로 감싸 체모의 기울어지는 정도를 감지한다.

4) 체모의 부속구조

피지샘(sebaceous gland)은 모낭 상부로 열린다. 입모근은 결합조직성 모낭과 진피의 표층을 잇는 평활근 다발이다. → 10-5

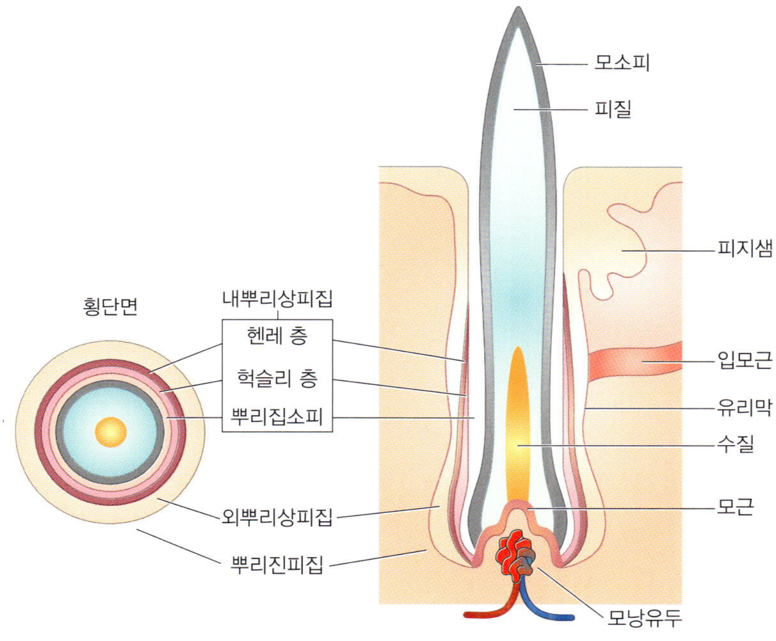

그림 10-3.

모발의 색과 멜라닌(melanin). 모근의 상피세포 사이에는 많은 멜라닌세포(melanocyte)가 위치해 있으며, 체모의 세포로 멜라닌색소를 전달하는 역할을 한다. 이 멜라닌색소가 많고 적음에 따라 체모의 색이 결정된다. 즉, 흑발은 색소의 양이 많고, 금발은 색소의 양이 적다. 백발은 멜라닌을 소실한 모발이다.

10-4 손톱(nail)의 구조

- 손톱은 피부의 각질층이 판 모양으로 특수하게 분화되어 생성된 구조이다.
- 손톱의 성장은 손톱의 기저부를 덮는 상피조직(조모기 爪母基)에서 이루어진다.

• 손톱(nail)은 손톱판(조판 nail plate)과 손톱뿌리(조근 nail root)로 이루어져 있다. 손톱에서 눈에 보이는 부분을 손톱판이라고 한다. 손톱뿌리는 손톱이 붙어있는 부분으로, 손톱상소피(eponychium)라고 하는 피부 아래에 있는 부분을 가리킨다.

• 손톱뿌리는 그 아래쪽과 등 쪽을 덮는 상피에 연속되며, 손톱바닥(nail bed)의 상피 기저층 세포가 분열, 증식해 각질층이 공급되어 손톱이 자라게 된다. 손톱상소피가 손톱의 등 쪽 면을 형성하고, 손톱바닥의 상피는 손톱의 배쪽면을 형성한다는 의견도 있다. 손톱상소피는 손톱뿌리를 보호하고, 손톱하소피(hyponychium)는 손톱바닥을 보호하는 역할을 한다. 손톱 아래쪽에 보이는 반달 모양은 손톱뿌리 하부의 손톱바닥에 해당한다.

• 손톱판과 손톱뿌리에 덮여 있는 표피와 진피를 아울러 손톱바닥이라고 한다. 손톱바닥의 상피는 손톱판과 연속되며, 과립층보다 표층의 구조가 없고 진피유두도 없다. 손톱바닥의 진피는 주로 손톱과 수직방향으로 주행하는 치밀한 콜라겐섬유 다발로 이루어져 있다. 손톱바닥과 손가락의 말절골(distal phalanges) 사이는 샤피섬유(Sharpey's fiber)로 강하게 연결되어 있기 때문에 손톱은 손가락 끝에 강하게 고정된다.

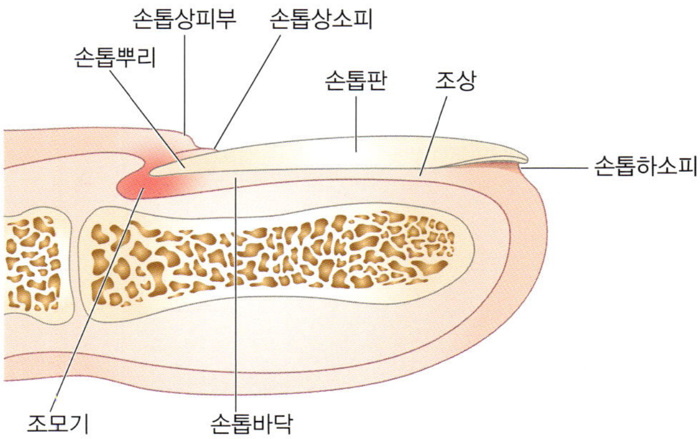

그림 10-4.

10-5 피부의 부속샘(accessory gland)

- 피부의 부속샘으로는 피지샘(피지선 sebaceous gland), 땀샘(한선 sweat gland), 젖샘(유선 mammary gland)이 있다.
- 땀샘에는 에크린땀샘(샘분비땀샘 eccrine sweat gland)과 아포크린땀샘(부분분비땀샘 apocrine sweat gland)이 있으며, 후자는 겨드랑이나 외이도 등 특수한 부위에 존재한다.

1) 피지샘(sebaceous gland)

- 보통 체모에 부속되어 존재하며, 수많은 커다란 샘포형 종말부가 있고, 분비관은 모낭의 상부에서 열린다. 남성의 포피(prepuce)나 여성의 유두에 있는 피지샘과 눈꺼풀의 눈꺼풀판샘(마이봄샘 Meibomian gland)처럼 체모에 부속되어 있지 않은 피지샘도 있으며(분비관은 체표에 바로 이어진다), 이를 독립피지샘이라고 한다.
- 피지샘의 종말부는 크기가 큰 밝은 샘세포로 구성된다. 샘세포 세포질은 수많은 지방방울로 채워져 있으며 거품 모양으로 나타난다. 분비관은 모낭의 바깥뿌리집(outer root sheath)과 비슷한 구조로 나타난다.
- 피지샘의 분비양식은 전분비(holocrine secretion → 2-19) 방식이다. 즉, 세포 자체가 분비물로 분비되는 방식이다. 샘세포가 분비관에 가까워지면서 핵은 농축되고, 지방방울은 융합되어 대형화된다. 이 지방으로 가득 찬 세포는 분비관을 거쳐 체표로 분비된다. 피지샘은 체모와 입모근 사이에 존재하며 교감신경의 흥분으로 입모근이 수축되면 피지샘의 내용물이 밖으로 배출되게 된다.

2) 땀샘(sweat gland)

① 에크린땀샘(샘분비땀샘 eccrine sweat gland)

- 대부분 피부에서 관찰되며 땀을 내어 체온을 조절하는 역할을 한다. 단일 관상샘으로, 종말부는 진피 심부에 모여 있다. 분비관은 표층을 향해 상행하여 표피를 관통해 체표로 열린다. 종말부 상피는 표층세포(어두운 세포 dark cell)와 기저세포(밝은 세포 light cell)로 이루어진다. 표층세포에는 분비과립이 있으며 점액다당류를 분비한다. 기저세포에는 기저주름이 발달되어 있고, 세포간 세관의

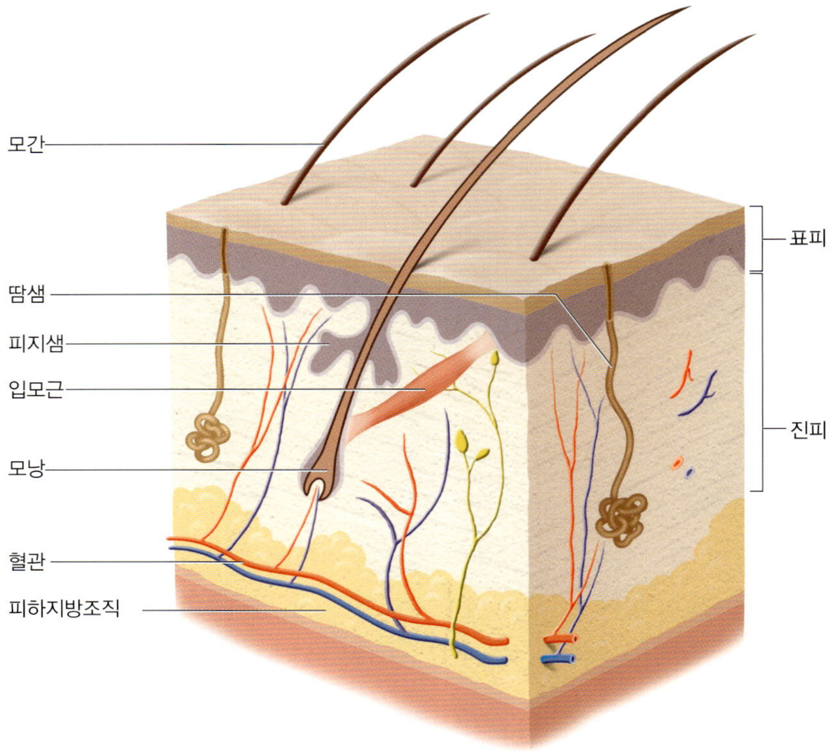

그림 10-5.

형성이 관찰되며 수분이나 전해질의 분비에 관여한다.

- 기저세포의 바깥에는 근상피세포(myoepithelial cell)가 존재한다. 땀샘 종말부의 근상피세포는 방추형으로, 분비관과 평행하게 나선형으로 배열되어 있어, 타액샘 등의 외분비샘에서 볼 수 있는 근상피세포(별 또는 바구니 모양으로 돌기를 뻗어 종말부를 둘러싼다)와는 형태가 다르다. 근상피세포는 평활근과 같이 수축단백질이 있는 상피성의 세포로, 근상피세포가 수축되면 땀샘의 분비물이 배출된다. 분비관은 2층의 어두운 세포(dark cell)로 구성된다.

② 아포크린땀샘(apocrine sweat gland)

- 특수한 부위의 피부에만 존재하는 땀샘으로, 액와(axilla), 유륜(areola), 외이도(external auditory meatus), 눈꺼풀(eyelid) 등에 있다. 아포크린땀샘의 분비기능은 성호르몬의 영향을 강하게 받으며, 분비물에서는 좋지 않은 냄새가 난다.
- 종말부는 에크린땀샘보다 크기가 크고 내강도 넓다. 내강의 크기나 샘세포의 길

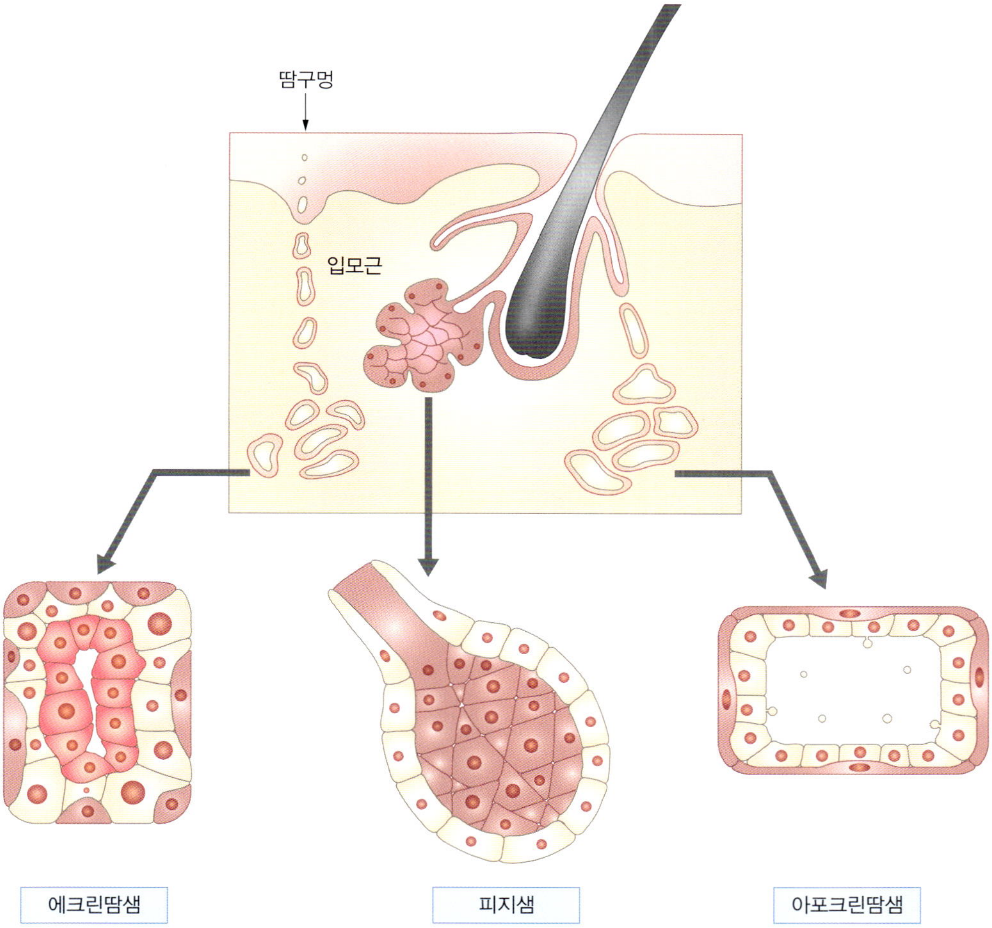

그림 10-6.

이는 분비기능 상태에 따라 변화된다. 에크린땀샘과는 달리 샘세포는 한 종류이며, 세포질이 에오신에 강하게 염색되고, 자유표면에는 작은 돌기 같은 구조가 많이 존재한다. 이는 분비물을 둘러싼 세포질이 세포에서 떨어져 나간다고 생각했었기 때문에 이 땀샘을 아포크린땀샘이라고 부르게 되었다. 하지만 최근에 아포크린땀샘도 실제로는 세포질이 떨어져 나가지 않는다는 주장도 나오고 있다.

- 분비관은 2층의 상피세포로 이루어지며 모낭으로 개구된다. 샘세포의 기저부에는 에크린땀샘과 같은 형태로 나타나는 근상피세포(myoepithelial cell)가 존재한다.

산외투(acid mantle, 표면지방막 surface lipid film). 피지샘에서 분비된 피지, 에크린땀샘의 분비물, 각질층의 분해산물의 혼합물은 피부의 표면에서 약산성 피막을 형성한다. 이 피막을 산외투 또는 표면지방막이라고 하며, 물이나 독성물질을 막는 작용과 함께, 산성을 띠므로 알칼리성 화학물질의 중화작용이나 항세균, 항진균 작용을 한다.

10-6 임신에 따른 젖샘(유선 mammary gland)의 형태변화

- 점샘은 휴지기, 증식기, 수유기에 극적인 형태변화를 나타낸다.
- 수유기에는 종말부의 형태가 아포크린땀샘과 비슷하다.

- 휴지기의 젖샘은, 결합조직 안에 관상구조(분비관 secretory duct)가 섬 모양으로 산재되어 있을 뿐, 분비기능을 가지는 종말부는 존재하지 않는다.
- 모체가 임신을 하면 관상구조의 끝 부분은 활발하게 분열, 증식하여 주위의 결합조직으로 들어가 종말부를 형성하게 된다. 종말부는 내강측의 입방형 샘세포와 기저측의 근상피세포로 이루어진다. 내강 안에는 면역글로불린을 풍부하게 포함하고 있는 초유(colostrum)가 들어 있다. 종말부는 뚜렷한 소엽을 형성하며, 소엽 사이의 결합조직에는 분비관이 존재한다.
- 수유기의 종말부는 활발한 분비 양상을 나타낸다. 샘세포의 자유표면에서는 많은 세포돌기가 형성되어 있으며, 내강은 분비물로 채워져 팽창된다. 유즙 중에는 많은 유구(milk globule)가 관찰된다. 유구는 샘세포 안의 지방방울이 그 주위를 둘러싸는 약간의 세포질과 함께 세포체에서 떨어져 나간(아포크린분비 apocrine secretion) 것이다.
- 한편, 카제인 등의 단백질은 샘세포의 세포질 내에서는 경계막으로 둘러싸인 분비과립으로서 존재하며, 이 분비과립이 분비되어 내강으로 방출된다.

유두(nipple)의 구조. 젖샘은 수십 개의 분비관에 의해 유두 표면으로 열린다. 유두의 결합조직 내에는 이들 분비관을 둘러싸듯이, 또는 분비관과 같은 방향으로 많은 평활근섬유가 주행하고 있다. 평활근세포다발 사이에는 신경섬유가 분포되어 있다. 평활근이 수축되면 유두가 서게 된다.

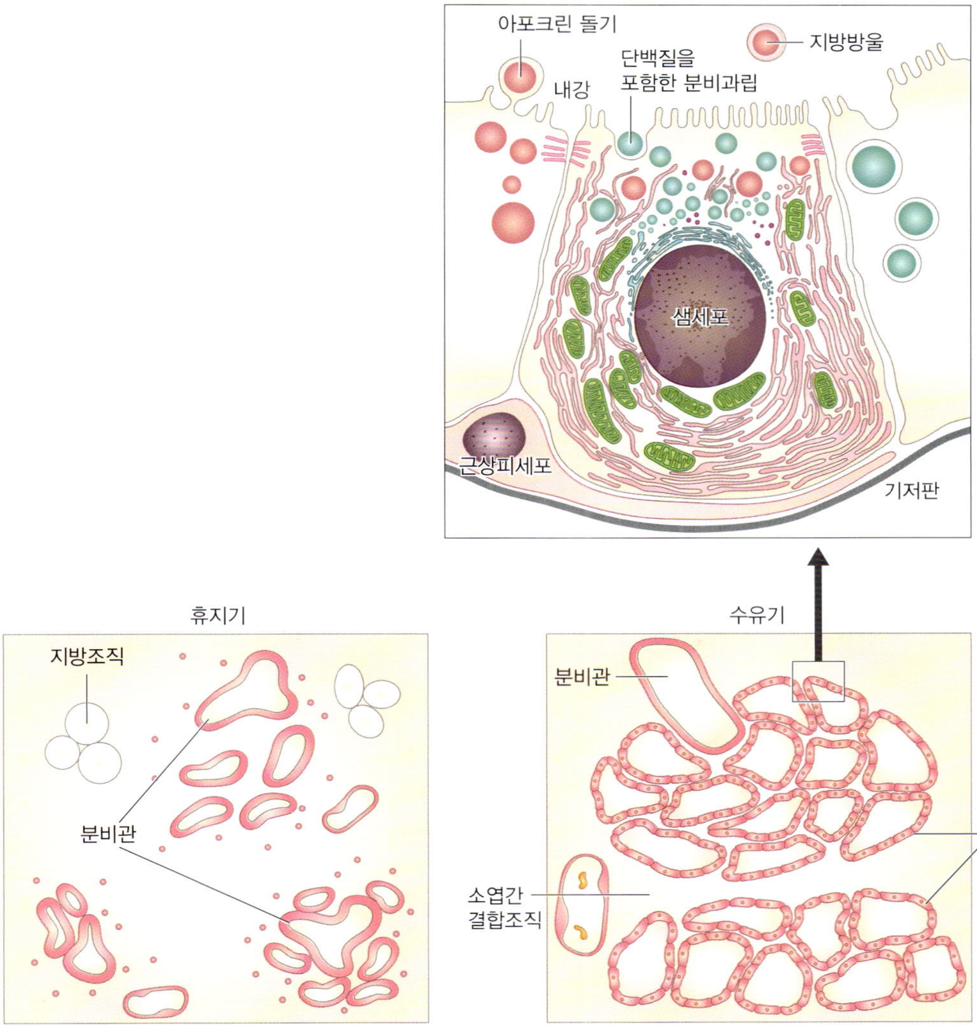

그림 10-7.

Chapter 11 신경계

Nervous System

11-1 척수(spinal cord)의 가로단면

- 척수에서 회색질(회백질 gray matter)은 내부에 있으며, 가로단면에서는 H자형으로 나타난다.
- 복측(배 쪽)에는 주로 체운동성, 배측(등 쪽)에는 체감각성 신경핵과 전도로가 존재한다.

• 척수(spinal cord)의 기본구조를 그림에 나타내었다. 뇌의 경우와는 반대로, 내부에 회색질이, 표층에 백색질(white matter)이 있다. 각 척수분절(spinal segment)의 횡

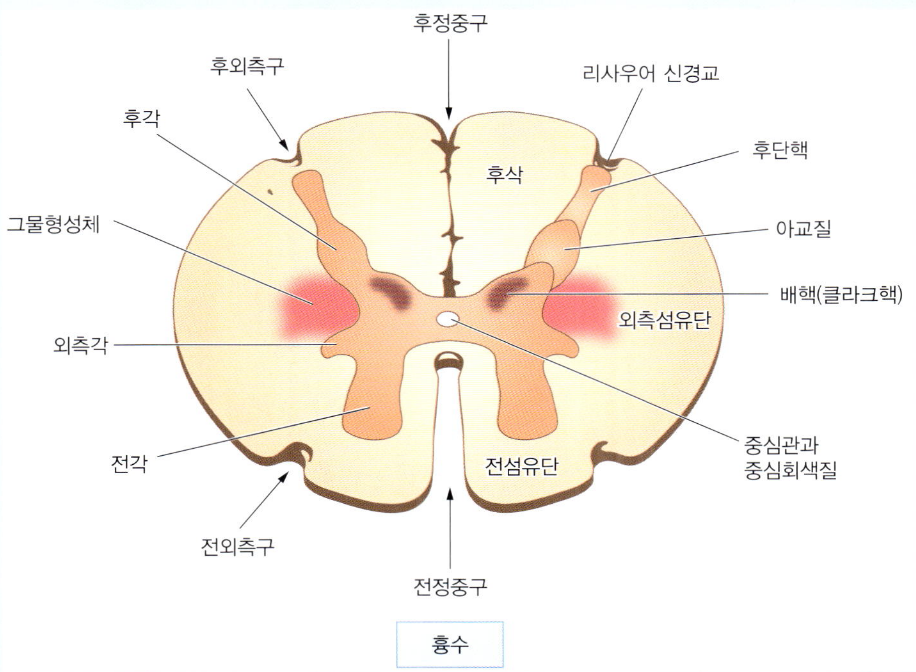

그림 11-1.

단면의 차이를 다음 페이지에 그림으로 나타내었다.

1) 회색질(gray matter, 회색기둥 gray column): 주로 신경세포체(nerve cell body)가 존재한다.

① 전각(anterior horn, 복각 ventral horn)

앞쪽(배 쪽)에 있으며, 체운동성의 크기가 큰 다극신경세포가 존재한다. 경수(cervical cord)와 요수(lumbar cord)에는 사지의 근을 지배하는 신경세포가 존재하기 때문에, 흉수(thoracic cord), 천수(sacral cord)와 비교해 보면, 전각이 뚜렷하게 발달되어 있고 그만큼 척수도 굵다(경수팽대 cervical enlargement, 요수팽대 lumbar enlargement).

② 외측각(lateral horn)

C8~L2의 범위에서만 관찰할 수 있으며, 교감신경세포(sympathetic neuron)가 있어 내장운동에 관여한다. 전각과 후각 사이의 회색질을 중간회색질(intermediate gray)이라고 한다. 중심회색질이나 외측각은 중간회색질에 포함된다.

③ 그물구성체(망상체 reticular formation)

전각와 후각 사이, 중간질의 외측에 존재하는 그물구성체 회색질로 경수와 흉수에 발달되어 있다.

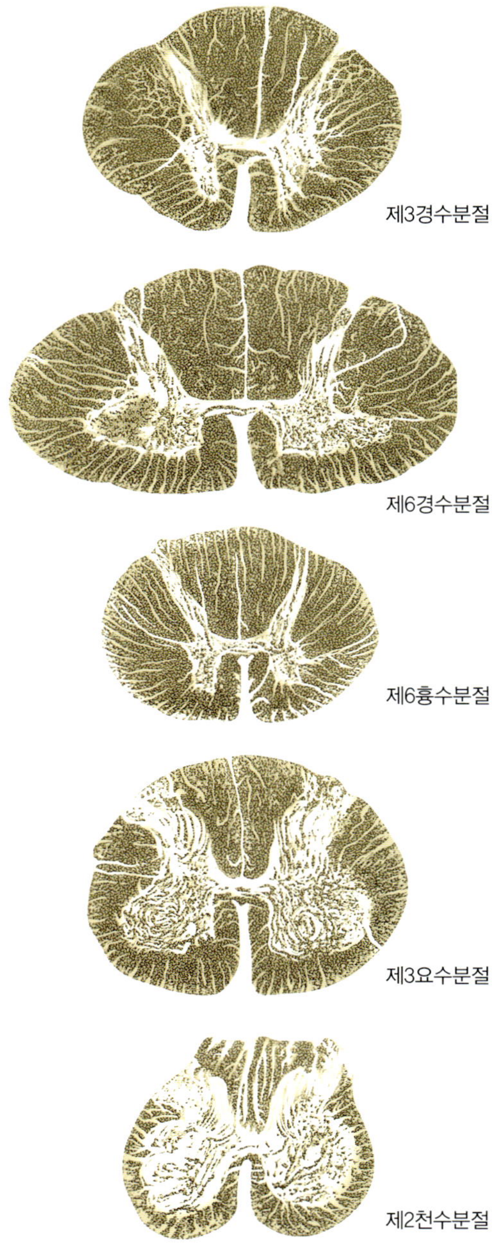

그림 11-2.

④ 후각(posterior horn, 배각 dorsal horn)

배측(등 쪽)에 있으며, 체감각성 신경세포가 존재한다. 후각에는 크기가 작은 후각고유세포가 존재한다. 흉수의 후각 기저내측부에는 하반신의 심부감각을 중계하는 클라크세포기둥(Clarke's column, 흉수핵 nucleus thoracis, 배핵 nucleus dorsalis)이 존재한다.

두부는 교양질(膠樣質)이라고 하며, 소형 Gierke 세포가 존재한다. 첨부(尖部)는 해면대(海綿帶) 또는 연대(緣帶)라고 하는데, 연대세포라는 비교적 큰 신경세포가 존재한다.

첨부와 척수후표면 사이는 종대(終帶)라는 신경섬유로 이루어지는데, 후각에 포함해 취급된다.

2) 백색질(백질 white matter, 백색기둥 white column): 주로 척수를 상행 또는 하행 하는 신경섬유로 이루어진다(상행성 전도로, 하행성 전도로)

① 전섬유단(전삭 anterior funiculus, 전백색질기둥 anterior white column)

전정중렬(anterior median fissure)과 전외측구(anterolateral sulcus) 사이의 백색질.

② 외측섬유단(측삭 lateral funiculus, 외측백색질기둥 lateral white column)

- 전외측구과 후외측구(posterolateral sulcus)의 사이의 백색질
- 아래의 신경로가 전섬유단과 외측섬유단을 통과한다.
  추체로(pyramidal tract)의 외측피질척수로(lateral corticospinal tract)와 전피질척수로(anterior corticospinal tract), 추체외로의 올리브척수로(olivospinal tract), 덮개척수로(tectospinal tract), 전정척수로(vestibulospinal tract), 그물척수로(reticulospinal tact), 내측세로다발(내측종속 medial longitudinal fasciculus) 등.
- 상행성 전도로(ascending tracts)에는 척수시상로(spinothalamic tract), 후척수소뇌로(posterior spinocerebellar tract), 전척수소뇌로(anterior spinocerebellar tract), 척수덮개로(spinotectal tract)가 있다.

③ 후섬유단(후삭 posterior funiculus, 후백색질기둥 posterior white column)

후정중구(posterior median sulcus)과 후외측구(posterolateral sulcus) 사이의 백색질.

상행성 전도로로 이루어져 있으며 내측의 얇은 다발(박속 fasciculus gracilis, bundle of Goll; 주로 하반신으로부터의 분별촉각을 전달하는 감각섬유)과 외측의 쐐기다발(설상속 fasciculus cuneatus, bundle of Burdach; 주로 상반신으로부터의 분별촉각을 전달

하는 감각섬유)로 구분된다.

신경그물(신경모 neuropil). 일반적인 H-E 염색에서 회색질의 신경세포나 신경아교세포의 세포체 사이 부분에는 뚜렷한 구조가 나타나지 않는다. 그러나 이 부분을 전자현미경으로 관찰해 보면 신경세포의 축삭, 수상돌기 및 신경아교세포의 돌기로 가득 차 있는 영역인 것을 알 수 있다. 이 구조를 신경그물이라고 하며, 세포돌기가 복잡하게 얽혀 있고 돌기 사이의 시냅스가 이루어지는 곳이라고 생각된다.

11-2 대뇌피질(cerebral cortex)의 층구조

- 대뇌의 표층(피질 cortex)은 회색질이며, 내부(수질 medulla)는 백색질로 이루어져 있다.
- 신피질(neocortex)은 세포의 형태와 배열(세포구축 cytoarchitecture)에 따라 6층으로 구별된다.

- 대뇌피질(cerebral cortex)의 층구조는 세포 및 신경섬유의 형태와 배열에 따라 구별된다.

1) 세포의 형태와 배열(세포구축 cytoarchitecture)

- 층을 구성하는 신경세포의 형태에 따른 분류로, 특수 염색이 필요한 경우도 있다. 피질 중 신피질(neocortex, 동형피질 isocortex)은 발생 단계 중 최소한 어떤 단계에서 아래에 설명하는 6층으로 구성된다.
  ① 분자층(molecular layer): 약간의 수평세포, 소형과립세포로 이루어져 있다.
  ② 외과립층(outer granular layer): 수많은 과립세포로 이루어져 있다.
  ③ 외추체[피라미드]세포층(outer pyramidal layer): 주로 중간 크기의 추체세포로 이루어져 있다.
  ④ 내과립층(inner granular layer): 수많은 과립세포로 이루어져 있다.
  ⑤ 내추체[피라미드]세포층(inner pyramidal layer): 주로 중간 크기~대형 추체세포로 이루어져 있다.

⑥ 다형세포층(polymorphic layer): 주로 방추세포(fusiform cell)로 이루어져 있다.

- 각 층의 발달 정도는 피질 영역에 따라 다르다. 예를 들어, 일차 운동영역(primary motor area)인 중심전이랑(precentral gyrus)에서는 특히 내추체세포층(inner pyramidal layer)이 발달되어 있으며 베츠거대추체세포(Betz cell)가 관찰되는 한편, 과립층은 발달되어 있지 않다. 반대로 일차 체감각영역(primary somethetic area)인 중심후이랑(postcentral gyrus)에는 과립층이 발달되어 있다.
- 후각뇌(olfactory cortex)나 해마(hippocampus) 등 이형피질(allocortex, 원시피질과 구피질 archicorterx & paleocortex)은 발생의 어떤 단계에서도 위의 6층 구조로 나타나지 않는다.

2) 신경섬유의 형태와 배열(섬유구축 fibroarchitecture)

- 수초염색표본에서는 피질을 주행하는 유수신경섬유다발을 관찰할 수 있다. 피질 표면에 수직 방향으로 주행하며, 수질에 연속된 섬유다발을 방사섬유(radiating fiber, 수직섬유 vertical fiber)라고 한다.
- 피질 표면과 수평으로 주행하는 섬유다발에 의해, 피질을 다음과 같은 6층으로 구별할 수 있다. ① 경사섬유층(tangential layer), ② 희소섬유층(dysfibrous layer), ③ 선상층(suprastriate layer), ④ 외바일라르제선(external band of Baillarger), ⑤ 선간층과 내바일라르제선(interstiriate layer & internal band of Baillarger), ⑤ 선하층(infrastriate layer).
- 후두엽의 시각영역에 해당하는 새발톱고랑(조거구 calcarine sulcus) 부근에는 내과립층 안을 가로 방향으로 주행하는 유수섬유가 특히 발달되어 있으며 육안으로도 회색질 중의 흰 선 모양의 구조(겐나리선 line of Gennari)로 관찰할 수 있기 때문에 이 부분을 선조피질(striate cortex)이라고 한다.

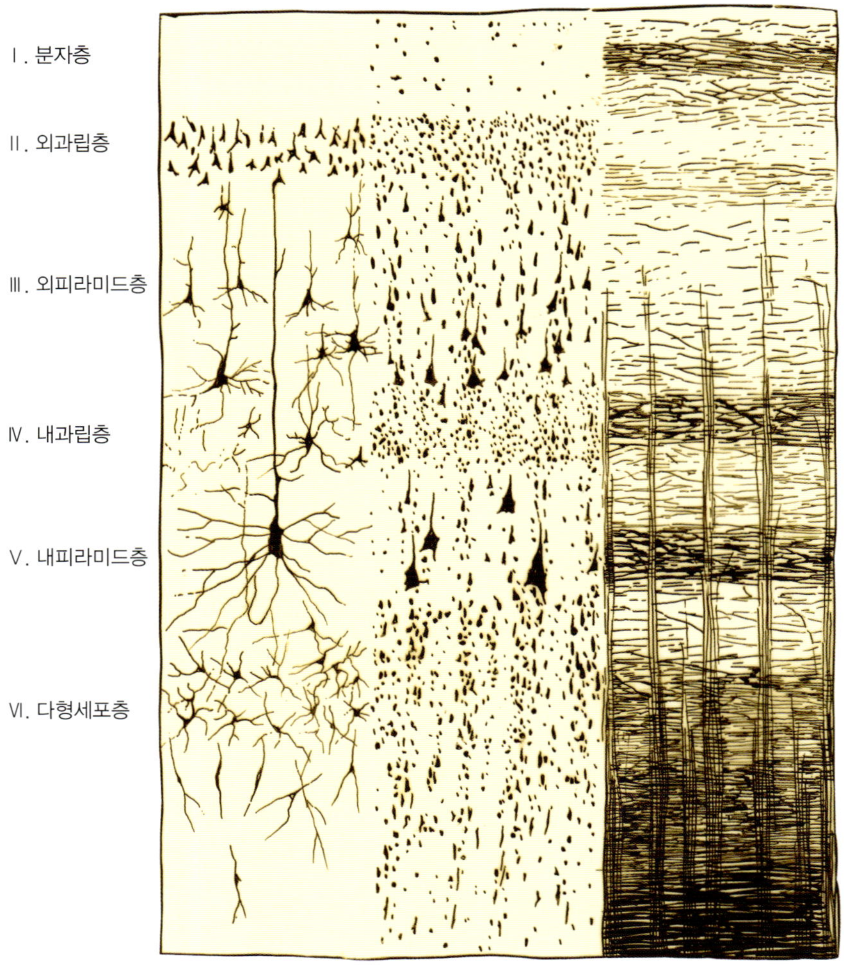

그림 11–3.

11–3 소뇌(cerebellum)의 조직구조

- 소뇌피질(cerebellar cortex)은 분자층(molecular layer), 푸르키니에세포층(Purkinje cell layer), 과립층(granular layer)으로 구별된다.
- 푸르키네세포(Purkinje cell)는 매우 큰 신경세포로, 수상돌기는 분자층을 향해, 축삭은 수질을 향해 뻗어있다.

• 소뇌(cerebellum)도 대뇌처럼 표층의 피질(회색질)과 내부의 수질(백색질)로 이루

어지며 수질에는 소뇌심부핵(deep cerebellar nuclei)이 존재한다.

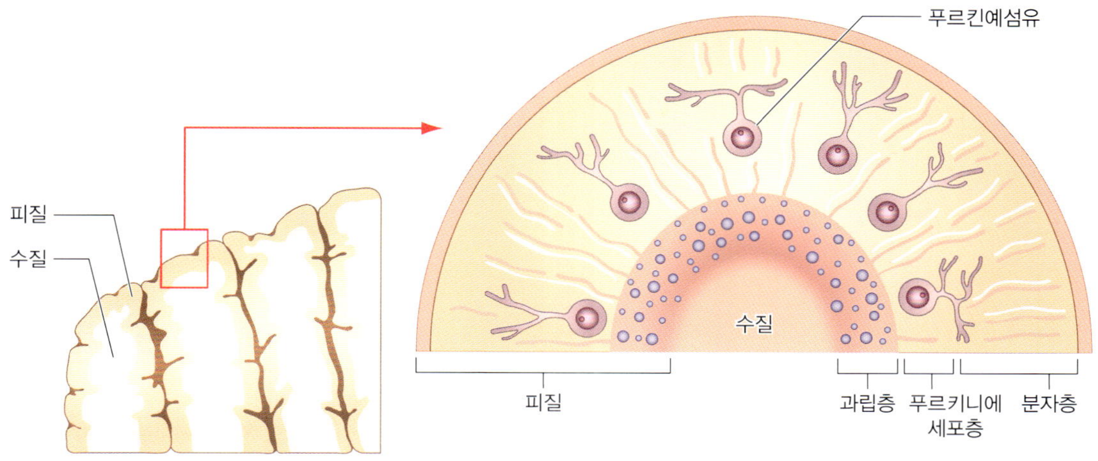

그림 11-4.

1) 피질(cortex)

① **분자층(molecular layer)**: 별세포(stellate cell), 바구니세포(basket cell) 등의 소형 신경세포와 신경아교세포가 존재한다. 일반적인 H-E 염색표본으로는 이들 세포들을 감별할 수 없다. 분자층에는 푸르키니에세포의 수상돌기와 과립세포의 축삭(axon)이 뻗어 있다.

② **푸르키니에세포층(Purkinje cell layer)**: 대형 신경세포인 푸르키니에세포의 세포체가 존재한다. 푸르키니에세포의 축삭은 소뇌심부핵으로 이어진다.

③ **과립층(granular layer)**: 매우 작은 구형의 세포인 과립세포(granular cell)의 세포체가 밀집되어 있으며, H-E 염색으로 헤마톡실린에 짙게 염색된다.

2) 수질(medulla)

유수신경섬유다발과 그 사이의 신경아교세포로 이루어져 있다. 치아핵(치상핵 dentate nucleus), 둥근핵(구상핵 globose nucleus), 마개핵(전상핵 emboliform nucleus), 꼭지핵(실정핵 fastigeal nucleus)의 네 심부핵의 신경세포 집단이 수질 내에 섬 모양으로 산재되어 있다.

11-4 뇌실벽(ventricular wall)을 구성하는 조직

- 뇌실벽은 뇌실막세포(상의세포 ependymal cell)로 구성된 상피조직인 뇌실막에 의해 덮여 있으며, 뇌실막이 특수하게 분화된 맥락얼기(맥락총 choroid plexus)에서 뇌척수액(cerebrospinal fluid, CSF)이 생산된다.
- 뇌실주위기관(periventricular organ)의 혈관에는 뇌혈관장벽(blood brain barrier)이 없다.

1) 뇌실(ventricle)

- 뇌실계는 대뇌반구의 외측뇌실(lateral ventricle), 간뇌의 제3뇌실(3rd ventricle), 뇌간의 중뇌수도관(cerebral aqueduct)과 제4뇌실(4th ventricle), 척수의 중심관(central canal)으로 구성된다. 뇌실벽은 기본적으로 단층 뇌실막세포로 덮여 있다.
- 뇌실 내에는 맥락얼기(choroid plexus)라는 융모형 구조가 돌출되어 있다. 맥락얼기는 뇌실막세포가 특수하게 분화된 단층입방상피로 덮여 있으며 풍부한 혈관과 약간의 성긴결합조직으로 구성된다. 맥락얼기는 혈액을 여과해 뇌척수액

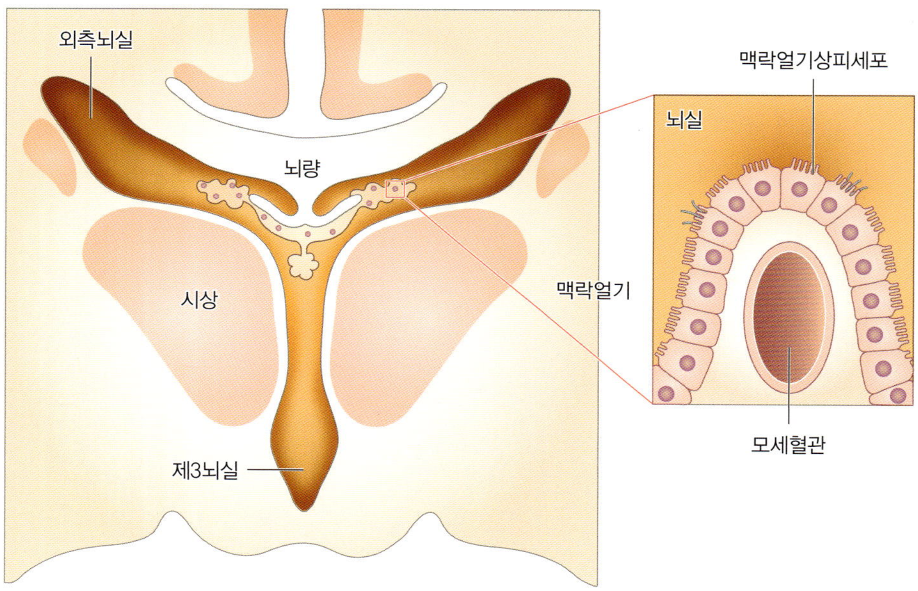

그림 11-5.

(CSF)을 생성하는 구조이다.

2) 뇌실주위기관(periventricular organ)

- 뇌실의 주위에는 뇌실주위기관이라는 몇 개의 조직이 위치해 있다. 뇌실주위기관에는 뇌하수체(pituitary gland), 송과샘(pineal gland) 외에, 종말판의 맥관기관(organum vasculosum of lamina terminalis), 교련하기관(subcommissural organ), 뇌궁하기관(subfornical organ), 최후구역(area postrema), 뇌실옆기관(paraventricular organ) 등을 들 수 있다.

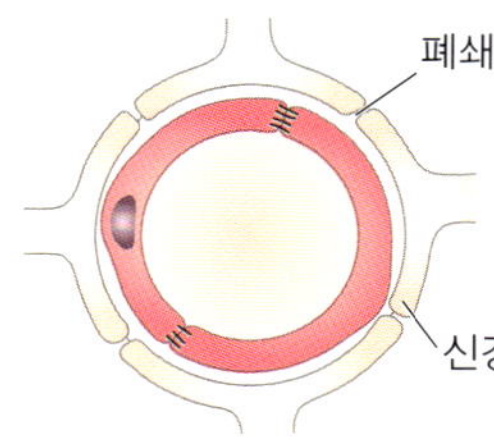

그림 11-6.

- 뇌의 모세혈관에는 일반적으로 뇌혈관장벽(blood brain barrier, BBB)이 형성되어 있지만, 뇌실주위기관의 모세혈관내피는 유창성으로 뇌혈관장벽이 형성되어 있지 않다. 때문에 혈관을 따라 이들 부위에 도달한 물질은 뇌실주위기관의 혈관벽을 통과해 조직 안으로 침투하여 뇌의 실질조직에 영향을 미칠 수 있다고 생각된다.

분비세포로서의 맥락얼기상피(choroid plexus epithelium). 맥락얼기상피는 뇌척수액(CSF) 생성 외에, 감상샘 호르몬의 결합단백인 트랜스타이레틴(transthyretin)이나, 성장인자 중 하나인 IGF-II 등을 생산해 뇌척수액으로 분비한다.

11-5 뇌척수막(meninges)의 구조

- 뇌척수막은 경막(경질막 dura mater), 거미막(지주막 arachnoid membrane), 연막(연질막 pia mater)의 세 층으로 이루어져 있다.
- 거미막과 연막의 사이에는 거미막하강(거미막밑공간 subarachnoid space)이 있으며, 뇌척수액의 통로이다.

1) 경막(경질막 dura mater)

- 수막의 가장 바깥층. 콜라겐섬유가 주성분인 치밀하고 강한 결합조직이다. 혈관, 신경, 림프관도 포함되어 있다. 모세혈관의 내피는 유창성이다.
- 거미막과의 사이에는 편평한 경막경계세포(dural border cell)로 이루어진 층이 있으며, 혈종 등이 형성된 경우에 세포 사이가 벌어져 물질이 저류되기 쉽다. 경막과 거미막 사이의 경막하강은 정상적인 경우에는 존재하지 않는다고 생각된다.

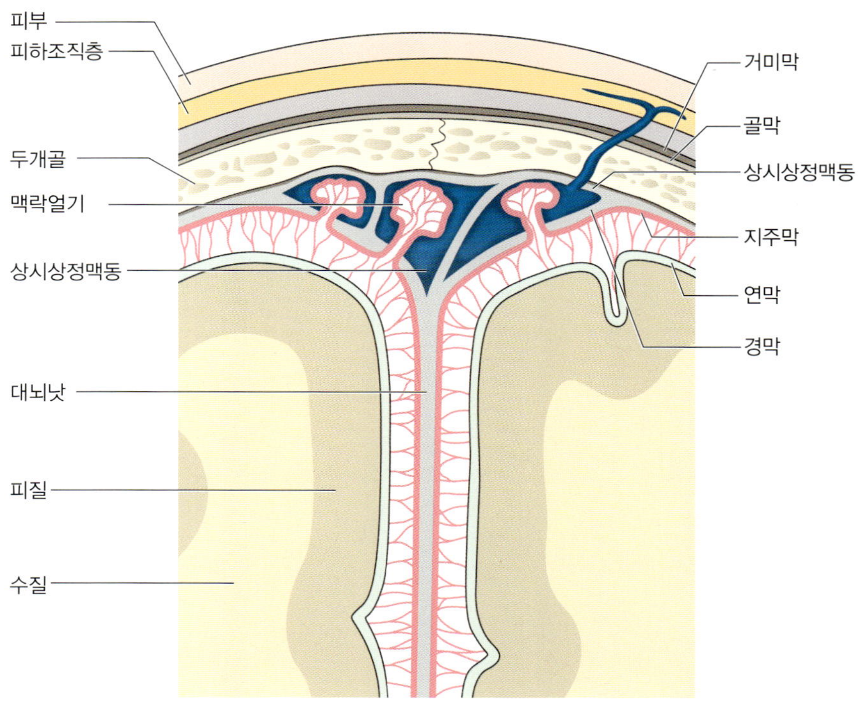

그림 11-7.

- 두개부의 경막은 뇌척수막의 가장 바깥층인 본래의 경막(내층)과 두개골의 골막(외층)이 유합된 것으로, 이 둘 사이에 경막정맥동(dural sinus)이 있는 부위가 있다.

경막의 신경과 두통(headache).

경막에는 감각신경이나 자율신경이 혈관 주위에 풍부하게 분포하고 있다. 감각신경 종말은 혈관 주위 이외의 콜라겐섬유다발 안에도 있으며, 루피니소체 형태의 종말을 형성하고 있다는 보고도 있다. 경막에 열이나 화학적 · 기계적 · 전기적 자극 등이 가해지면 통각이 나타나기 때문에 경막의 신경은 두통의 발생 메커니즘과 깊게 관련되어 있다고 생각된다.

뇌척수액의 흡수(absorption).

뇌척수액의 흡수경로는 분명하지 않은 부분이 있지만, 대부분은 상시상정맥동(superior sagittal sinus)의 거미막과립(arachnoid granulation)을 통해 흡수되지만, 이외에도 뇌실막세포, 뇌연막이나 뇌실질의 모세혈관, 맥락얼기상피세포, 뇌신경, 척수신경의 신경집 등을 통해 처리되는 경로도 있다고 생각된다.

2) 거미막(지주막 arachnoid membrane)

- 경막의 내측에 있는 층으로, 경막의 경계세포에 인접하여 거미막관문세포(arachnoid barrier cell)라는 몇 층의 편평한 세포층이 존재하며, 이 세포들 사이에는 폐쇄띠(tight junction)가 발달되어 있다. 혈관에 색소를 투여하면, 이 부분에서 안쪽으로 들어가지 못한다(수막뇌장벽 meninges-brain barrier). 관문세포층의 안쪽에는 돌기를 뻗은 수상 세포에 의한 그물 구조와 그 사이를 주행하는 콜라겐섬유다발, 탄력섬유다발이 존재한다. 거미막에는 혈관이 존재하지 않는다.
- 거미막과 연막 사이에는 뇌척수액(CSF)이 들어있는 거미막하강(subarachnoid space)이 있다. 상시상정맥동(superior sagittal sinus)의 정맥 안쪽으로 돌출되어 있는 융모형 조직인 거미막과립(arachnoid granulation)은 뇌척수액이 흡수되는 부위 중 하나라고 생각된다.

3) 연막(연질막 pia mater)

- 뇌표면의 실질이나 혈관을 덮는 성긴결합조직으로, 섬유모세포형 세포에 의한 그물 구조와 콜라겐섬유, 탄력섬유로 이루어져 있다. 수막에 염증이 생긴 경우, 섬유모세포형 세포는 대식세포로 변화된다. 연막에는 혈관이 풍부하며, 모세혈관은 뇌실질의 모세혈관과 같은 구조로 나타난다.

Chapter 12

감각계
Sensory System

12-1 안구(eyeball) 벽의 구조

- 안구의 벽은 섬유막(각막, 공막), 혈관막(홍채, 섬모체, 맥락막), 신경막(망막)의 3층 구조로 되어 있다.
- 내부에는 수정체(lens)와 유리체(vitreous body)가 존재한다.

• 안구의 벽은 3층 구조로 이루어져 있다.

① 최외층은 각막(cornea)과 공막(sclera)으로 이루어진 섬유막(tunica fibrosa)이다.

② 중간층은 혈관막(tunica vasculosa)이다. 멜라닌색소가 풍부하고 혈관의 통로가 되는 맥락막(choroid)으로 이루어져 있으며, 전방에서는 섬모체(모양체 ciliary

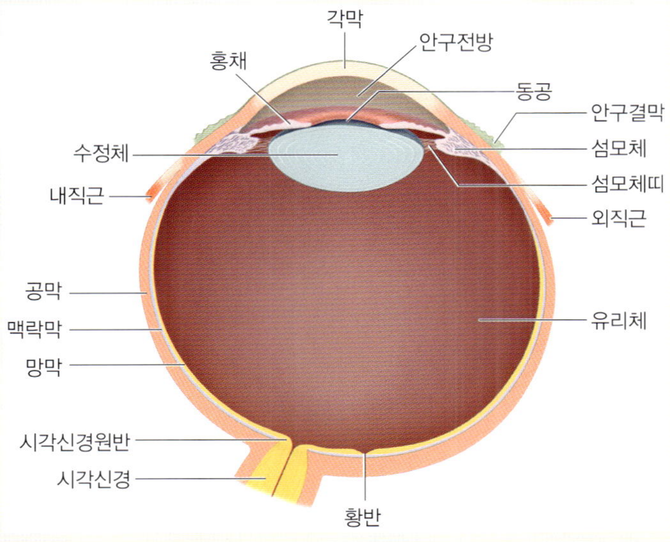

그림 12-1.

body)와 홍채(iris)가 형성되어 있다. 그 색조 때문에 포도막(uvea)이라고도 한다.

③ 신경막(tunica nervosa)은 간뇌포(diencephalic vesicle)에서 기원된 망막(retina)으로, 내층의 신경망막과 외층의 색소상피층(pigment epithelium)으로 이루어져 있다.

- 오른쪽 안구의 수평단면을 아래 그림에 나타내었다. 안구 내부에 보이는 조직의 종류와 위치관계를 정확하게 파악해, 모식도를 그릴 수 있도록 하자.

12-2 각막(cornea), 공막(sclera)

- 각막과 공막은 안구의 외벽을 형성하며, 안구의 형태를 유지한다.
- 각막은 5층 구조로 투명하고, 공막은 불투명한 조직이다.

1) 각막(cornea)

전면에서 후면 쪽으로 다음 5층으로 구별된다.

① 각막상피(corneal epithelium)

중층편평상피로, 표층부터 표층세포, 날개세포(wing cell), 기저세포로 구별된다.

② 보우만막(Bowman's membrane)

불규칙한 배열의 콜라겐섬유로 이루어진다. 감염, 외상으로 반흔조직(scar tissue)이 되면 각막이 불투명해 질 수 있다.

③ 각막지질(stroma, 각막고유질 substantia propria)

전체 각막 두께의 90%를 차지하며, 여러 층의 규칙적으로 배열된 콜라겐섬유판과 실질세포(각막세포 keratocyte)로 이루어진다. 각막실질은 삼차 신경의 지배를 받으며 염증이나 외상에 의해 격렬한 통증이 느껴진다. 각막실질에는 혈관이 없기 때문에 안구방수(agueous humor)에 의해 영양이 공급된다.

④ 데스메막(Descemet's membrane)

각막내피세포의 기저판(basal lamina). 신체의 조직 중에서 가장 두꺼운 기저판이다.

⑤ 각막내피(corneal endothelium)

단층편평상피로, 세포 사이에 폐쇄연접이 발달해 물질이동에 대한 장벽을 형성한다. 내피세포는 각막실질의 수분을 안구전방(anterior chamber)으로 능동수송하여 실질의 수분량을 조절, 투명성을 유지한다.

2) 공막(sclera)

- 안구의 뒤쪽에서 각막실질 콜라겐섬유판의 규칙적인 배열은 소실되고, 공막으로 이행된다. 공막은 불규칙적인 배열의 콜라겐섬유다발로 이루어지며, 각막과 달리 불투명한 백색으로 나타난다.

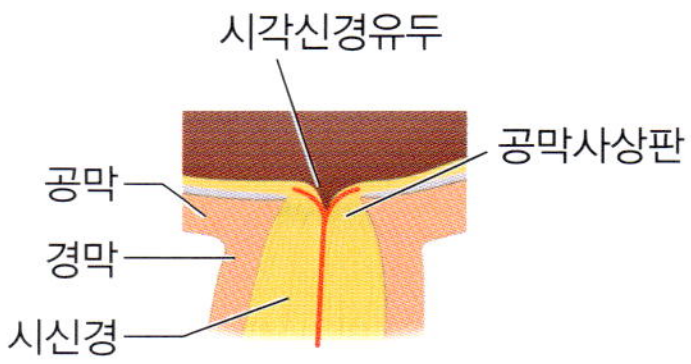

그림 12-2.

- 공막의 외측은 안구 전면과 후극 이외의 부분은 성긴결합조직으로 덮여 있다. 안구 전면은 결막으로 덮여 있다. 안구의 '흰자위'는 결막을 통해 보이는 안구의 공막으로 덮인 부분이다.
- 안구 뒤쪽에서는 시각신경(optic nerve)을 둘러싸는 경막(경질막 dura mater)으로 이행되어, 안구에 분포하는 혈관과 신경의 통로가 된다. 시각원반(optic disk)의 뒷부분은 체 모양으로 나타나며 이 부분을 공막사상판(lamina cribrosa)이라고 한다. 이곳을 시각신경이 관통한다.
- 홍채각막각(iridocorneal angle) 부근에서는 안구방수(aqueous humor)가 흡수되는 경로인 슐렘관(canal of Schlemm)이 있다.

12-3 홍채(iris), 섬모체(모양체 ciliary body)

- 홍채와 섬모체는 대광 반사, 눈의 원근 조절, 안구방수 생성 등의 기능을 한다.
- 상피세포는 특수한 2층의 구조로 이루어지며, 이는 안배의 발생 과정에서 나타난 구조이다.

1) 홍채(iris)

중심부(동공 pupil)가 없는 두께 약 0.6 mm의 원반형 구조로, 망막에 닿는 빛의 양을 조절하는 카메라의 조리개에 해당하는 구조이다.

① 홍채지질(stroma)

- 전방 안구전방(anterior chamber)과의 경계면은 전경계막(anterior limiting membrane)이라고 하며, 섬유모세포가 내피형으로 배열되어 있지만(홍채내피) 세포 사이에 연접복합체는 존재하지 않는다. 때문에 안구전방에서 안구방수가 홍채 지질로 자유롭게 출입할 수 있다.
- 후방의 지질은 성긴결합조직으로 이루어져 있으며, 섬유모세포, 콜라겐섬유, 혈관, 신경섬유, 림프구, 대식세포 등이 존재한다. 이 부분에는 멜라닌세포가 많으며, 이 멜라닌색소의 양이 많고 적음에 따라 홍채의 색조가 결정된다(많으면 어두운 색, 적으면 파란색이 된다).
- 홍채에는 대광 반사(light reflex)에서 동공의 크기를 조절하기 위한 2종류의 평활근이 존재한다. 동공괄약[조임]근(sphincter pupillae muscle)은 동공의 가장자리를 고리 모양으로 둘러싸는 평활근으로, 부교감신경의 자극에 의해 동공을 수축시킨다. 동공산대[확대]근(dilator pupillae muscle)은 동공을 중심으로 방사상으로 뻗어 있으며, 교감신경의 자극에 의해 동공을 넓히는 작용을 한다.
- 동공산대근은 홍채상피의 안쪽에 있는 근상피세포(myoepithelial cell)의 세포돌기가 지질 쪽으로 뻗어 나와 형성된 구조로, 상피의 기저판에 둘러싸여 있다. 동공괄약근과 동공산대근은 신경외배엽에서 기원된 평활근이라고 생각된다.

② 상피세포층(홍채상피 iris epithelium)

- 홍채의 후면을 덮는 2층의 상피(전상피세포와 후상피세포)로, 2층의 단층입방

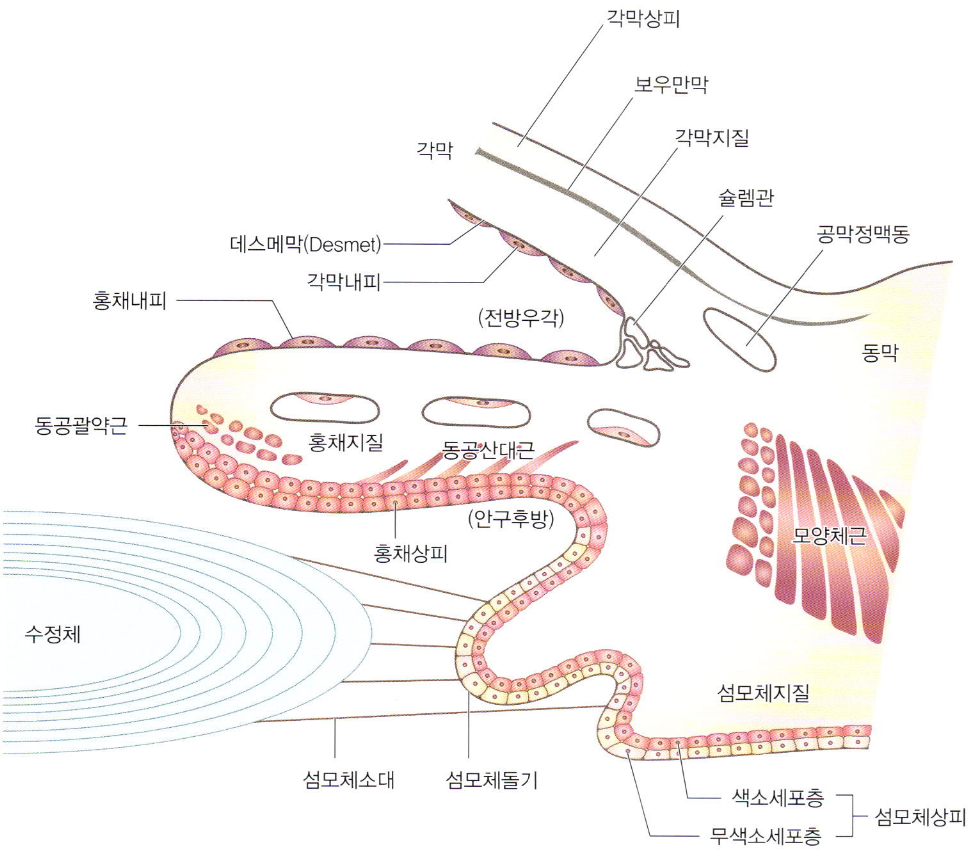

그림 12-3.

상피가 각각의 자유표면을 마주하고 있으며, 바깥쪽을 기저판이 둘러싸고 있는 구조이다. 이 두 상피 모두 색소상피세포(pigment epithelial cell)로 이루어지며, 멜라닌과립이 풍부하다.

2) 섬모체(모양체 ciliary body)

맥락막과 홍채 사이에 존재하며, 섬모체돌기가 있는 앞쪽의 주름부(pars plicata)와 뒤쪽의 편평부(pars plana)로 구분된다.

① 섬모체상피(ciliary epithelium)

- 섬모체 상피도 2층으로 구성되지만 홍채와는 달리 내층은 무색소세포층(non-pigmented cell layer), 외층은 색소세포층(pigment cell layer)으로 이루어져 있

다. 주름부의 무색소상피세포에는 기저주름과 미토콘드리아가 발달되어 있으며, Na^+-K^+ ATPase 활성이 있다. 또한, 섬모체 돌기의 상피 아래 지질에는 유창성 모세혈관으로 이루어진 풍부한 혈관 그물이 존재하기 때문에 섬모체 주름부는 안구방수(aqueous humor)가 생산되는 곳이라고 생각되고 있다.

- 안구방수는 안구후방(posterior chamber)에서 동공을 거쳐 안구전방으로 이동하여 홍채각막각(iridocorneal angle; 홍채 · 공막의 교차부)에 이르게 된다. 이곳에서 지주그물(trabecular meshwork, 폰타나강 Fontana's space)이라는 맥락막, 각막, 공막의 섬유성분 사이에 형성되어 있는 혈관 그물을 통과한 후, 슐렘관(canal of Schlemm, 공막정맥동 scleral venous sinus)에서 흡수되어 상공막정맥(superior scleral vein)으로 배출된다. 이때, 지주그물의 내피세포는 활발한 포식작용으로 안구방수 중의 이물질을 제거하는 작용을 한다.
- 섬모체 편평부에서는 섬모체소대(진소대 zonule of Zinn)라는 섬유가 나와 섬모체돌기 사이를 지난 후, 안구후방을 가로질러 수정체에 부착된다.

② 섬모체지질(stroma)

- 섬모체지질에는 섬모체근이 있으며 눈의 원근조절(accommodation) 작용에 관여한다. 돌림섬유(circular muscle of Müller), 경선섬유(meridoneal muscle of Brücke), 방사섬유(radial muscle)의 세 부분으로 구분되며, 부교감신경의 지배를 받는다.
- 섬모체근의 수축으로 섬모체가 전진하고(수정체로 접근) 섬모체소대가 이완된 결과, 수정체는 자기 자신의 탄성에 의해 두께가 두꺼워져 가까운 곳에 초점을 맞출 수 있게 된다.

12-4 수정체(lens), 유리체(vitreous body)

- 수정체와 유리체는 각막과 함께 빛의 통로가 된다. 혈관이나 신경이 분포되어 있지 않은 투명한 조직이다.
- 유리체는 세포가 거의 없는 조직이고, 수정체는 세포로 구성된 조직이다.

1) 수정체(lens)

투명하고 앞뒤로 볼록한 렌즈 형태의 조직으로, 빛의 통로를 방해하는 혈관 · 신경이 없다.

① **수정체피막**(lens capsule): 기저판의 특수한 형태로 수정체 전체를 둘러싸고 있다. 전포와 후포로 이루어져 있다. 수정체포는 수분과 전해질은 통과하지만, 단백질은 통과할 수 없는 선택적 투과성을 나타낸다.

② **수정체상피**(lens epithelium): 단층의 입방상피이다. 수정체의 적도면에 가까운 부분에 세포가 증식하는 부분이 있으며, 이곳에서 끊임없이 세포가 분열하여 수정체상피와, 수정체섬유를 재생하게 된다.

③ **수정체섬유**(lens fiber): 수정체 상피세포는 수정체 적도면을 거쳐 후방으로 이동하면서, 점점 전후로 길어져 수정체섬유(수정체세포)가 된다. 수정체세포는 수정체 심부에서 핵이 탈락하여 무핵세포로 수정체를 구성하게 된다. 수정체는 단백질 함유량이 매우 높아 전체의 35%가 단백질로 이루어져 있다.

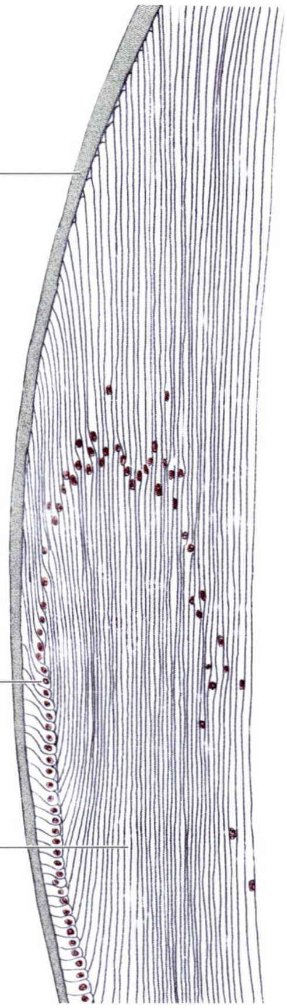

그림 12-4.

2) 유리체(vitreous body)

- 투명하고 점도가 높은 겔형 물질로 이루어져 있으며, 안구 전체의 80%를 차지한다. 유리체 성분의 99%는 수분이며, 그 밖에 콜라겐, 하이알루론산, 글루코스, 단백질, 전해질 등이 포함되어 있다. 피질과 수질로 구분되며, 전자가 후자보다 콜라겐섬유, 점액다당류, 단백질이 풍부하다.

- 주위 조직과의 경계부에 대식세포나 섬유모세포 등이 존재하기도 하지만, 원칙적으로 세포를 가지지 않으며 혈관·신경도 존재하지 않는다. 주위 조직과의 결합이 느슨하다.
- 유리체는 안구의 형상 유지, 안구 안의 물질이동 장소, 빛의 통로로서의 역할을 한다.

노안(presbyopia)과 백내장(cataract). 나이가 들면 수정체의 가소성이 저하되어 원근조절을 할 수 없게 된다. 이런 상태를 노안이라고 한다. 백내장은 수정체의 투명성이 저하된 상태로, 일반적으로 볼 수 있는 노화현상이다. 백내장은 수정체단백질이 변성되거나, 입체구조가 변화되어 발생한다고 생각된다. 진행된 백내장의 경우, 불투명해진 수정체를 플라스틱 렌즈로 교환하는 수술을 한다.

12-5 맥락막(choroid)의 층구조

맥락막은 4층으로 이루어져 있으며, 풍부한 혈관이 망막으로 영양을 공급하고 있다.

- 맥락막(choroid)은 공막과 망막의 사이에 존재하는 두께 0.3 mm의 층으로, 혈관이 많이 존재하여 망막색소상피층으로 영양을 공급한다. 멜라닌세포가 풍부하며 공막을 제거하면 그 모양과 색조가 포도 껍질 같이 보이기 때문에 포도막(uvea, uveal tract)이라고 부르기도 한다. 공막 쪽으로부터 다음 4층으로 구별된다.

① 맥락상판(suprachoroidal lamina)

멜라닌세포와 지질세포로 이루어져 있다.

② 혈관판(tunica vasculosa)

맥락막 두께의 90%를 차지하며, 많은 혈관을 포함하고 있다. 외측에는 대형 혈관, 내측에는 중등대형 혈관이 분포한다. 혈관 주위에는 콜라겐섬유, 섬유모세포 외에, 많은 멜라닌세포가 존재한다.

③ 맥락막모세혈관층(choriocapillary layer)

모세혈관과 그 주위의 결합조직으로 이루어진 얇은 층으로, 모세혈관 이외의 세포성분이 없다. 모세혈관내피세포는 유창성이며 혈관주위세포는 공막 쪽에만 존재하므로, 망막으로 영양을 공급하거나 망막으로부터 대사산물을 흡수하기에 유리한 형태이다.

④ 부르크막(Bruch's membrane)

모세혈관 내피의 기저판과 망막 색소상피의 기저판이 합쳐진 부분. 전기적으로 마이너스를 띠는 전기를 가지는 점액다당류가 존재하기 때문에 양이온의 통과를 제한하는 성질(혈액망막장벽 blood-retina barrier)이 있다.

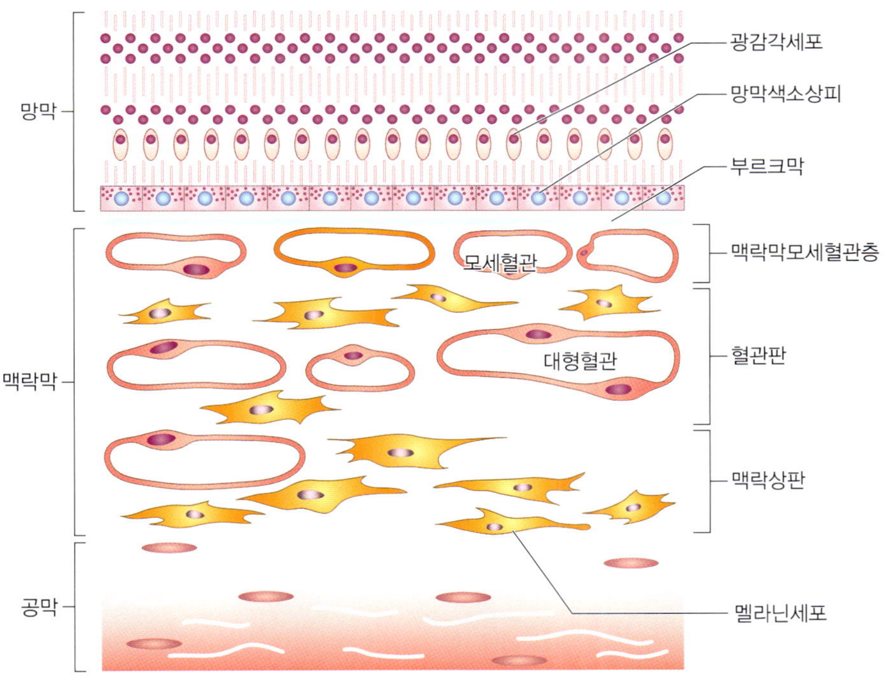

그림 12-5.

12-6 망막(retina)의 층구조

- 시각부(신경망막 neural retina)와 비시각부(홍채, 섬모체 상피)가 존재한다.
- 빛은 ⑩~③층을 통과해 ②층에서 수용된다.

- 망막(retina)의 대부분은 빛을 감지하는 부위로, 망막시각부라고 한다. 하지만 섬모체 및 홍채의 뒷부분을 덮는 부분은 빛을 감지하지 않으므로 비시각부라고 한다.
- 망막은 간뇌포(diencephalic vesicle)의 돌출부인 안포(optic vesicle)에서 발생한다. 안포의 중앙부가 움푹 패여 안팎 2층으로 구성되는 상피로 이루어진 안배(optic cup)가 형성되는데, 그 내층은 신경층, 외층은 색소상피층으로 분화된다. 신경층은 톱니둘레까지만 있고 앞쪽 끝까지 들어가지 않기 때문에 비시각부가 형성된다.
- 망막시각부(신경망막)는 여러 가지 신경세포와 상피세포, 색소상피세포로 이루어지며, 대뇌피질처럼 고도로 분화된 층구조로 나타난다.

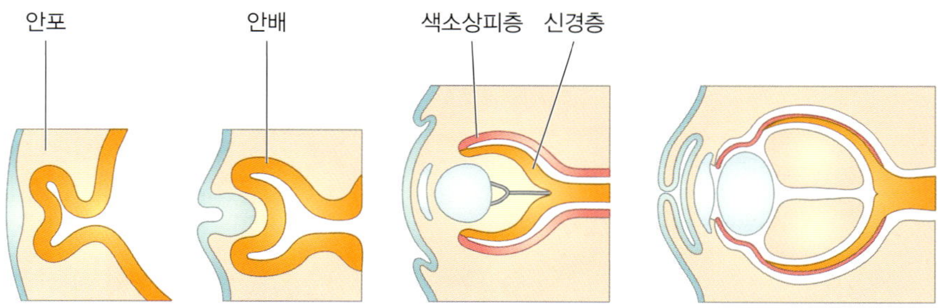

그림 12-6.

① 망막색소상피층(retinal pigment cell layer)

맥락막과 접하는 단층입방상피층. 상피세포는 멜라닌과립을 풍부하게 함유하고 있고, 멜라닌색소는 빛을 흡수할 수 있는 능력이 있어 망막에 들어오는 빛이 산란되는 것을 방지한다. 또한 로돕신(rhodopsin) 및 비타민 A의 대사, 레티놀(retinol)의 흡수, 광감각세포의 노화된 외분절(outer segment)을 처리하는 등 중요한 기능을 가진다.

② 막대-원뿔세포층(간상-원추세포층 rod and cone cell layer)

광감각세포인 막대[간상]세포(rod cell)와 원뿔[원추]세포(cone cell)의 외분절이 존재한다. 외분절 내에는 입사광에 수직방향으로 배열되는 막성원반(membranous disk)이라는 층판구조가 있으며, 시각단백질은 이 막성원반에 위치한다.

③ 외경계막(external limiting membrane)

뮐러세포(Müller cell)의 부착띠(zonula adherens)가 가로방향으로 연속되는 부분으로, 광학현미경으로는 선형 구조로 관찰된다. 뮐러세포는 일종의 신경아교세포로, 부착띠에 의해 서로 결합되어 망막을 지지하고 대사를 조절하는 등의 역할을 한다고 생각된다.

④ 외과립층(external granular layer): 광감각세포의 세포체(핵주위부)가 존재한다.

⑤ 외얼기층(external plexiform layer): 광감각세포의 돌기와 양극세포(bipolar cell)의 수상돌기 종말이 시냅스를 이룬다. 양극세포는 광감각세포의 입력을 받아 신경절세포로 정보를 전달한다.

⑥ 내과립층(internal graular layer)

양극세포, 뮐러세포의 세포체(핵주부) 및 수평방향으로 돌기를 뻗는 2종류의 세포가 존재한다. 수평세포(horizontal cell)는 옆으로 수상돌기를 뻗어 원뿔세포의 돌기와 시냅스를 형성하는 한편, 수평세포의 축삭은 막대세포의 돌기와 시냅스를 형성한다. 무축삭세포(아마크린세포 amacrine cell)는 양극세포의 축삭과의 사이에 시냅스를 형성한다.

⑦ 내얼기층(internal plexiform layer): 양극세포의 축삭, 무축삭세포의 돌기, 신경절세포의 수상돌기, 이들 돌기 사이의 시냅스가 형성되는 층이다.

⑧ 신경절세포층(ganglion cell layer): 신경절세포의 세포체가 존재한다.

⑨ 신경섬유층(nerve fiber layer): 신경절세포의 축삭으로 이루어진 층이다.

⑩ 내경계막(internal limiting membrane)

뮐러세포의 돌기가 원추형으로 팽창되어 서로 결합되는 부분으로, 광학현미경으로는 선으로 관찰된다. 유리체와의 사이에 기저판이 존재한다.

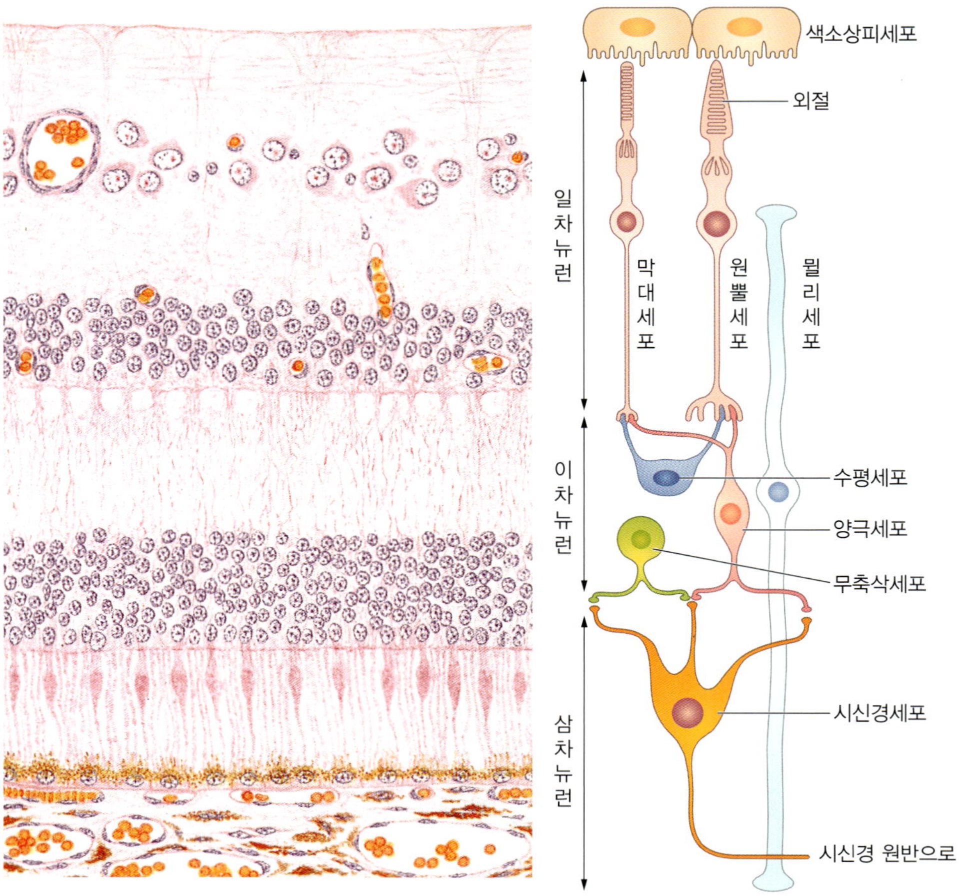

그림 12-7.

망막박리(retinal detachment). 색소상피층과 광감각세포(막대세포, 원뿔세포)의 사이에는 이들을 부착시키는 특수한 구조가 존재하지 않으며, 색소상피에서 생성되는 점액다당류가 이 둘의 부착에 중요한 역할을 한다고 생각된다. 때문에 다양한 병적 상태에서 이 두 층 사이가 박리될 위험성이 높다.

12-7 눈꺼풀(안검 eyelid)을 구성하는 조직

눈꺼풀판(검판 tarsal plate)을 중심으로 피부, 근육, 분비샘, 결막(conjunctiva)으로 이루어진 구조이다.

- 눈꺼풀(eyelid)의 피부는 인체의 피부 중에서 가장 얇다. 피하조직은 없으며, 외상 시 내출혈 등으로 부종(edema)이 발생하기 쉽다.
- 눈꺼풀에는 다음과 같은 근육이 있다.
  ① 안륜근(orbicularis oculi; 골격근으로 안면신경이 지배하며 눈을 감게 한다.)
  ② 상안검거근(levator palpebrae; 골격근으로 동안신경이 지배하며 눈꺼풀을 들어 올린다)
  ③ 검판근(눈꺼풀판근 tarsus; 평활근으로 교감신경이 지배하며 눈을 뜨게 한다)
- 눈꺼풀판(tarsal plate)은 단단하고 치밀한 결합조직으로 이루어져 있으며, 내부에 눈꺼풀판샘(마이봄샘 gland of Meibom)이라는 피지샘이 있다. 검판샘의 분비물은 눈물 표면을 덮어 눈물의 증발과 유출을 방지한다.
- 결막은 눈꺼풀의 뒷면(눈꺼풀결막 palpebral conjunctiva)에서 안구 앞쪽(안구결막 bulbar conjunctiva)까지를 덮는다. 상피는 위중층입방상피이다. 안구 상부 안구결막과 눈꺼풀결막의 이행부(결막원개 fornix)에는 부눈물선(accessory lacrimal gland)의 분비관이 열린다. 눈물과 위중층상피의 술잔세포에서 나오는 점액은 안구운동을 원활하게 해준다.
- 속눈썹(eyelash)에는 감각신경이 분포되어 있어, 이물의 접촉을 느끼면 반사적으로 눈꺼풀이 감기게 된다. 속눈썹의 부속샘으로는 아포크린땀샘의 일종인 속눈썹땀샘(몰샘 gland of Moll)과 속눈썹피지샘(자이스샘 gland of Zeis)이 있다.

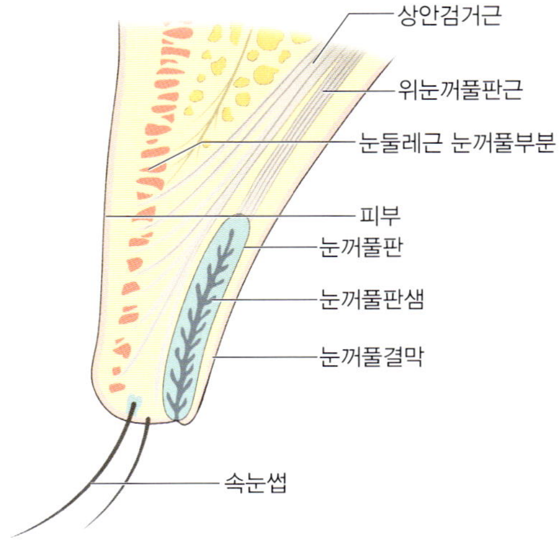

그림 12-8.

눈물샘(lacrimal gland). 눈물샘은 안와 위쪽 외측의 결막 아래에 존재하는 장액성 관포상샘으로, 종말부는 입방 또는 원주상피로 둘러싸여 있다. 타액샘(salivary gland)에서 볼 수 있는 사이관(intercalated duct)이나 줄무늬관(striated duct)은 없으며, 종말부에서 곧바로 분비관으로 이행된다.

12-8 외이도(exteranl auditory meatus) 벽과 고막(tympanic membrane)

- 외이도는 골부(osseous portion)와 연골부(cartilagenous portion)로 구분된다.
- 고막은 상피(외이도 상피가 연속된 구조), 고유층, 고실상피(tympanic epithelium; 중피 mesothelium)의 3층으로 구성되어 있다.

1) 외이도(external auditory meatus)

① 연골부(cartilagenous portion): 외이도의 외측 1/3은 귓바퀴 연골에 연속되는 연골로 둘러싸여 있다. 연골부의 피부는 보통 피부에서 볼 수 있는 진피유두, 피하조직, 체모가 있으며, 모낭으로는 피지샘이 열린다. 또한, 피지샘 외에 귀

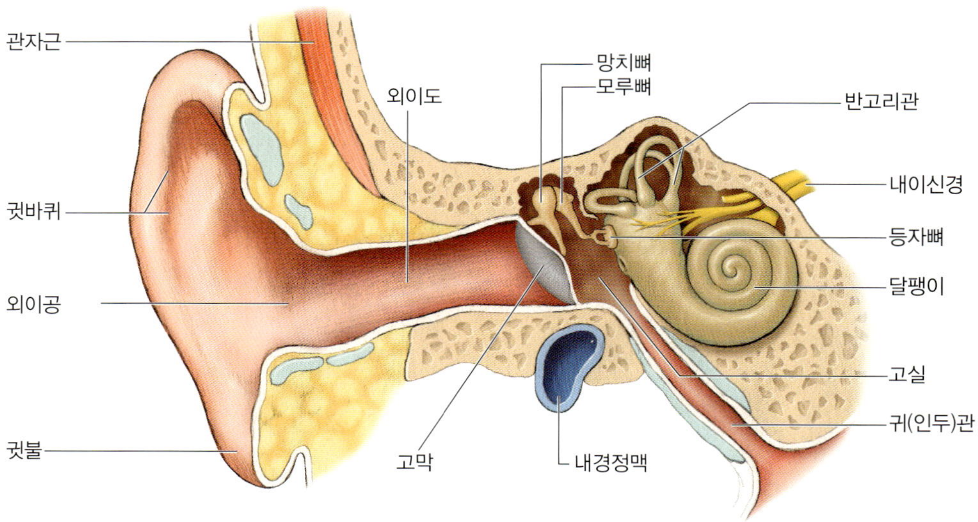

그림 12-9.

지샘(ceruminous gland)이라는 아포크린땀샘이 있으며, 이 샘의 분비관은 모낭, 피지샘의 분비관, 또는 외이도 상피로 직접 열린다. 귀지샘과 피지샘의 분비물에 탈락상피가 혼합되어 귀지(cerumen)가 형성되게 된다.

② **골부**(osseous or bony portion): 외이도의 내측 2/3는 뼈로 둘러싸여 있으며, 진피유두, 피하조직, 체모, 피지샘, 귀지샘 등은 관찰되지 않는다.

2) 고막(tympanic membrane)

- 고막이 3층 구조인 것은 제1인두고랑과 제1인두주머니가 중간엽을 사이에 두고 접한 부분에서 고막이 발생한다는 것을 생각하면 이해하기 쉽다.

① **상피층**: 외이도 측의 상피는 중층편평상피로, 진피유두는 존재하지 않는다.

② **고유층**: 규칙적으로 배열된 몇 층의 콜라겐섬유 다발로 이루어져 있으며, 외측에는 방사섬유가, 내측에는 돌림방향과 가로방향의 섬유가 존재한다. 동맥, 림프관, 신경이 분포되어 있다.

③ **점막층**: 고실측은 단층편평상피 또는 입방상피에 의해 덮여 있다.

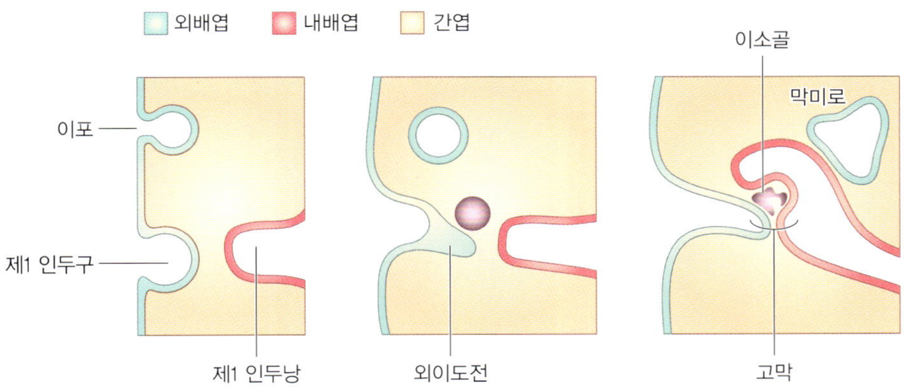

그림 12-10.

귀지(cerumen)의 기능. 귀지는 풍부한 지질 성분으로 외이도를 보호해 건조한 상태를 유지함과 동시에 항균작용을 하는 리소자임(lysozyme)이라는 효소가 풍부해 외이도의 감염을 방지하는 기능을 한다.

12-9 청각기관(auditory organ)을 구성하는 세포

➲ 코르티기관(organ of Corti, 나선기관)은 달팽이관 전체에 걸쳐 존재하며, 감각모세포(hair cell)와 여러 종류의 지지세포(supporting cell)로 구성되어 있다.

- 소리의 수용기를 코르티기관(organ of Corti)이라고 하며, 기저막 위의 달팽이관 상피가 달팽이관 쪽으로 증식, 분화되어 특수화된 구조이다. 감각수용세포인 감각모세포 외에, 여러 종류의 상피세포로 구성되어 있다.

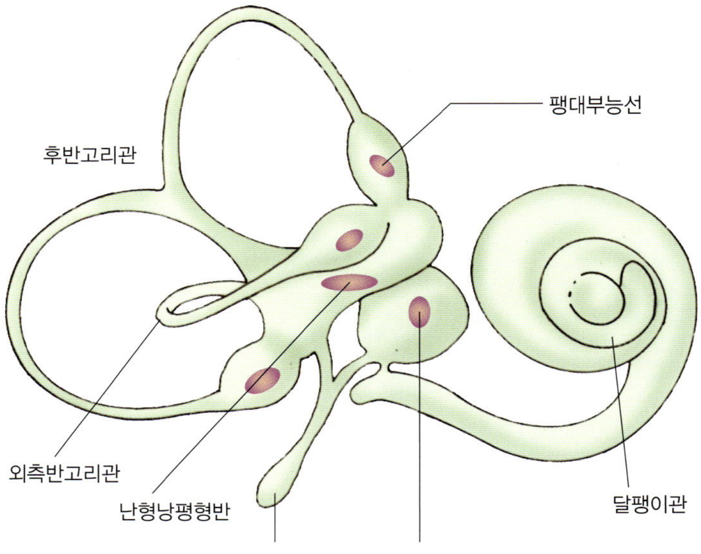

그림 12-11.

1) 상피세포

① 경계세포(border cell)

나선판가장자리(spiral limbus)와 내감각모세포(inner hair cell) 사이의 세포군.

② 내기둥세포(inner pillar cell)와 외기둥세포(outer pillar cell)

세포체에서 긴 주상돌기를 비스듬하게 위로 뻗어 내터널(코르티터널 Corti's tunnel)을 둘러싸고 있다. 돌기의 상단은 넓적한 판 모양이 되며, 내기둥세포와 외기둥세포의 판상구조는 서로 결합한다. 돌기 안에는 세포골격으로 미세소관이 발달되어 있다. 터널은 외기둥세포 사이의 틈새를 통해 누엘공간(Nuel's space)과 통해 있다.

③ 내지절[손가락]세포(inner phalangeal cell)와 외지절[손가락]세포(outer phalangeal cell).

내지절세포는 내기둥세포와 경계세포의 사이에 위치하는 세포로, 내감각모세포를 지지해주는 세포이다. 외지절세포(다이터스세포 Deiters cell)는 외감각모세포의 지지세포로, 누엘공간을 사이에 두고 외기둥세포의 바깥쪽에 존재한다. 이 둘 모두 자유표면 쪽으로 지절돌기를 뻗고 있으며, 돌기의 끝 부분은 판형 구조가 되어 인접하는 지절세포의 지절과 함께 감각모세포의 자유표면을 끼우듯 해서 지지한다.

④ 외지절세포와 나선인대(spiral ligament) 사이의 상피세포군에는, 내측의 외경계세포(헨센세포 Hensen cell; 원주상피세포)와 외측의 외지지세포(클라우디우스세포 Claudius cell; 입방상피세포) 등의 세포들이 있다.

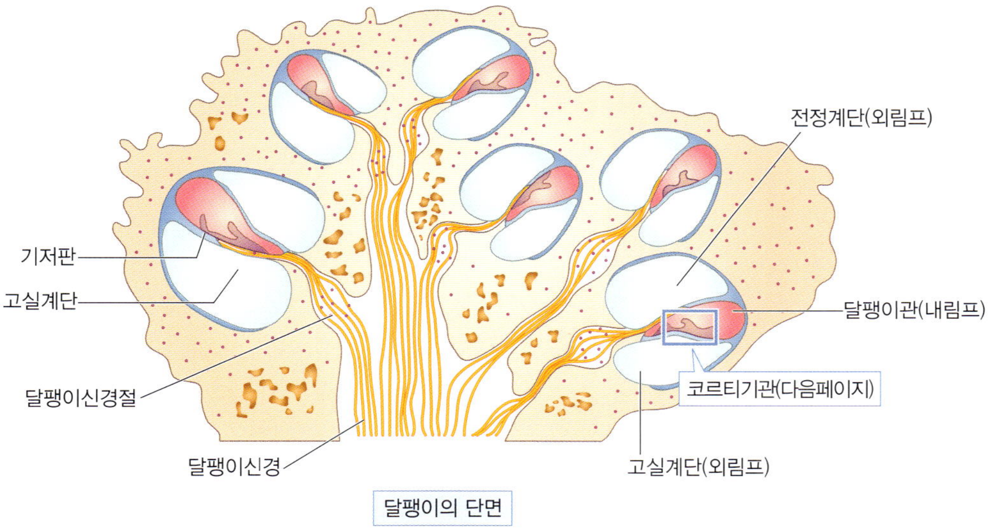

그림 12-12.

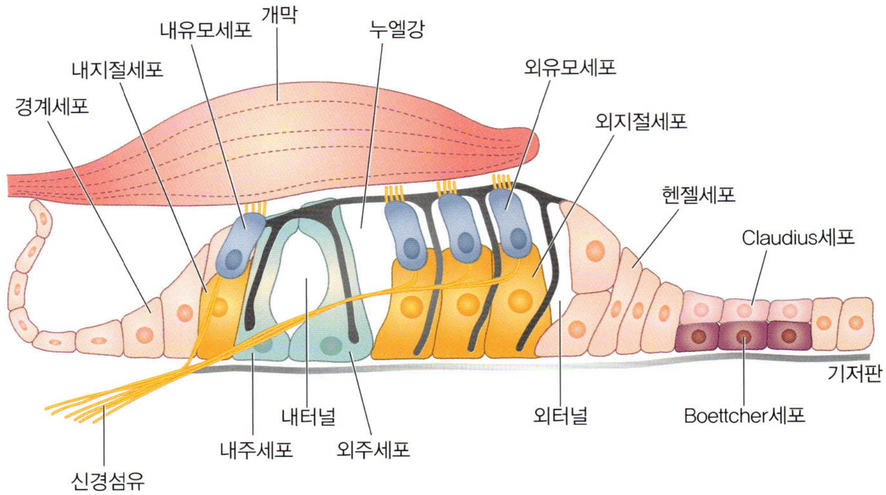

그림 12-13.

2) 감각세포

- 1열로 배열된 내감각모세포와 3~5열로 배열된 외감각모세포가 존재한다. 외감각모세포는 달팽이관의 기저부에서는 3열, 꼭대기에서는 5열이 된다. 감각모세포에는 섬모(cilia)가 없으며, 청각모(auditory hair)라는 부동모(stereocilia)가 있다. 청각모의 위에는 덮개막(tectorial membrane; 나선판가장자리 상피인 치간세포 interdental cell의 분비물로 만들어진 막 구조)이 놓여 있다.
- 감각모세포는 상피세포에 의해 세포체의 기저부와 자유표면 주위가 지지되고 있을 뿐, 그 외의 세포체는 노출되어 있다. 내 · 외기둥세포의 판상구조와 내 · 외지절세포의 지절은 감각모세포의 표면을 둘러싸면서 서로 빈틈없이 조합되어 마치 돔의 지붕 같은 구조를 형성한다. 따라서 감각모세포의 표면은 달팽이관의 내림프(endolymph)와 접하고 있지만, 세포체의 측면은 주상돌기나 지절돌기 사이의 틈새를 통해 내터널이나 누엘공간을 채우는 액체(내림프와 조성은 다르다)와 접해 있다.
- 내 · 외감각모세포에는 달팽이신경(cochlear nerve)이 분포하며, 세포의 기저부에서 많은 신경종말이 시냅스 결합을 한다. 코르티터널, 누엘공간을 가로지르는 무수신경섬유다발은 외감각모세포에 이르는 달팽이신경이다.

혈관선조(stria vascularis)와 내림프(endolymph). 달팽이관의 바깥쪽 벽인 나선 인대에 존재하는 풍부한 모세혈관이 있는 특수한 중층상피를 혈관선조라고 한다. 달팽이관 안을 채우는 내림프액을 분비하고 내림프액의 전해질 농도를 조절함으로써 달팽이관의 전위를 유지하는 중요한 조직이다. 중층상피에는 기저판이 없고, 표층부터 변연세포(표층세포), 중간세포, 기저세포로 구성되어 있으며, 모세혈관은 이들 상피세포의 사이에 위치한다.

12-10 평형감각(sense of equilibrium) 기관

- 평형반(macula)은 중력가속도와 직선가속도를 감각하는 기관으로, 원형주머니(구형낭 saccule)와 타원주머니(난형낭 utricle)에 존재한다.
- 팽대능선(crista ampullaris)은 회전가속도를 감각하는 기관으로, 반고리관(semicircular canal) 팽대부(ampulla)에 존재한다.

1) 평형반(macula)

- 원형주머니 및 타원주머니의 내강 벽이 융기된 부분이다. 원형주머니 평형반의 경우, 정상적인 머리의 위치보다 그 중심선이 수직 방향을 향하며, 타원주머니 평형반의 경우에는 수평방향을 향한다.
- 감각상피는 감각모세포(hair cell)와 지지세포(supporting cell)로 이루어지며, 감각모세포의 기저측에서는 전정신경의 종말이 시냅스하고 있다. 감각모세포는 표면에 운동모(섬모 kinocilia)와 부동모(stereocilia)가 있다. 감각모의 배열에는 규칙성이 있어, 운동모는 부동모에 비해서 원형주머니 평형반인 경우에는 중심선 측으로, 타원주머니 평형반의 경우에는 바깥쪽으로 위치한다.
- 운동모, 부동모의 상부에는 평형모래막(이석막 otolithic membrane)이 존재한다. 평형모래(otolith, statolith)는 탄산칼슘을 주성분으로 하는 양단삼면체 결정으로, 지지세포 분비물로 형성되며 중력가속도와 직선가속도를 감지하기 위한 추 역할을 한다. 평형모래와 감각모 사이는 투명한 콜로이드 또는 젤라틴과 같은 물질이 차 있어 평형모래를 고정하는 작용을 한다.

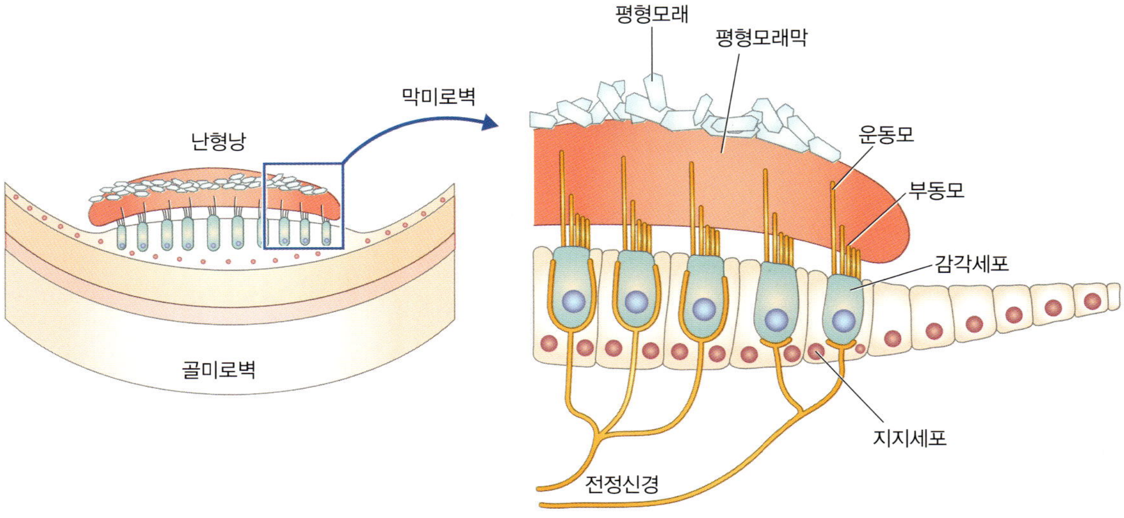

그림 12-14.

감각모세포(hair cell)의 흥분(excitation). 평형반과 팽대능선의 감각모세포에서는 섬모가 부동모 쪽으로 굴곡되면 과분극(hyperpolarization)이, 그 반대 방향으로 굴곡되면 탈분극(depolarization)이 일어난다. 운동모와 부동모의 입체적 배치에 대해서는 주사형전자현미경 사진을 참고해 주었으면 한다. 평형반에서의 평형모래의 움직임, 팽대부 속의 내림프 흐름과 감각모세포의 탈분극 · 과분극에 관한 자세한 내용은 신경학 교과서나 이비인후과학 교과서를 참조할 것.

2) 팽대능선(crista ampullaris)

- 팽대능선은 반고리관의 주행에 직각으로 교차하는 위치에 존재한다. 반고리관의 팽대부에서 한쪽 벽이 내강 쪽으로 능선과 같이 돌출되어 있고, 그 표면에 감각상피가 있다. 감각모세포의 표면에는 젤리형 물질로 이루어진 아교질꼭대기(cupula)가 있으며, 반대쪽 벽까지 뻗어 있다.
- 감각상피는 감각모세포와 지지세포로 이루어져 있으며, 감각세포에는 전정신경의 종말이 시냅스하고 있다. 감각세포의 감각모는 아교질꼭대기 안쪽으로 뻗어 있어 평형반의 감각모보다 상당히 길다. 섬모(운동모)와 부동모가 함께 존재하며, 전자는 후자에 비해 외측반고리관에서는 타원주머니 쪽으로, 전 · 후반고리관에서는 반고리관 쪽으로 위치한다.

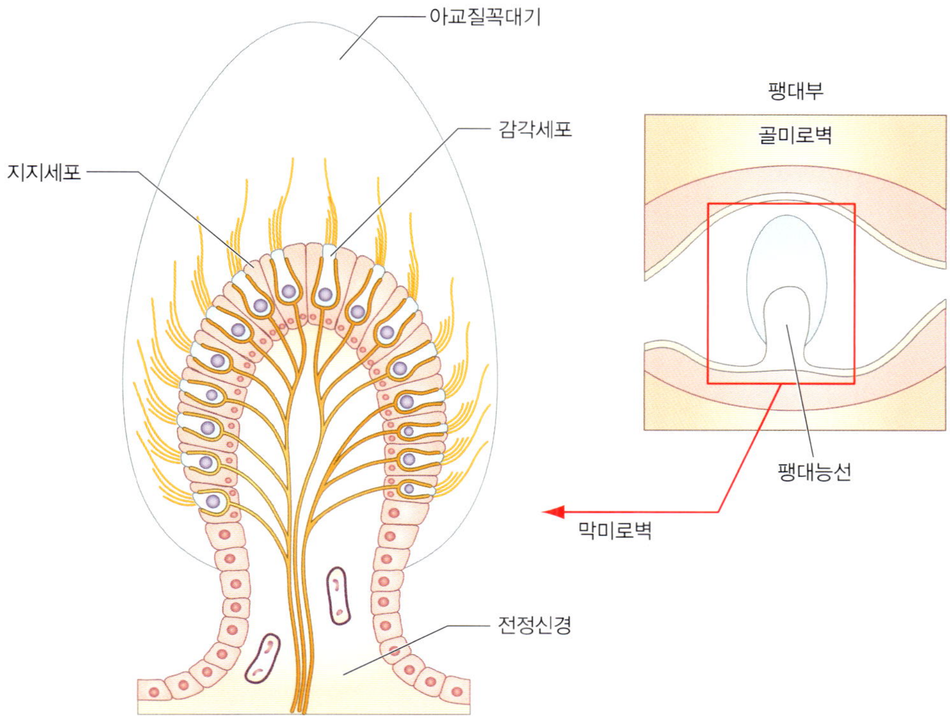

그림 12-15.

색 인

ㄴ

ㄷ

ㄹ

ㅁ

ㅂ

ㅅ

ㅇ

ㅈ

ㅊ

ㅋ

ㅌ

ㅍ

ㅎ

INDEX

A

B

C

D

E

F

G

H

I

J

K

L

M

N

O

P

R

S

T

U

V

W

Z

알기쉬운 **조직학**

2012년 9월 1일 1판 1쇄 인 쇄
2012년 9월 5일 1판 1쇄 발 행
2021년 2월 15일 1판 2쇄 발 행

정가 30,000원

저 자 : 조직학교재 편찬위원회
발 행 자 : 최 병 진

발 행 처 : 도서출판 **고 려 의 학**
(02880) 서울시 성북구 성북로9길1 보문빌딩 3층
Tel. 765-0333, 0337 Fax. 743-2288
등록번호 : 제 1-519호 1978. 6. 29.

ISDN 978-89-7043-894-8